DE LA CAUSE

DU SOMMEIL LUCIDE

OU

Étude de la Nature de l'Homme

DE LA CAUSE

DU SOMMEIL LUCIDE

OU

Etude de la Nature de l'Homme

Par l'Abbé de FARIA

Brahmine, Docteur en Théologie et en Philosophie,
Membre de la Société Médicale de Marseille,
Ex-Professeur de Philosophie à l'Université de France, etc.

Connais-toi toi-même

RÉIMPRESSION DE L'ÉDITION DE 1819

PRÉFACE ET INTRODUCTION

par le Dr D. G. DALGADO

de l'Académie Royale des Sciences
de Lisbonne

La doctrine de l'abbé Faria était vraie.
Prof. BERNHEIM

*L'avenir réservait à l'abbé Faria une revanche
éclatante.*
Dr GILLES DE LA TOURETTE

PARIS

HENRI JOUVE, ÉDITEUR

15, RUE RACINE, 15

1906

PRÉFACE

L'abbé Faria est connu dans le monde médical et scientifique, surtout en France, comme ayant marqué la fin de l'ère du magnétisme animal et des arbres magnétisés, et le commencement de celle du sommeil lucide ou de l'hypnotisme, qui constitue une branche de science très intéressante de physiologie et de psycho-physiologie, avec applications pratiques, spécialement à la thérapeutique et à la pédiàtrie. Son livre, *De la cause du sommeil lucide*, publié en 1819, auquel il doit sa réputation scientifique, a disparu, depuis longtemps, de la circulation courante, et il y a des auteurs, même des plus autorisés, qui n'en connaissent rien si ce n'est quelques extraits cités dans d'autres ouvrages. Il me semble, cependant, que la réapparition de ce livre offrirait un grand intérêt à ceux qui se livrent à l'étude de l'hypnotisme, et dont le nombre s'accroît chaque jour.

Il est superflu de dire que l'ouvrage de Faria renferme des imperfections, dans ses observations et dans ses explications ; mais, comme il contient une doctrine qui forme la base d'une des nouvelles sciences du siècle dernier, l'intérêt qu'il présente se soutiendra longtemps encore.

Dans l'Introduction j'ai essayé de présenter les idées et les observations de Faria sous une forme concise et, autant que possible, avec les propres expressions de l'auteur. Je l'ai divisée en trois parties : I l'abbé Faria et l'hypnotisme ; II l'abbé Faria et la suggestion ; III les opinions de quelques-uns des auteurs, les plus autorisés, sur sa doctrine. Faria lui-même avait l'intention, comme il le dit dans le plan de son ouvrage entier, qui devait être en quatre volumes, de consacrer une de ses séances ou chapitres « à une récapitulation de tout ce qui concerne la cause du sommeil lucide et de ses accessoires... pour mettre sous un seul coup d'œil tout ce qui est épars çà et là et qui peut avoir l'air de ne pas se lier. » (p. 126)[1]

La vie de Faria présente deux éléments très distincts, que l'on ne peut pas mélanger sans diminuer la valeur de l'un et de l'autre : l'élément philosophique et l'élément romanesque. Je les ai séparés et étudiés en deux

[1]. Le numéro entre parenthèses, dans le texte, précédé de p. indique la page du livre « De la cause du Sommeil lucide. »

volumes tout à fait indépendants : ce volume présente ses idées scientifiques, et je consacre un autre[1] aux détails de sa vie romanesque.

D. G. Dalgado.

[1] « Mémoire sur la vie de l'abbé de Faria ; explication de la charmante légende du château d'If, dans le roman « Monte-Cristo », suivi des documents historiques et littéraires, avec reproduction de deux estampes. »

INTRODUCTION

> La doctrine de la suggestion et ses nombreuses applications constituent une des grandes conquêtes scientifiques du siècle.
>
> Prof. BERNHEIM.

> L'hypnotisme est une méthode thérapeutique d'une importance extraordinaire.
>
> Prof. WUNDT.

I. — FARIA ET L'HYPNOTISME

Faria est le seul et le véritable fondateur de la doctrine moderne de la suggestion en hypnotisme.

Pour bien saisir ses idées il faut les comparer avec celles de ses contemporains [1] : nous le

1. Les contemporains les plus distingués de Faria, 1756-1819, sont : Mesmer, Puységur et Deleuze. MESMER, 1733-1815, docteur en médecine de l'Université de Vienne, fondateur du mesmérisme et auteur du « Mémoire sur la découverte du Magnétisme animal », Genève et Paris, 1779.

ferons sur cinq points : 1º sur la cause du sommeil lucide, 2º sur les procédés employés pour le provoquer, 3º sur ses symptômes, 4º sur sa nature, et 5º sur la théorie qui explique ses divers phénomènes.

I. — CAUSE

Le magnétisme animal en 1813, quand Faria commença ses conférences publiques à Paris, était sous l'influence de Mesmer. Selon sa théorie, empruntée à Paracelse, il existe un fluide universellement répandu, et c'est dans ce fluide que réside l'harmonie de la santé. Le magnétisme animal est « la propriété du corps qui le rend susceptible de l'influence céleste et de l'ac-

Puységur (S. M. G. de Chastenet, marquis de) 1751-1825 général et littérateur français, le plus célèbre disciple de Mesmer et auteur de « Mémoires pour servir à l'histoire du Magnétisme animal», (anonyme) en 2 vol., 1784 et 1785 ; — «Du Magnétisme animal », 2 éds. Paris, 1805 et 1820 ; — « Les fous, les insensés, les maniaques et les frénétiques ne seraient-ils que des somnambules désordonnés ? » Paris, 1812 ; et de quelques autres publications de moins d'importance. Deleuze (G.-P.-F.) 1753-1845, naturaliste français, bibliothécaire du Muséum d'histoire naturelle, et un des savants les plus estimés de son temps ; son « Histoire critique du Magnétisme animal », 2 vol., 2 éds, Paris, 1813 et 1819, est le meilleur ouvrage pour savoir l'exact état du magnétisme animal à cette époque. Pour ses autres publications et pour plus de détails sur les trois auteurs on peut consulter la « Nouvelle Biographie générale. »

tion réciproque de ceux qui l'environnent, manifestée par son analogie avec l'aimant. [1] » L'action et la vertu du magnétisme peuvent être communiquées par des corps animés à d'autres corps animés ou inanimés, et avec ce fluide on peut provoquer et diriger les crises salutaires, et guérir médiatement les maladies de nerfs, et immédiatement les autres.

La Commission Royale, chargée d'examiner le système de Mesmer, attribue les phénomènes du magnétisme animal à l'imagination ; et Laurent de Jussieu, le neveu de l'illustre Bernard de Jussieu, le seul membre dissident, pense que l'on peut expliquer quelques-uns de ces phénomènes par la « chaleur animale. »

Puységur, le disciple le plus renommé de Mesmer, considère son « électro-magnétisme » et le « magnétisme animal » de Mesmer comme étant semblables à *l'électricité animale* de Pétetin. « La seule idée, dit-il, presque palpable que nous ayons eue du mouvement de ce fluide jusqu'à présent est celle que l'électricité nous a donnée. [2] » Ce fluide existe dans tous les individus, mais ne se sécrète et n'en émane que d'après la volonté de celui qui veut en imprégner, pour ainsi dire, un autre individu. La base de son système est : *croyez* et *voulez*.

Tous les magnétiseurs de cette époque (1819), étaient divisés en deux groupes principaux : la grande majorité consistaient en *fluidistes*, comme Mesmer et ses disciples ; et la minorité, en *spiritualistes*, comme Barbarin et ses disciples. Ceux-ci considéraient « le magnétisme animal

1. Mesmer, *op. cit.*, p. 77.
2. *Op. cit.*, « Mémoires », vol. I. p. 8.

comme une manifestation du pouvoir de l'âme
sur la matière, en conséquence de quoi ils trouvent inutile de toucher les malades, la pensée
fortement dirigée sur eux devant suffire. [1] »

Faria n'admet la théorie d'aucun de ses contemporains : « Je ne puis pas concevoir, dit-
il, comment l'espèce humaine fut assez bizarre
pour aller chercher la cause de ce phénomène
dans un baquet, dans une volonté externe,
dans un fluide magnétique, dans une chaleur
animale et dans mille autres extravagances ridicules de ce genre. » (p. 33) Il n'y a rien qui puisse
justifier la dénomination de magnétisme animal,
pour signifier « l'action d'endormir. » (p. 31) Il
change, partant, les mots magnétisme animal,
magnétiseurs et magnétisés en *concentration*,
concentrateurs et *concentrés*, et, de même, somnambule et somnambulisme en *épopte* et *sommeil
lucide*, pour écarter l'idée du fluide magnétique
dans l'hypnotisme.

Il consacre la séance XII à l'examen de l'opinion de ceux qui attribuent les phénomènes
du magnétisme à l'imagination, doctrine qu'il
condamne comme une « extravagance. [2] »
(p. 284) : Il insiste sur ce point que l'on garde la
mémoire de tout ce qu'on imagine ; mais après
le sommeil lucide, surtout quand il est profond,
on ne garde pas la mémoire de tous les phénomènes dans cette condition, partant, ils ne peu-

1. PUYSÉGUR, *op. cit.* « Du **Magnétisme animal** », 2ᵉ éd.,
p. 133.
2. Brown-Séquard et quelques autres auteurs ont attribué
à Faria l'opinion que l'imagination est la cause des phénomènes du somnambulisme.

vent pas être dus à l'imagination. « La mémoire peut exister sans l'imagination, mais jamais l'imagination sans la mémoire » (p. 286) ; et un peu plus loin, après avoir fait l'observation que l'imagination est une faculté commune à tout homme, il demande « pourquoi tout homme n'est pas apte à développer les phénomènes du sommeil lucide. » (p. 288) « Il n'est pas plus difficile, dit-il, de sentir que l'empire de l'imagination se borne seulement aux idées connues ; et que conséquemment elle ne peut agir sur l'esprit. Toutes les fois donc que les sens et le corps éprouvent des effets réels qui ne tiennent à aucune cause connue, il est toujours certain et démontré que ces résultats *proviennent de toute autre source que de l'imagination.* » (p. 287) Pour lui, le développement des phénomènes du sommeil lucide se lie « toujours aux causes naturelles, mais plus souvent intellectuelles que sensibles. » (p. 107)

Dans la séance XIII, il se demande si la volonté externe peut être la cause du sommeil lucide, et répond : « Ce qu'il y a de plus décisif contre les partisans de cette volonté externe, c'est que l'expérience démontre qu'on endort les époptes ou somnambules avec la volonté, sans volonté et même avec une volonté contraire. » (p. 315)

Et, finalement, dans la séance XIV, il discute s'il existe un fluide magnétique et, après avoir examiné tous les arguments de Mesmer et de ses disciples, il finit son volume par ces mots : « Je pense qu'il est déjà clair que la supposition d'un fluide magnétique est tout à fait absurde, soit qu'on la considère dans sa nature, soit qu'on la considère dans son application, soit enfin qu'on la considère dans ses résultats. »

Pour Faria : *a)*. Le concentrateur ou l'hypnotiseur ne compte pour rien, il ne demande aucun pouvoir spécial pour lui-même ; le concentré ou *l'hypnotisé est le seul agent actif :* « On ne fait pas des époptes toutes les fois qu'on le veut, mais seulement quand on trouve des sujets qui sont déjà des époptes naturels. » (p. 34) Pour démontrer que le concentrateur ne compte que comme cause occasionelle il dit : « Je montrais dans mes séances même des enfants qui endormaient de grandes personnes à la simple présentation de la main. [1] » (p. 340) D'après Faria, tous les phénomènes du sommeil lucide sont dus à des causes *naturelles*, ils s'opèrent dans l'esprit du sujet hypnotisé sans aucune influence divine ou maligne · « Rien de ce que développe le sommeil lucide ne sort de la circonscription de la nature » (p. 18) ; et « nous ferons voir qu'il n'y a rien à dépasser les bornes de la raison humaine, et que tout y est concevable, pour peu que l'homme veuille s'adonner de bonne foi à la recherche de la vérité. » (p. 110)

b). Faria « défie tous les magnétiseurs de l'univers d'endormir quelqu'un qui n'a pas des dispositions requises ou des *causes prédisposantes* » (p. 311) : « La liquidité du sang » et l'impressionnabilité psychique.

Il attachait, selon Noizet, une grande importance aux observations suivantes : « Toutes les personnes dont le sommeil est facile, qui transpirent beaucoup et qui sont très impressionnables, sont

---

1. Braid a confirmé cette expérience vingt-quatre ans après la mort de Faria.

ordinairement susceptibles de somnambulisme. Un autre caractère, qui semble commun à tous les somnambules, est un battement rapide et continu dans les paupières lorsque les yeux sont légèrement fermés. [1]»

En confirmation de son idée sur la liquidité du sang, Faria observe : « L'expérience m'a fait voir que l'extraction d'une certaine dose de ce fluide rendait époptes dans vingt-quatre heures ceux qui n'y avaient aucune disposition antérieure », et que « la liquidité dans le sang contribue non seulement à la profondeur du sommeil, mais aussi à sa promptitude. » (p. 35)

Il résulte de toutes ces observations que les personnes qui montrent le plus de susceptibilité pour l'hypnotisme sont les anémiques et les hystériques, ou celles qui sont le plus facilement impressionnables. C'est exactement l'opinion de tous les observateurs modernes.

Faria vivait à une époque où prédominaient les théories des humeurs et des sympathies en médecine ; on ne connaissait bien ni les fonctions du système nerveux ni les maladies nerveuses [2], et il ne faut pas s'étonner que Faria ait attaché grande importance à ce qu'il nommait « la liquidité du sang. » Il n'était par

---

1. « Mémoire sur le Somnambulisme et le Magnétisme animal », adressé en 1820 à l'Académie royale de Berlin, et publié en 1854 par le général Noizet. Comme Faria n'a pas pu compléter son ouvrage, nous aurons occasion de citer souvent ce « Mémoire », dans lequel son auteur, avec une rare probité littéraire, attribue à Faria toutes les idées qu'il tenait de lui.

2. Pour se rendre compte de l'état de science sur ces deux matières on peut consulter « De la Physiologie du système nerveux et Maladies nerveuses », par M. Georget, 2 vol. Paris, 1821.

profession, ni pathologiste, ni physiologiste. Suivant l'exemple de médecins de cette époque, qui croyaient aux sympathies du cœur, du foie, de la rate et de divers autres organes, Faria pense que le sang est plus ou moins épais dans certains organes, « si bien que le sang, qui circule dans les artères a constamment et invariablement la même densité », et que « la majorité et la minorité de sa masse ne regardent que celui qui se trouve hors de la circulation périodique. » (p. 86) Il avait observé les symptômes de l'anémie dans la majorité de ses somnambules ; il considérait leur sang comme plus fluide que celui des sujets robustes. Il n'était pas si loin de la vérité qu'il semble à première vue ; seulement il ne faut pas le prendre « au pied de la lettre », comme le dit le Dr Gilles de la Tourette. Sur la condition mentale du sujet hypnotisable, il était dans le vrai.

Les femmes sont plus facilement hypnotisables que les hommes, et l'hypnotisme se produit plus rapidement chez les sujets qui ont été souvent hypnotisés, ou même chez ceux qui ont assisté à des expériences d'hypnotisme. Faria admettait « l'éducation et la mobilisation des époptes. » (p. 122) « L'expérience démontre que la confiance qui règle la facilité de cet exercice ne s'établit en général que par le sommeil ; et plus elle se consolide par la répétition des actes, plus elle rend usuelle la jouissance de ses facultés. » (p. 44)

c). La *cause immédiate* du sommeil lucide et du sommeil ordinaire, qui sont, d'après Faria, de la même nature, existe dans *la concentration des sens* de la personne hypnotisée ou, pour être hypnotisé, par suggestion, il faut du recueillement mental et du calme physique. « On ne s'endort pas tant que l'esprit est occupé, soit par l'agitation du sang, soit par des inquiétudes ou par des soucis. » (p. 35)

Les auteurs qui partagent l'opinion de Faria ne manquent pas. Liébault, un des plus distingués fondateurs de l'Ecole de Nancy, considère que la cause du sommeil hypnotique « réside dans le retrait de l'attention hors des sens, et son accumulation dans le cerveau sur une idée, qui en est l'élément principal. [1] » Preyer, un professeur distingué de physiologie à l'Université d'Iéna, considère « la concentration de l'attention [2] » comme la condition essentielle de la production de l'hypnose.

Le Dr Crocq [3] a soumis à plusieurs auteurs cette question : Quelle est la cause du sommeil hypnotique ? Quinze d'entre eux lui ont répondu, et parmi les réponses plus ou moins favorables à l'idée de Faria on peut citer les suivantes :

Dumontpallier (de Paris), cause déterminante : attention et volonté ;

De Jong (de la Haye), la cause est la conviction du sommeil ;

Ochorowicz (de Varsovie) : les causes sont multiples mais l'auto-suggestion en est la principale ;

Pour Lajoie (de Nasbua-New-Hampshire) le sommeil hypnotique est dû au commandement,

----

1. « Du sommeil et des états analogues », Paris-Nancy, 1866, p. 18.

2. « Die Entdeckung des Hypnotismus », Berlin, 1881, p. 5.

3. « L'hypnotisme scientifique, » 2e éd., Paris, 1901, p. 23.

ou à la poursuite suivie de l'idée du sommeil, ou n'a aucune cause apparente.

La majorité des auteurs attribue les phénomènes de l'hypnotisme à l'inhibition [1] ; mais ni cette cause, ni celle d'automatisme psychologique, n'expliquent *tous* les phénomènes de l'hypnotisme, soit dans les hommes, soit dans les animaux.

d). La suggestion, ou « l'ordre des concentrateurs », n'est donc, d'après Faria, qu'une *cause occasionnelle* et non efficiente ; c'est-à-dire, « une cause qui engage la cause réelle et précise à se mettre en action pour produire l'effet qui lui est propre et naturel, mais qui lui est insuffisante à le produire par elle-même. » (p. 323) Elle forme seulement la base occasionnelle de tous les procédés employés pour causer le sommeil lucide, et de tous les phénomènes observés pendant cette condition. La concentration occasionnelle, ou le sommeil lucide provoqué « est une abstraction des sens provoquée au gré et à volonté, avec la restriction de la liberté interne, mais en raison d'un motif fourni par une influence externe » (p. 42), c'est-à-dire, par la suggestion.

2. — PROCÉDÉS.

Mesmer magnétisait ses malades ou directement par des *passes*, ou indirectement, soit par

---

1. Voir R. HEIDENHEIN. « Der sogenante thierische Magnetismus, physiologische Beobachtungen, » Leipzig, 1880.

son valet-toucheur, soit par son baquet et ses baguettes, soit, finalement, par un arbre qu'il avait magnétisé sur le boulevard Saint-Martin [1]. La base de son système qu'on peut dénommer *physique*, consiste dans la communication du fluide magnétique aux personnes qui en manquent. C'est le magnétiseur qui dispense ce fluide, de la même manière que le pharmacien les médicaments. Il va sans dire que Mesmer, lui-même, est ce grand dispensateur.

Puységur avait abandonné le baquet et les baguettes de son maître, mais il avait entière confiance dans les passes et dans les arbres magnétisés, auxquels il ajoutait un nouvel élément : la volonté externe. Après sa découverte du somnambulisme provoqué, comme l'affluence des malades était énorme, il magnétisait en 1784 un vieil orme dans sa terre de Buzancy, près Soissons. « Mon arbre, dit-il, est le meilleur baquet possible ; il n'y a pas une feuille qui ne communique la santé... il n'est pas nécessaire que je touche tout le monde : un regard, un geste, ma volonté c'en est assez. [2] » Selon lui le magnétisme animal « *existe, parce qu'il existe,* depuis vingt ans je n'en ai pas appris davantage. [3] » Et Deleuze, le disciple le plus distingué de Puyésgur, considère aussi les arbres magnétisés comme préférables au baquet. Il conseille d'employer au besoin d'abord le magnétisme *à grands courants* par les passes, et une fois que

1. Pour les procédés de Mesmer on peut consulter l'article « Mesmérisme » par Dechambre, dans le « Dictionnaire encyclopédique des Sciences Médicales », 2ᵉ série, t. VII, Paris 1873.
2. *Op. cit.*, « Mémoires », vol. I. p. 33.
3. *Op. cit.* « Du magnétisme animal », 2ᵉ éd. p. xvii.

le rapport entre le magnétiseur et le patient est bien établi, il considère comme inutile l'attouchement [1]. Leur méthode est une combinaison du procédé *physique, avec la volonté externe.*

Les spiritualistes croyaient que tous les phénomènes du somnambulisme sont produits par l'âme du magnétiseur et que l'action physique est presque inutile ; ils agissaient par la pensée, par la prière et par l'intention du magnétiseur.

Les procédés employés par Faria pour causer le sommeil lucide sont au nombre de trois : (p. 151) *a*) Sa première méthode est tout à fait différente de celle de tous ses contemporains. Après avoir choisi des sujets ayant des dispositions nécessaires, il les place commodément sur un siège, il leur dit de *fermer les yeux,* de concentrer leur attention et de penser au sommeil. Quand ils sont tranquilles et attendent le commandement, Faria dit : « Dormez », et ils tombent en sommeil lucide. Si la première tentative ne réussit pas, il soumet la personne à une seconde épreuve, et quelquefois même à une troisième ; après cette dernière, il la déclare incapable d'entrer dans le sommeil lucide. Ce procédé est entièrement suggestif et *psychique.* C'est le sommeil par suggestion, c'est, selon le Dr Bernheim, l'image du sommeil qui est suggérée, qui est insinuée dans le cerveau du patient. Il n'y a aucun doute que Faria soit son fondateur comme *méthode.* Il est le premier à confesser qu'« on sait que de tout temps les enfants

---

1. *Op. cit.*, vol. I. p. 164. Toutes les citations de **Deleuze** sont de l'édition de 1813.

dans les collèges, les soldats dans leurs casernes, les matelots sur leurs vaisseaux, ont fait parler de leurs camarades ou en touchant une partie quelconque de leur corps, ou en leur adressant simplement *la parole*. » (p. 95) Mais personne avant lui n'avait pratiqué cette méthode pour provoquer le sommeil lucide.

Quelques écrivains, surtout en Angleterre, qui ne connaissent pas l'ouvrage de Faria, attribuent la découverte de ce procédé à Braid. Pour démontrer que Braid n'est pas son fondateur, il suffit de lire ce qu'il dit lui-même à l'égard de son procédé :

« On a prétendu, par exemple, que mon mode d'hypnotisation n'était pas nouveau ; que j'avais fait acte de plagiat en usurpant la théorie et la pratique de Bertrand et de l'abbé Faria. Si j'ai bien saisi les idées de Bertrand, qui, d'après l'opinion de Colquhoun « est assez difficile à comprendre », il adhère à « la théorie de l'imagination seule » (*Introduction* de Colquhoun, page 94). Dans le quatrième volume de l'*Encyclopédie de médecine pratique*, page 34, le docteur Prichard dit de Bertrand : « il conclut enfin que tous les résultats de ces opérations sont produits par l'influence de l'esprit ; » c'est-à-dire par l'influence de l'imagination des malades agissant sur eux-mêmes. Bertrand voit encore la confirmation de son idée dans la façon dont l'abbé Faria magnétisait. Voici son mode d'opération : « Il plaçait le malade dans un fauteuil, lui disant de fermer les yeux et de se recueillir ; puis d'une voix forte et impérieuse il prononçait soudain le mot : « Dormez, » qui généralement produisait sur l'individu une impression assez forte pour lui occasionner un léger choc, de la chaleur, de la transpiration et *quelquefois* du somnambulisme. » S'il avait réussi par cette méthode aussi régulièrement que moi, userait-il du correctif

« *quelquefois* » ? On lit encore : « Si la première tentative échouait, il répétait l'expérience une seconde, une troisième, et même une quatrième fois, après laquelle il déclarait l'individu incapable d'entrer en sommeil lucide. » Il est douteux que le succès de l'abbé Faria ait été ce qu'il dit ; cependant, selon Bertrand, il est incontestable que l'abbé « réussissait très souvent ». N'est-ce pas là une preuve que son succès n'était pas aussi constant que le mien ? Et qui ne verrait, en parcourant mes instructions pour l'hypnotisation, que nos méthodes sont très différentes ? [1] »

La méthode de Braid est la suivante :

« Prenez, dit-il, un objet brillant quelconque (j'emploie habituellement mon porte-lancette) entre le pouce, l'index et le médius de la main gauche, tenez-le à la distance de 25 à 45 centimètres des yeux, dans une position telle au-dessus du front que le plus grand effort soit nécessaire du côté des yeux et des paupières pour que le sujet regarde fixement l'objet. Il faut faire entendre au patient qu'il doit tenir constamment attaché à l'idée de ce seul objet. On observera que… les paupières se fermeront involontairement avec un mouvement vibratoire » et le sujet tombera en sommeil nerveux.

Il résulte évidemment de ces deux citations que le procédé de Braid, en 1843, était psycho-sensoriel et qu'il n'ignorait pas le procédé psychique ou suggestif. S'il a fini plus tard, par abandonner son procédé et par adopter celui de

---

1. « Neurypnologie : Traité du somnambulisme nerveux ou hypnotisme » par James BRAID, traduit (sur l'édition de 1843) par le Dʳ Jules Simon, Paris, 1883, pp. 15 et 33. L'original, éd. anglaise pp. 6 et 27.

Faria, on ne peut pas dire qu'il ait été son instigateur. Faria est, sans aucune contestation, le premier et le seul fondateur de sa première méthode. A chacun son mérite.

Pour faire *cesser* le sommeil lucide ou pour déshypnotiser, Faria employait aussi le commandement ou la suggestion verbale ; il disait : « Eveillez-vous », et le somnambule s'éveillait. Dans certains cas il usait aussi des « gestes », ou passait la main devant les yeux des personnes qu'il voulait réveiller.

b) Quand les sujets sont réfractaires à son premier procédé, Faria leur montre à quelque distance sa main ouverte et leur recommande de la *regarder* fixement ; il la rapproche graduellement à quelques doigts de distance de leurs yeux, et les patients ferment les yeux et tombent en sommeil lucide. Ce procédé est semblable à celui de Braid, seulement Faria, pour fixer le regard, montre sa main, et Braid son porte-lancette ou un objet brillant quelconque. Dans ce procédé l'élément psychique est combiné avec l'élément sensoriel, et il est indifférent que l'on montre la main ou un objet brillant : le point essentiel est de fixer le regard. « On ne sait pas, dit Faria, de quels moyens se servaient les anciens pour provoquer le sommeil lucide... A regarder la fable du centaure Chiron comme une allégorie qui trace ingénieusement la méthode d'endormir, il paraît que tous les procédés se trouvaient à la seule présentation de la main. » (p. 79) On voit que ce procédé dans son essence est très vieux.

c). Si les deux procédés précédents ne produisaient pas les effets désirés : « Je touche légèrement, dit Faria, les personnes aptes au sommet de la tête, aux deux coins du front, au nez sur la descente de l'os frontal, au diaphragme, au cœur, aux deux genoux et aux deux pieds. L'expérience m'a démontré qu'une légère pression sur ces parties... provoque toujours une concentration suffisante à l'abstraction des sens... Pressées successivement dans les parties... elles ne peuvent se défendre d'éprouver une sensation de frémissement. » (p. 154)

Nous avons démontré que Faria n'admettait pas le fluide magnétique, et partant, pour lui, il n'y avait pas de *passes*, ou la transmission du fluide d'une personne à l'autre. Pour lui, les trois procédés, et même les autres, comme les ci-nommés arbres magnétisés, opèrent seulement par *suggestion*. Il demande : « Quelle vertu ont donc les attouchements, la présentation et les frictions, avec lesquels les concentrateurs endorment leurs époptes ? » (p. 355) Et répond : « Le sommeil qui se développe dans les époptes à la présentation de la main de leurs concentrateurs, n'est donc aussi qu'un effet de leur concentration occasionnelle. A la vue de cette action, *les époptes voient ce qu'on exige* d'eux et ils se prêtent aussitôt aux moyens d'y satisfaire, et *quelquefois même malgré eux*, en raison de la force de la conviction intime. » (p. 356) Et il confirme ses idées par l'observation suivante : « Nous avons placé des époptes sous des arbres en leur disant qu'ils avaient été touchés ou magnétisés, sans qu'ils l'eussent été, et les époptes ont dormi ; et nous les avons placés sous d'autres qui avaient été touchés, sans les avoir prévenus, et ils n'ont pas éprouvé le plus léger symptôme de sommeil. » (p. 347)

Faria avait raison d'être fier de son premier procédé, mais il fait preuve d'un esprit vraiment philosophique quand il dit : « Nous prouverons qu'il n'y a aucun mode précis et déterminé de produire les effets du sommeil lucide et le soulagement ou même la guérison de maux provenant de toute autre source que d'une action externe, et qu'il faut en tout s'accommoder aux préventions de la personne qui se livre à la concentration, qui est la seule cause immédiate susceptible de provoquer les effets désirés d'après les dispositions requises. » (p. 122)

3. — Symptomes

D'après Deleuze les effets physiques produits par le magnétisme sont résumés de la manière suivante [1] :

« Le somnambule a les yeux fermés et ne voit pas par les yeux, il n'entend point par les oreilles ; mais il voit et entend mieux que l'homme éveillé.

Il ne voit et n'entend que ceux avec lesquels il est en rapport. Il ne voit que ce qu'il regarde, et il ne regarde ordinairement que les objets sur lesquels on dirige son attention.

Il est soumis à la volonté de son magnétiseur

___
1. *Op. cit.*, p. 175.

pour tout ce qui ne peut lui nuire et pour tout ce qui ne contrarie point en lui les idées de justice et de vérité.

Il sent la volonté de son magnétiseur.

Il aperçoit le fluide magnétique.

Il voit ou plutôt il sent l'intérieur de son corps, et celui des autres ; mais il n'y remarque ordinairement que les parties qui ne sont pas dans l'état naturel et qui troublent l'harmonie.

Il retrouve dans sa mémoire le souvenir des choses qu'il avait oubliées pendant la veille.

Il a des prévisions et des pressensations qui peuvent être erronées dans plusieurs circonstances, et qui sont limitées dans leur étendue

Il s'énonce avec une facilité surprenante.

Il n'est point exempt de vanité.

Il se perfectionne de lui-même, pendant un certain temps, s'il est conduit avec sagesse.

Il s'égare s'il est mal dirigé.

Lorsqu'il rentre dans l'état naturel il perd absolument le souvenir de toutes les sensations et de toutes les idées qu'il a eues, dans l'état du somnambulisme, tellement que ces deux états sont aussi étrangers l'un à l'autre, que si le somnambule et l'homme éveillé étaient deux êtres différents. »

Et dans une note il ajoute : « Les divers caractères que je viens d'assigner au somnambulisme se trouvent rarement réunis dans un même sujet : le dernier seul est constant et distingue essentiellement le somnambulisme. »

Dans la séance VII, Faria décrit les principaux symptômes développés par les procédés externes, qui sont : transpiration, palpitation du cœur, des éclats de rire ou des sanglots et des pleurs surtout dans le sexe féminin, une clôture des yeux qui est difficile à régler à volonté, suffocation et provocation au vomissement, malaise, maux de tête et engourdissement.

Et dans la séance VIII, il note l'extrême hyper-excitabilité cutano-musculaire pendant le sommeil lucide : « L'extrême sensibilité des époptes dans le sommeil, dit-il, est si exquise que personne ne les touche sans leur causer des crispations et même des convulsions, s'ils ne sont pas prévenus du besoin d'être en contact avec eux. Le concentrateur seul les touche impunément sans les incommoder ; mais il lui arrive de leur causer de la surprise, parce qu'il n'est pas toujours présent à leur esprit. » (p. 188) Et un peu plus loin, il ajoute : « La gravité des sensations, que cause la surprise à des impressions même légères, dépend plus souvent du genre de leurs préventions que de la délicatesse de leur sensibilité exquise. S'ils se mettent dans l'esprit qu'on les blesse pendant qu'on ne fait que les toucher légèrement, ou qu'on les touche légèrement pendant qu'on les blesse, ils éprouvent les sensations correspondantes aux préventions et non aux impressions. » (p. 190)

4. — Nature

Puységur considère le somnambulisme comme l'effet de l'électro-magnétisme, résultant de la faculté que le magnétiseur possède « d'accélérer

le mouvement tonique des corps de nos semblables. [1] » Deleuze pense qu'il y a « une ligne
de démarcation bien prononcée entre le sommeil et le somnambulisme, entre les sensations
des somnambules et les songes. [2] »

Faria est le premier à émettre l'opinion que
le sommeil lucide est, avec quelque réserve, de
la même nature que le sommeil ordinaire :
« Toutes les observations déposent jusqu'à
l'évidence que le sommeil lucide et le sommeil
naturellement profond sont une même chose. »
(p. 34) « Celui qui est profond est ce que nous
avons appelé le sommeil lucide. » (p. 35) Et plus
loin il fait la réserve suivante : « Quoique le
sommeil lucide soit aussi une maladie (comme la
catalepsie) néanmoins c'est une maladie qui entre
dans la catégorie de celles qui sont inséparables
de la condition humaine. » (p. 82) L'opinion de
Faria n'est pas partagée par l'Ecole de la Sal-
pêtrière, qui considère les phénomènes de
l'hypnotisme comme le résultat d'un état pathologique, mais elle forme la base de l'Ecole de
Nancy.

Faria admet divers degrés du sommeil lucide :
« Les nuances sont si nombreuses qu'elles
ne pourront jamais être assujetties à des données générales et constantes (p. 194) ; et « la
lucidité est toujours proportionnée dans son
intensité à la profondeur du sommeil. » (p. 282)
Dans le plus simple, il y a, après le commandement, une espèce de « voile épais » sur l'esprit,
« un grand appesantissement sur les paupiè-

1. *Op. cit.* « Du magnétisme animal », 2ᵉ édit., p. 151.
2. *Op. cit.*, p. 177.

res [1] » et, dans le plus profond, complète amnésie au réveil.

Liébeault considère l'hypnose comme un état physiologique de la même façon que Faria, et il le divise en sommeil léger et en sommeil profond ou somnambulique, le premier ayant quatre et le second deux degrés.

Bernheim observe : « Pour beaucoup de médecins ce sommeil hypnotique constitue un état anormal, anti-physiologique, si ce n'est pathologique ; et les phénomènes qui le constituent sont analogues à ceux de l'hystérie ; l'hypnotisme serait une névrose provoquée. » Pour lui, « ce qu'on appelle hypnotisme n'est autre chose que la mise en activité d'une propriété normale du cerveau, la suggestion [2] » et il classe l'hypnose en deux groupes principaux : sommeil avec souvenir conservé au réveil, et sommeil avec amnésie au réveil.

Déjerine, aussi, considère l'hypnotisme comme un état qui n'est pas pathologique : « Aujourd'hui on admet, d'une manière générale, avec Liébeault et Bernheim, que les phases dites du grand hypnotisme sont un produit artificiel créé par l'éducation ; qu'il n'existe pas un grand et un petit hypnotisme, que l'hypnotisme n'est pas un état pathologique, et que dans l'hypnose, tout est affaire de suggestion (Forel, Moll, von Reterghem, Willesstrand, Delbeeuf, etc.). C'est là, du reste, une opinion que j'ai partagée. [3] »

1. Noizet. *Op. cit.*, p. 20.
2. « L'hypnotisme et la suggestion » (communication au XIIe Congrès International de Médecine, à Moscou). Paris, 1897, p. 9 et 11.
3. Séméiologie du système nerveux, in « Traité de pathologie générale », de Ch. Bouchard, Paris, 1891. Tome V. p. 388.

5. — Théorie

Mesmer, Puységur et Deleuze expliquent la théorie des phénomènes somnambuliques par le fluide magnétique. Par exemple : « La lumière frappe nos yeux, et les nerfs dont la rétine est tapissée, en propageant jusqu'au cerveau l'ébranlement qu'ils ont reçu, y font naître la sensation de la clarté. Dans l'état de somnambulisme l'impression est communiquée au cerveau par le fluide magnétique. Ce que je dis de la vue peut s'appliquer à l'ouïe. [1] »

Faria est le premier qui formule une théorie psychologique pour expliquer les phénomènes du sommeil lucide, basée sur les principes généraux de la philosophie scolastique. Voici un résumé de ses idées développées dans les séances IX, X et XI :

L'homme est composé de deux substances, l'une matérielle et l'autre spirituelle ; la dernière, ou l'âme dans son état libre jouit d'une intuition complète, c'est-à-dire, « dévoile le présent, le passé et le futur », elle connaît toutes les vérités ; mais quand elle s'unit avec le corps, elle ne peut pas connaître les vérités, sinon par les sens du corps, et partant sa connaissance est bien limitée. Quand une personne entre dans l'état du sommeil lucide, l'âme, pour ainsi dire, se

1. Deleuze. *Loc. cit.*, p. 179.

dégage, à divers degrés, mais pas entièrement du corps, et jouit de l'intuition *mixte* ; c'est-à-dire, les idées peuvent être ou vraies ou fausses ; elle peut dévoiler aussi, dans certains cas très rares, le passé et le futur, mais ses idées sont toujours sujettes aux erreurs. De la même manière, l'âme, dans son état libre, jouit de la lucidité ou de la faculté de raisonnement parfait, mais, chez l'homme, elle est aussi mixte ou sujette aux erreurs. En un mot, le sommeil lucide place l'homme dans un « état intermédiaire entre l'homme sensitif et le pur esprit. » (p. 51)

Faria attachait une grande importance à ces explications ; il considérait les hommes de génie comme Socrate et Swedenborg comme des cataleptiques.

Inutile de dire, que la théorie de Faria n'est pas acceptable ; en effet, il n'y a jusqu'à présent aucune théorie qui soit satisfaisante ; mais il était sur la bonne voie, en cherchant à expliquer la cause finale des phénomènes du sommeil lucide dans le propre épopte, au lieu de la chercher ailleurs, comme l'ont fait tous ses prédécesseurs.

II. — FARIA ET LA SUGGESTION

Faria est le premier à étudier la suggestion [1] en hypnotisme d'une manière vraiment originale. Pour donner une idée de ce qu'il a fait dans cette branche de science, j'adopterai comme base une classification moderne, et je citerai sur chaque titre ses opinions et ses expériences, autant que possible dans ses propres termes.

La base de sa doctrine est exprimée par lui en peu de mots : « Les époptes disposent à l'ordre des concentrateurs de tous les organes externes ou internes au gré de leurs désirs, de sorte que ceux-ci les assujettissent à recevoir les impressions voulues, indépendamment de toute action sensible des objets analogues et à exciter dans l'âme les idées correspondantes. » (p. 60) « Dans la distraction profonde qui suit la concentration occasionnelle, le concentrateur seul reste présent au souvenir des époptes » (p. 191), c'est-à-dire, les somnambules deviennent « étrangers non seulement à ce qui les entoure mais aussi quelquefois même à leur propre existence. » (p. 189) Ils sont « sourds à toutes voix étran-

1. Les mots employés par Faria pour indiquer la suggestion sont « la parole », « le commandement », « la direction » et « l'ordre ».

gères » (p. 157), « à moins que quelqu'un ... par la célébrité de son nom [1] et de ses actions dans la carrière du sommeil lucide n'ait frappé leur esprit d'une admiration du moins égale à celle dont ils sont pénétrés pour leurs propres concentrateurs. » (p. 192) Pendant le sommeil lucide les somnambules développent « l'initiation mixte et la lucidité », ou comme nous dirions maintenant, l'exaltation des sens spéciaux et des facultés intellectuelles.

Les suggestions sont aujourd'hui classées : 1° selon leur but, en expérimentales ou scientifiques et thérapeutiques ; 2° selon le temps de leur réalisation, en intra-hypnotiques et en post-hypnotiques ; 3° selon les agents qui les provoquent, en externes et en internes ou auto-suggestions ; 4° selon l'organe qui en est le siège ou l'aboutissant, en ceux portant sur la motricité, la sensibilité, la psychicité, les actes, le dédoublement de la personnalité, et les appareils habituellement soustraits à la volonté, comme la circulation, la digestion, etc.

Les suggestions peuvent être ou positives ou négatives, c'est-à-dire, on peut suggérer un mouvement ou une paralysie, une sensation ou une anesthésie, une idée ou une amnésie ; et à l'égard de l'objet suggéré, il y a des hallucinations ou perception des sensations sans aucun objet extérieur, et des illusions ou sensation ayant pour point de départ un objet.

Nous examinerons les suggestions dans l'ordre suivant: 1° Intra-hypnotiques, 2° post-hypnotiques, 3° à l'état de veille, 4° auto-suggestions 5° suggestions thérapeutiques, et conclurons

---

1. Voyez à cet égard p. 313.

cette partie avec 6° quelques autres opinions et observations de Faria.

Les contemporains de Faria ne connaissaient pas les suggestions par la méthode de « la parole » ; ils se moquaient de lui quand il prétendait causer, dans ses somnambules, des sensations et des mouvements de diverses espèces: de convertir l'eau en vin, de paralyser et déparalyser un membre, de causer l'insensibilité pour permettre des opérations chirurgicales, et surtout de traiter ses malades sans fluide magnétique et sans volonté externe. Ils le considéraient comme un visionnaire, un imposteur, un fou. « On exige, tyranniquement, s'écrie Faria, que tous ceux qui parcourent la carrière du sommeil lucide s'y soumettent (à la théorie du magnétisme animal et de la volonté externe) sous peine de passer pour des jongleurs. » (p. 310)

I. — SUGGESTIONS INTRA-HYPNOTIQUES

Ce sont des suggestions données et exécutées pendant le sommeil lucide. Nous verrons que Faria connaissait admirablement la production de ces suggestions sur « tous les organes intérieurs et extérieurs. »

a). Suggestions motrices et écholalie. — Faria par ses suggestions paralysait un « membre nommé. » (p. 62) Il paralysait et déparalysait, par sa parole, une jambe, un bras, les muscles des yeux, de la bouche, de la langue, etc. Lui et ses contemporains avaient observé ce qu'on nomme aujourd'hui l'*écholalie* ou la voix d'écho. Dans cet état mental on peut faire au somnambule, « répéter des mots prononcés de langues étrangères ; il répète tout avec une fidélité qui est souvent étonnante. Certains malades conservent aussi l'intonation [1]. » Voici ce que Faria observe à cet égard : « Les somnambules répondent dans la langue maternelle aux langues étrangères et quelquefois même ils les parlent avec facilité. » (p. 71) Et « l'observation même démontre qu'aucun des époptes développés, quelque lucides qu'ils aient pu être, n'a jamais fait ce que des époptes naturels ont parfois exécuté, comme de parler des langues étrangères avec toute la facilité propre aux seuls indigènes. » (p. 34)

b) *Suggestions sensitives : hallucinations et illusions sensorielles et générales.* — Faria causait des hallucinations et des illusions sensitives et sensorielles. « Ainsi, dit-il, sans la présence des objets propres les époptes voient, flairent, entendent, palpent, goûtent ce qui n'est que nommé... L'ouïe par exemple... écoute ce qui a été dit une fois ;... ils trouvent la saveur déterminée qui n'existe pas dans ce qu'on leur présente... ils palpent les corps qui ne sont pas devant eux... ils voient et flairent quoiqu'ils n'aient pas les objets devant eux. Il ne faut pas croire que tous ces effets ne soient qu'illusoires : ils sont si *réels* qu'ils répondent dans leurs corps à tous ceux qui appartiennent à leur

1. Binet et Féré. « Le Magnétisme animal », Paris, 1887, p. 211.

causes naturelles. Ainsi un verre d'eau avalée dans l'idée d'eau-de-vie, enivre complètement. » (p 6o)

« Il demandait à ses somnambules, pendant leur sommeil, s'ils voulaient prendre quelque rafraîchissement ou bien quelque médicament, et il leur donnait ensuite un verre d'eau, auxquels ils trouvaient la saveur de la substance qu'ils avaient cru prendre. Il leur offrait du tabac, et leur faisait respirer une substance inodore qui produisait sur eux le même effet que si elle eût été du tabac à priser. J'ai vu une somnambule qui, croyant respirer une odeur forte comme celle de l'ammoniaque, ne pouvait supporter pendant quelques secondes l'approche d'un flacon vide qu'on lui mettait au-dessous des narines. D'autres éprouvaient des sensations de froid, de chaud, enfin de toute espèce. [1] »

Un exemple de suggestion qui, à la première vue paraît incroyable : « M. B..., officier d'état-major employé à Paris, était, a dit Noizet, fort bon somnambule ; je le vis chez l'abbé Faria. On lui présenta un jour un mouchoir pendant qu'il était éveillé. Il le prit, l'examina, et le rendit sans rien éprouver de particulier. L'abbé Faria l'endormit aussitôt après, et dès qu'il fut plongé dans un sommeil profond on le vit éprouver de violentes convulsions. Interrogé sur la cause de cet état, il répondit qu'il provenait du mouchoir qu'on lui avait fait toucher, et qui appartenait à un enfant affecté d'une maladie de consomption, ce qui était vrai. L'abbé Faria eut beaucoup de peine à le calmer, et il

1. Noizet, *op. cit.*, p. 110.

n'y parvint qu'en l'assurant qu'on avai: éloigné de lui le mouchoir. [1] » L'explication de cette expérience est simple. L'officier savait, soit par le format, soit par une autre circonstance quelconque, que le mouchoir appartenait à un enfant. Le moyen qui lui a fait découvrir, que le mouchoir appartenait à un malade consomptif, fut probablement l'odeur de ce mouchoir. On sait que les diverses exsudations du corps ont une odeur distinctive, et l'odeur, que l'officier attribuait dans son état de veille à la consomption lui devenait perceptible seulement, quand il était dans l'état de somnambulisme, à cause de l'exaltation de son sens d'odorat. Ou encore, il est possible, qu'il ait fait la découverte par la vue d'un crachat sur le mouchoir, qui lui avait échappé dans son état de veille. (Cf. p. 358)

De toutes ces expériences de suggestions motrices et de sensibilité, il est facile de voir, que Faria avait pleine connaissance des suggestions positives et des suggestions négatives.

c). Suggestions psychiques et (d) d'Actes. — Les suggestions psychiques sont celles qui portent seulement sur une idée ou sur la mémoire. Elles peuvent être simples ou se terminer dans un acte ou dans une succession d'actes. On peut suggérer les idées par la vue ou par les autres sens. Faria dit : « Quand les époptes sont dirigés par une indication externe, digne de leur confiance, ils conforment leurs opérations intellectuelles et leurs actions corporelles à l'exacte précision du commandement. » (p. 191) Il « demandait, par exemple, à un somnambule s'il

1. *Op. cit.*, p. 253.

désirait voir quelque personne absente à laquelle il fût attaché. Lorsque cette personne était désignée, il ordonnait au somnambule de la voir, et aussitôt elle lui apparaissait. Il lui commandait ensuite de fixer dans sa mémoire l'image de cette personne et de continuer à la voir, même après le réveil, jusqu'à ce que par un signe, il détruisît l'illusion. Il le réveillait, et l'image restait présente jusqu'à ce qu'il fît le signe convenu. Je me souviens d'avoir vu faire cette expérience sur un officier russe, qui voulut voir sa femme restée dans son pays. L'illusion donna lieu au spectacle le plus attendrissant. Cet officier versait des larmes amères en croyant voir l'objet de sa tendresse se refuser à ses embrassements ; mais bientôt se dissipèrent et les charmes et les regrets. [1] »

Dans cette expérience il y a une suggestion psychique de l'idée et de la mémoire de sa femme, suivie d'acte. L'acte peut être, selon la suggestion, intra-hypnotique ou post-hypnotique.

e). Dédoublement de la personnalité, ou modifications suggérées de la personnalité. — Dans cette suggestion, l'individu change psychologiquement, et devient un autre individu. Ce dédoublement peut être spontané. Faria connaissait très bien cet état : « Le sommeil lucide, dit-il, se développe ordinairement les yeux fermés, mais il est des personnes qui dorment les yeux ouverts... Les yeux ouverts, chez eux, sont toujours immobiles... Toutefois il y en a qui les ouvrent et voient ce qui se passe devant

<hr>

1. Noizet, *op. cit.*, p. 110.

eux, mais sans en garder la mémoire à leur réveil. Leur nombre est si petit qu'ils peuvent être regardés comme une merveille dans cette espèce de phénomènes. »

« Il y en a aussi dans cette catégorie qui, sans être cataleptiques, dorment pendant des années entières en remplissant toutes les fonctions qui conviennent à leur âge, à leur état et à leur sexe, au point qu'on a de la peine à croire qu'ils ne sont pas dans leur état parfait de sensation. *Etant éveillés au commandement*, ils décèlent un état d'imbécillité, ne connaissent rien de ce qui les entoure et rapportent tout à l'époque qui a précédé leur sommeil. Dans les réveils intermédiaires ils ne se remettent que ce qu'ils avaient vu dans le temps de leur état habituel de veille. » (p. 174)

Les contemporains de Faria, comme Deleuze, avaient aussi observé le dédoublement de la personnalité, mais ils n'avaient remarqué ni sa longue durée, ni l'influence de la suggestion verbale ou commandement pour faire cesser le dédoublement.

f). Suggestions dans les appareils habituellement soustraits à la volonté. — « Aussi, dit Faria, tout épopte jouit..., de la faculté de maîtriser le mouvement nécessaire du corps » à « la volonté du concentrateur. » (pp. 44, 43) Par le mouvement nécessaire du corps, il entend la palpitation du cœur, la circulation du sang, la pulsation des artères la respiration et la digestion. Il admet qu'il y a des personnes « qui exercent par une disposition naturelle une portion de cette autorité sur quelques branches du mouvement nécessaire. » (p. 63) Ces deux citations démontrent que Faria savait qu'on peut dominer les appareils habituellement soustraits à la volonté, soit par suggestions externes, soit par auto-suggestions.

2. — SUGGESTIONS POST-HYPNOTIQUES

Ces suggestions sont données pendant le sommeil mais exécutées, ou tout de suite après le réveil, ou après un intervalle plus ou moins long. Faria donnait des suggestions de ces deux espèces. Toutes les suggestions post-hypnotiques peuvent porter, comme dans le paragraphe précédent, sur la motricité, sensibilité, psychicité, etc. « Toutes les fois, dit Faria, qu'on grave la mémoire des époptes de ce qui se passe dans le sommeil, ils le rapportent généralement à leur réveil, comme un songe qui leur a représenté une scène. » (p. 176) « Ils gardent la mémoire de tout ce qu'on désire dès qu'on leur enjoint dans le sommeil d'y replier leur attention pour s'en rappeler au réveil. Cette expérience n'a pas lieu ordinairement sur les nouveaux époptes... Toutefois il y en a qui replient leur attention sur ce qu'on leur recommande ; et tous sont également aptes à la replier *spontanément* lorsqu'une impulsion interne les y pousse. » (p. 179)

« Voici comment on s'y prend pour provoquer cet effet. On engage l'épopte endormi à voir au loin *une personne* qui lui est connue, ou qu'il puisse connaître par un tactile ; on le force ensuite à la voir dans une glace du lieu ou sur l'un des spectateurs du même sexe, placé devant lui ; on lui recommande ou en *pressant légèrement le siège de la mémoire* ¹, ou simplement sans aucun attouchement, de replier son attention sur l'objet en question, pour l'avoir devant ses yeux à son réveil, comme il l'a devant son intuition pendant son sommeil, et on le rappelle ainsi à l'état de veille. Tant que l'épopte, en ouvrant les yeux, ne détourne pas son attention et sa vue, il voit la scène de la même manière que dans son sommeil, et aussi longtemps qu'il veut s'y fixer. » (p. 255)

Et un peu plus loin, il ajoute : « Cependant il est des époptes qui, en raison de leurs dispositions éminentes et de la conviction intense qui en résulte, voient à leur réveil ce qu'ils ont vu dans leur intuition, non seulement sur tout objet quelconque de quelque matière qu'il soit, mais même *sur parole*, sans la présence d'aucun objet effectif. Ainsi si c'est une femme qu'ils ont vue dans leur sommeil, ils la voient de même à leur réveil sur la présentation d'un homme, et même sans aucun objet qui tombe sous les sens. Etant engagés dans cet état de sensations à en parcourir les détails, ils y démêlent le sexe du modèle, ses traits, sa coiffure et son habillement, et ne s'aperçoivent de leur bévue que lorsque par un geste de la main sur les yeux, on semble les rappeler à l'exercice de leurs visions naturelles. » (p. 257)

Les époptes éprouvent « au commandement du concentrateur les effets analogues sur tous

---

1. Doctrine *phréno-hypnotique* développée plus tard par quelques hypnotiseurs ; elle manque de démonstration scientifique.

les organes externes, sans en excepter un seul. » (p. 258)

Nous avons, dans ces expériences, des exemples d'illusions et d'hallucinations.

Voici ce que Faria dit sur les suggestions à longue échéance : « Toutes les fois qu'un épopte dort au commandement, il ne dort pas parce qu'il le veut, mais prévenu qu'il ne dort que par la force et l'influence du motif. Aussi il doit, *loin du concentrateur*, dormir à l'heure dite et au signe donné, comme de toucher à un de ses doigts, de regarder une bague, de penser à son directeur. » (p. 43)

Dans cette expérience, le somnambule reçoit la suggestion pendant le sommeil, il l'oublie en se réveillant, mais il l'exécute à un moment donné, comme provenant de sa propre volonté.

Les suggestions post-hypnotiques peuvent dépendre aussi d'auto-suggestion : « Il y avait aussi, dit Faria, ceux qui, sans aucun concours étranger, s'endormaient et s'éveillaient à leur gré, ayant la précaution d'annoncer dans le sommeil précédent le moment précis du sommeil suivant, et qui y donnaient des consultations sur leurs maladies propres. » (p. 312)

3. — SUGGESTIONS DANS L'ÉTAT DE VEILLE

Tous les effets des suggestions, observe Faria, « se développent non seulement pendant le sommeil lucide, mais aussi dans l'état de veille des époptes, lorsqu'ils ont été du moins une fois endormis occasionnellement. » (p. 62) « Cependant il y en a qui exercent aussi ces facultés, sans avoir jamais dormi, et sans pouvoir même le faire. Cet exercice hors du sommeil n'est pas néanmoins aussi complet que dans le sommeil, soit en ce qui concerne l'intuition, soit en ce qui concerne l'empire sur les mouvements du corps. » (p. 44).

Faria faisait sur plusieurs personnes et sur les somnambules, lorsqu'ils étaient éveillés, différentes expériences de la nature décrite dans les sections précédentes : « A son seul commandement, dit Noizet[1], il leur paralysait soit un bras, soit une jambe, soit les yeux, la bouche ou les oreilles. Cette expérience ne manquait jamais sur les bons somnambules ». Noizet se soumit lui-même à ses expériences, et il dit : « Faria me faisait à volonté ressentir sur les paupières un appesantissement que je ne pouvais surmonter... On n'a jamais pu obtenir sur moi que la paralysie des paupières. »

4. — AUTO-SUGGESTIONS

Il faut surtout noter l'opinion de Faria sur la concentration dans l'état de veille, ou auto-suggestion, qui est tant en vogue aujourd'hui parmi

[1] *Op. cit.*, p. 113.

ceux qui prétendent guérir tous les malades par la *Science chrétienne*.

Faria demande : « N'est-ce pas un paradoxe que de dire qu'on influe sur ses propres actions, et qu'on ignore sa propre influence ? Non, c'est une vérité en acte, mais peu remarquée par les physiologistes et par les philosophes. » (p. 45)

Ces suggestions peuvent être ordonnées pendant le sommeil et exécutées après un intervalle de temps, comme provenant de la propre volonté de l'épopte, ou elles peuvent être spontanées. Nous avons déjà cité un exemple de la première espèce sous le sous-titre « suggestions psychiques et d'actes », et on en trouvera un de l'autre espèce dans le paragraphe consacré aux suggestions thérapeutiques.

L'auto-suggestion est la base de ce qu'on nomme le *fakirisme,* et aussi de plusieurs phénomènes considérés par la foule comme miraculeux.

5. — Suggestions thérapeutiques

La suggestion pour la guérison des malades a été employée dans les temps les plus primitifs. Le baquet de Mesmer et le vieil orme de Puységur guérissaient, nul doute, quelques malades aussi par suggestion. On peut réduire le précepte des contemporains de Faria, pour le traitement de de leurs malades, à celui-ci : « Touchez attentivement les malades avec la volonté de leur

faire du bien, et que cette volonté ne soit dis-
traite par aucune autre idée. [1] »

Il était réservé à l'abbé Faria de donner la
véritable explication de la suggestion, et de
la pratiquer, pour ainsi dire, scientifiquement.
Il dit : « A la seule parole », sans aucun fluide
magnétique, sans aucune volonté externe, sans
aucune influence divine ou maligne, « on peut
rendre malades des époptes bien portants, et
rendre bien portants les époptes malades. »
(p. 211)

Les suggestions thérapeutiques ne diffèrent des
quatre groupes précédents que par leur but. Nous
avons, partant, des suggestions thérapeutiques
intra et post-hypnotiques, des suggestions thérapeutiques à l'état de veille, et des auto-suggestions thérapeutiques. Il y a des suggestions thérapeutiques positives ou négatives, c'est-à-dire, on
peut causer ou arrêter une évacuation ; et des hallucinations et illusions thérapeutiques, c'est-à-
dire, que l'on peut donner une poudre indifférente et suggérer que c'est du calomel, ou on peut
faire des suggestions simples sans aucun médicament.

a). *Suggestions thérapeutiques intra-hypnoti-*
ques. — « Ainsi, dit Faria, un verre d'eau avalé...
dans l'idée d'un purgatif évacue autant qu'exige
la nature ; dans l'idée d'un émétique, il provoque
des vomissements sans effort et sans souffrance.
De même de l'eau présentée aux narines comme
une odeur dissolutive d'un dépôt dans la tête

1. Delekze, *op. cit.*, 1ᵉʳ vol. p. 72.

produit l'effet annoncé. Il en faut dire autant des autres sens en ce qui les concerne. Il en résulte, qu'une poudre indifférente étant administrée comme un curatif des places internes, ou comme un vermifuge, atteint son but d'une manière aussi prompte qu'efficace ; et voilà ce qui concerne l'empire des époptes sur leurs organes internes, d'après l'énonciation de leurs concentrateurs. D'après cela, il n'est plus besoin d'accéder qu'aux ordres de ces derniers, les premiers se paralysent dans le membre nommé, éprouvent les douleurs annoncées, et se soulagent sur le champ même de leurs souffrances chroniques. Ce dernier effet ne peut être complet dans sa guérison radicale qu'avec la répétition des actes successifs. [1] » (p. 62)

b). *Suggestions thérapeutiques post-hypnotiques.* — « Lorsqu'on recommande aux époptes dans le sommeil de découvrir ce qu'ils ne voient pas dans leur état de veille, on les trouve ponctuels dans le sommeil suivant à remplir exactement la tâche imposée, en ajoutant que, sans s'en douter nullement, ils s'en sont occupés après leur réveil. Ils éprouvent de même dans leur état de veille, à point nommé, l'effet déterminé pendant leur sommeil, comme l'évacuation menstruelle, les vomissements, les selles et autres semblables. » (p. 211)

c). *Suggestions thérapeutiques à l'état de veille.* — Pour obtenir un résultat favorable dans une maladie « les époptes, aptes au sommeil, ont besoin d'être instruits d'avance de

---

1. Braid a répété et confirmé ces expériences.

ce qu'ils doivent éprouver pour l'amélioration de leur état de malade et pour le rétablissement de leur santé. La promptitude avec laquelle les malades aptes au sommeil lucide éprouvent ces effets salutaires et les autres qui sont détaillés dans la suite, exige toujours une concentration dans l'état de veille. (p. 42) Et tous les effets favorables « se développent non seulement pendant le sommeil lucide mais même aussi dans l'état de veille des époptes, lorsqu'ils ont été au moins une fois endormis occasionnellement. » (p. 62)

d). *Auto-suggestions thérapeutiques.* — « J'ai vu, dit le général Noizet[1], chez l'abbé Faria, plusieurs malades s'ordonner des traitements, les suivre et guérir. L'un deux, M. B..., capitaine de cavalerie, avait été condamné par plusieurs médecins qui le disaient attaqué d'un ulcère au poumon. Je l'ai vu fort malade. Il suivit un traitement qu'il s'était lui-même ordonné, et en moins de trois semaines il fut bien portant. » Les médicaments ordonnés par les malades étaient probablement bien inoffensifs, mais le résultat favorable, en quelques cas, était, dû, nul doute, à l'auto-suggestion. Le malade, dans ce cas, est son propre hypnotiseur.

Anesthésie hypnotique chirurgicale. — Faria connaissait parfaitement la valeur de l'hypnotisme dans les opérations chirurgicales. Quelques époptes, dit-il, « sont inaccessibles

---

1. *Op. cit.*, p. 150.

áux plus légères sensations dans de graves incisions, blessures et amputations. Mais ces effets deviennent généraux et communs à tous les époptes dès qu'on prend la précaution de paralyser le membre ou la partie du corps qui doït être assujettie à une opération pénible et douloureuse. Cette mesure les rend tout à fait insensibles, et les éloigne même parfois à leur réveil de l'idée de l'opération subie. [1] » (p. 190)

Observations générales sur les suggestions thérapeutiques. — Faria n'avait pas l'idée que le sommeil lucide était une panacée pour tous les maux ; au contraire, « ce genre de traiter les malades, dit-il, est souvent avantageux, quelquefois nul, et parfois extrêmement dangereux et funeste. » (p. 124) « Si l'on consulte l'expérience on doit s'apercevoir qu'étant considérée sous son juste point de vue, l'action de concentration a souvent fait du bien et du mal aux personnes aptes, et quelquefois rien à celles qui n'avaient point les dispositions requises. L'usage de l'action de concentrateur ne peut être fait que sur *certaines maladies précises*, et par les personnes qui en connaissent la nature... Et l'expérience journalière prouve assez que les mêmes maladies ne cèdent pas toujours aux mêmes moyens curatifs. (p. 276)

« Le bien-être provenant de la concentration

---

1. Voir le « Traité complet du magnétisme animal », par le baron Du Potet, 3e éd. Paris, 1856, p. 563, pour les opérations chirurgicales pratiquées sous l'influence d'insensibilité produite par l'hypnotisme, à Cherbourg (1832), à Calcutta (1845), et à Poitiers (1847).

des malades aptes au sommeil lucide est extrêmement prompt et décisif. Souvent il est sensible, avant vingt-quatre heures, et même au bout de deux heures et d'une heure. Ces effets ont besoin de leur être annoncés d'avance, sous peine d'être réduits à ne se développer qu'avec lenteur, et dans une progression graduelle. » (p. 41)

Pour montrer comment la suggestion opère même dans le traitement avec médicaments. Faria observe : « Souvent même des simples indifférents, mais pris avec confiance, produisent des effets plus salutaires que les simples reconnus pour être les plus efficaces. C'est que la conviction intime, qui enfante la plus haute confiance, règle plus les sucs internes.... que tous les moyens pharmaceutiques. Voilà l'empire de la nature individuelle, lorsque la machine a des dispositions requises à lui obéir sans résistance. » (p. 276) Et, pour être traité par suggestion, il n'y a aucune nécessité de médicaments : « Nous avons déjà annoncé, dit Faria, que nul épopte, de quelque grave maladie qu'il soit atteint, n'a besoin de médicaments ni d'ordonnances, qu'il se prescrit et qu'il a dans son sommeil seul, ou même dans ses seules *dispositions* au sommeil, tout ce qui est nécessaire à son propre rétablissement. » (p. 274)

Après toutes ces observations sur les suggestions thérapeutiques, il est évident que, dans le traitement médical et dans l'anesthésie hypnotique chirurgicale par suggestion, il n'y a aucune autre méthode que celle établie par l'abbé Faria, et c'est la seule employée aujourd'hui dans la clinique médicale.

3.

6. — QUELQUES AUTRES OPINIONS ET OBSERVATIONS TROUVÉES DANS L'OUVRAGE DE FARIA

Je veux donner ici quelques opinions et observations de Faria que je n'ai pu consigner dans les sections précédentes. Il ne faut pas imaginer que toutes ces opinions soient nées avec Faria ; il est le premier à dire, que les phénomènes du sommeil lucide sont « aussi anciens que le berceau de l'homme, si bien qu'ils sont remarqués en Europe par l'observateur philosophe seulement depuis peu d'années. » Mais ce qui est certain, c'est qu'il a expliqué tous ces phénomènes d'une manière tout à fait différente de celle de ses contemporains.

1° Faria avait fait des expériences de sommeil lucide sur plus de cinq mille personnes. (p. 27) Il croyait qu'on pouvait hypnotiser, en France, une sur cinq ou six personnes (p. 142) ; et qu'il était beaucoup plus facile de produire le sommeil lucide chez ceux qui avaient été endormis déjà au moins une fois. Pour lui, le consentement du sujet était nécessaire.

2° Comme conséquence naturelle de sa théorie, il insiste sur la valeur des phénomènes du sommeil lucide dans les études psychologiques : « Je conviens, dit-il, que ce que la philosophie a fait est beaucoup plus qu'on ne devait en espérer... mais elle peut faire encore davantage à l'aide de l'état d'abstraction des sens. » (p. 106)

3° Comme le sommeil lucide est, selon Faria,

de la même nature que le sommeil naturel, on peut donner dans celui-ci, en quelques cas, des suggestions analogues et « graver dans la mémoire » quelques nouvelles idées. (p. 175)

4° Il connaissait les dangers du sommeil lucide indiscriminé. Il observe : « Dire que le magnétisme ne peut que procurer du bien-être est un aphorisme imprudent, et qu'avec les meilleures intentions on se rend parfois coupable de suites funestes. » (p. 124)

5° Sa description du massage (p. 133) est bien intéressante ; et ses idées sur les accessoires du sommeil lucide (pp. 70, 71) ont quelque ressemblance avec *le spiritisme*, et avec ce que l'on nomme le *bouddhisme ésotérique.*

6° Une de ses idées principales et constantes était de maintenir ses somnambules dans un état de calme, contrairement à ce que pratiquaient Mesmer et quelques-uns de ses disciples. « La crise, selon Faria, n'est qu'un état contraire au cours ordinaire de la nature ». (p. 82)

7° « Les époptes, observe-t-il, ne sont étonnants devant la raison humaine que par leurs connaissances profondes sur toute espèce de sujets, sans les avoir jamais puisées dans l'étude et dans la méditation. Ils maîtrisent tous leurs mouvements nécessaires : ils atteignent les objets à toute distance de temps et de lieux, et conséquemment à travers tous les obstacles : ils lisent sans le secours des yeux, tout livre même fermé : ils dévoilent la pensée même, lorsqu'elle est constante ; ils provoquent mille autres effets sensibles et réels. » (p. 287) Mais « espérer trouver dans les annonces une certitude sans mélange d'erreurs, c'est se bercer d'une attente vaine qui ne se réalise jamais. » (p. 261) La doctrine de clairvoyance manque de démonstration scientifique, mais énoncée, comme Faria l'a fait, elle n'est pas impossible, chez les sujets convenables et aptes, et avec certaines restrictions évidentes.

8° Faria exprime, sous diverses formes, des idées comme les suivantes : « L'homme est constitué d'une manière si particulière qu'il a la faculté, dans certaine disposition de sang, de savourer sans que ce soit par le palais, d'entendre sans que ce soit par l'ouïe, de flairer sans que ce soit par les narines, de voir sans que ce soit par les yeux, et de palper sans que ce soit par le tact. » Et que ces phénomènes dépendent de « sens internes. » (p. 359) Si par les « sens internes » on désigne « les centres nerveux visuel, auditif, etc. », on comprend ce que Faria veut dire.

Finalement, il ne faut pas oublier, en lisant le volume de Faria, qu'il n'a pas pu approfondir plusieurs des questions présentées par lui seulement en thèse ; et qu'une doctrine scientifique ne sort jamais complète d'un seul cerveau. Tout ce qu'un vrai savant peut faire, c'est en établir les bases.

III. — OPINIONS DES AUTEURS MODERNES SUR LA DOCTRINE DE FARIA. — RÉSUMÉ ET OBSERVATIONS FINALES

Nous voulons terminer ces notes par quelques citations des auteurs les plus autorisés, sur la doctrine de l'abbé Faria. Nous commencerons par l'année 1882, rendue mémorable par la note de Charcot [1] soumise à l'Académie des sciences. C'est depuis cette année que l'Académie de médecine a ouvert ses portes, qui étaient fermées depuis 1840, à l'étude de l'hypnotisme, et que la Faculté de médecine a autorisé M. Bérillon à professer un cours sur les applications thérapeutiques de l'hypnotisme.

Les citations sont faites dans l'ordre chronologique des ouvrages de chaque auteur, et on verra comment graduellement elles deviennent de plus en plus favorables à la doctrine de Faria.

Brown-Séquard, l'éminent physiologiste et médecin, dit [2] :

1. Sur les divers états nerveux déterminés par l'hypnotisation chez les hystériques. « Comptes rendus de l'Académie des sciences », 1882, 1er semestre, p. 403.

2. Dans la préface à la traduction de « Neurypnologie », op. cit., p. VII.

« Avant Braid, deux observateurs distingués, l'abbé Faria et A. Bertrand avaient en partie trouvé l'influence qu'exercent sur eux-mêmes les individus hypnotisés et ils avaient attribué cette influence à leur *imagination*[1]. Mais Braid a été beaucoup plus loin en montrant d'une part que l'imagination proprement dite n'a guère de rôle dans les phénomènes hypnotiques et d'une autre part que tout ce qui se produit dans l'hypnotisme dépend d'actions de l'individu sur lui-même et non d'une *force* extérieure autre que les forces physiques connues. »

[1]. Faria a consacré la séance XII pour démontrer l'incompatibilité de l'imagination avec l'intuition d'époptes. La doctrine que Brown-Séquard attribue à Braid est, comme nous l'avons démontré, exactement et entièrement celle de Faria. La théorie de A. Bertrand est tout à fait différente. Après avoir exposé ses idées, cet auteur arrive aux conclusions suivantes :

« 1º Que l'homme est susceptible de tomber dans un état particulier, tout à fait distinct de tous ceux qui ont été reconnus jusqu'ici en lui ; d'un état unique quant à sa nature, bien qu'il soit susceptible de se présenter sous les formes les plus diverses ;

2° Que cet état, que je désigne sous le nom générique *d'extase*, est celui qui s'observait chez les possédés des siècles précédents, et chez les inspirés des différentes sectes religieuses ;

3º Que cet état n'est pas une maladie proprement dite, quoique certaines maladies, comme les affections convulsives, y prédisposent éminemment, et qu'il ne survient jamais que dans des circonstances déterminées ;

4º Que la plus puissante de ces circonstances est une exaltation morale portée à un haut degré ;

5º Que l'état d'extase n'a point cessé de se manifester avec les siècles d'ignorance, qu'il s'est prolongé dans tous la cours du xviii° siècle, et qu'il ne cesse de se reproduire journellement sous nos yeux, dans les traitements des magnétiseurs, ou il se maintient ignoré ou méconnu de nos savants, depuis quarante ans. « Du Magnétisme animal en France » par Alexandre BERTRAND, Paris, 1826, p. 474.

LIÉBEAULT (le docteur A.), un des principaux fondateurs de l'Ecole de Nancy, observe : « Les manifestations des états hypnotiques se présentent sous deux aspects : elles sont d'ordre psychique ; les premières sont plus élémentaires, les secondes à peine entrevues, plus relevées. Et ces deux manières d'être du magnétisme M. le Dr Durand (de Gros) les a désignées les unes sous le nom de Braidisme (il serait mieux de dire Fariisme) et les autres sous celui de Mesmérisme, et cela à l'instar de l'électricité statique, et de l'électricité dynamique. [1] »

GILLES DE LA TOURETTE (le docteur), chef de clinique des maladies du système nerveux à la Faculté de Paris, auteur d'un ouvrage classique sur l'hypnotisme, couronné par l'Institut et par la Faculté de médecine, est un de ceux qui ont le mieux rendu justice à la doctrine de Faria. Voici quelques passages :

L'électro-magnétisme de Puységur, dit-il [2], « régnait à cette époque (1819) en souverain. Cette théorie avait toutefois quelques adversaires dans les *spiritualistes*. Un éclair formidable allait éclater dans ce ciel pur, au moment même où le magnétisme, délaissé pendant la Révolution et pendant l'Empire, revenait à flot avec les Bourbons. »

« Ce fut l'abbé Faria, prêtre portugais, brahmine, comme il s'intitule lui-même, qui, venu directement des Indes, allait causer toute cette révolution. L'arbre de Buzancy l'avait désillu-

1. « Journal du Magnétisme », n° 10, mai 1886, p. 99.
2. « L'hypnotisme et les états analogues », 2° éd., Paris, 1889. p. 18 et suiv.

sionné ; le fluide magnétique n'existait pas, tout était dans *l'imagination* et non pas dans l'imagination du magnétiseur qui ne disposait d'aucune vertu, mais bien dans celle du sujet à magnétiser. »

Ensuite l'auteur cite la théorie de Faria sur la *liquidité* du sang, et ajoute : « Faria n'avait peut-être pas tout à fait tort ; car nous verrons que parmi les femmes, et ce sont elles surtout qui sont le plus facilement hypnotisables, les plus sensibles présentent parfois un degré d'anémie assez marqué. Toutefois, il est impossible de généraliser cette doctrine, et surtout de la prendre au pied de la lettre. »

Après avoir décrit les procédés de Faria pour produire le somnambulisme, il les commente de la manière suivante : « Qu'on nous permette d'insister sur tout l'intérêt que présente cet exposé ; il contient, plus qu'en germe, toute la théorie de Braid et toute celle de la suggestion, qui en est un corollaire. » Quant aux phénomènes observés par Faria chez les époptes « l'oubli au réveil est surtout expressément noté. »

« Faria est un excellent observateur, partisan de l'identité du somnambulisme et du sommeil naturel, il s'est attaché à étudier les cas du sommeil prolongé et, le premier, il a décrit en quelques lignes, l'intéressant état étudié par M. Azam et dans lequel il existe toujours un dédoublement de la personnalité... Deleuze avait bien observé dans deux cas que ce dédoublement de la personnalité pouvait exister chez les somnambules ; mais il n'avait pas vu la longue durée du phénomène décrit par Faria. »

L'abbé Faria acquit immédiatement une renommée considérable. Mais son triomphe ne dura pas longtemps. « Faria, comme Mesmer, dont il avait tant attaqué les doctrines, dut se retirer sous les quolibets qui l'accueillirent de toutes parts. Mais à l'inverse de ce dernier, l'avenir lui réservait une revanche éclatante. »

PITRES (le docteur S.), professeur et doyen de la Faculté de médecine de Bordeaux, après avoir donné une description des méthodes de Faria, dit : « Il devait publier un ouvrage en quatre volumes, dont un seul a paru, et cela est très fâcheux, car, malgré ses allures mystiques il a fort bien présenté quelques-uns des symptômes du somnambulisme provoqué. C'est lui, en particulier, qui a le premier décrit les phénomènes d'hallucination sensorielle qui se produisent si facilement chez les somnambules, et réalisé l'expérience, aujourd'hui vulgaire, qui consiste à faire éprouver. par suggestion, aux personnes endormies toutes les sensations possibles. [1] »

CROCQ (le docteur). agrégé à la Faculté de médecine de Bruxelles et chef du service des maladies nerveuses à l'hôpital de Molenbeck (Bruxelles), observe : « C'est en 1815, que commence l'ère de l'hypnotisme tel qu'on le conçoit aujourd'hui ; son fondateur fut l'abbé Faria, prêtre portugais, dont les théories diffèrent totalement de celles de Mesmer. »

Après avoir décrit la méthode d'hypnotiser de Faria, il continue : « Faria édifiait ainsi la base de la doctrine de l'École de Nancy ; ses adeptes

1. « Leçons cliniques sur l'hystérie et l'hypnotisme », Paris, 1891. T. II, p. 78.

étaient nombreux, mais le savant prêtre n'était pas assez charlatan pour résister à la critique et aux moqueries des incrédules. »

Et, après avoir fait une courte histoire de l'hypnotisme, il conclut (p. 10) : « En résumé l'histoire scientifique de l'hypnotisme se divise en deux périodes bien distinctes : l'ère du magnétisme animal et l'ère de l'hypnotisme : la première débute avec Paracelse, en 1529, et se termine en 1815 grâce à l'abbé Faria ; la seconde débute avec l'abbé Faria et ne semble pas devoir se terminer si tôt. [1] »

Vires (le docteur G.), professeur-agrégé à la Faculté de médecine de Montpellier, dans une intéressante conférence [2] faite à l'Hôpital général, dit :

« Faria n'est pas un charlatan. Il proclame qu'il n'a pas de propriété fluidique, qu'il n'exerce aucune influence personnelle. Il proclame que le sujet fait son hypnotisme à lui-même, qu'il n'y a rien dans le sommeil prétendu magnétique qui relève du surnaturel, du malin ou du divin. »

« Sans passes, sans gestes, il conseille le recueillement et le calme, il s'efforce d'isoler le sujet du monde extérieur, il éteint progressivement toute la sensibilité. Resté en unique communication avec l'hypnotiseur, le patient ne doit avoir qu'une pensée, qu'un désir, qu'un but : *se laisser aller au sommeil.* Alors, l'abbé dit, d'une voix forte : « Dormez ! » et après quelques secousses, le sujet s'endort. »

1 *Op. cit.*, 1re éd., 1896, p. 6.
2. L'Hypnotisme et les suggestions hypnotiques, dans « Le Nouveau Montpellier médical », nos de 8, 15 et 22 septembre 1901, voir pp. 300 et 326.

« Nous ne faisons pas davantage, ni mieux. »

« Le premier, du reste, Faria donne des suggestions : il les donne pendant le sommeil naturel, normal, et pendant le sommeil provoqué. Le premier, par la suggestion, il fait l'expérience, depuis répétée sur tous les tréteaux par les magnétiseurs de profession, de l'hallucination gustative. et, sous son ordre, le sujet trouve un goût exquis à un breuvage insipide, prend de l'eau pour du lait, l'âcre piquette pour un vin généreux et franc. »

Et plus loin, le professeur affirme : « Dans nos cliniques, dans nos hôpitaux, dans la pratique, c'est la méthode suggestive, celle de l'abbé Faria, qui est seule employée. »

BERNHEIM (le docteur), professeur à la Faculté de médecine de Nancy et l'auteur le plus autorisé de l'Ecole de Nancy, se réfère plusieurs fois à Faria dans ses diverses publications, commencées depuis 1884. Nous citerons ici seulement quelques passages de son dernier et plus important ouvrage :

« L'abbé Faria, dit-il [1], dégagea le premier, en 1889, ce phénomène (du somnambulisme) des langes de la magie et de la chimère qui en obscurcissaient la nature. »

« C'est, en réalité, lui qui le premier donna la conception nette et vraie des phénomènes de l'hypnotisme, qu'il appelait sommeil lucide. La cause de ce sommeil est, selon lui, dans la volonté du sujet. »

« A Faria appartient incontestablement le

---

1. « Hypnotisme, suggestion, psycho-thérapie », 2ᵉ édition, Paris, 1903, pp. 22, 68, 87, 91 et 92.

mérite d'avoir le premier établi la doctrine et la méthode de l'hypnose par suggestion et de l'avoir nettement dégagée des pratiques singulières et inutiles qui cachaient la vérité. Cependant l'abbé Faria ne fit pas école ; la vérité nue et simple ne pouvait s'imposer. De nos jours encore, on l'a bafoué du nom d'imposteur. »

« Le sujet s'endort (ou est hypnotisé) lorsqu'il sait qu'il doit dormir, lorsqu'il a une sensation qui l'invite au sommeil. C'est sa propre foi, son impressionnabilité psychique qui l'endort. Cette vérité a été nettement établie par l'abbé Faria et surtout par le Dr Liébeault. »

« Pour Liébeault, comme pour Faria, la suggestion, c'est-à-dire l'idée introduite dans le cerveau, est, on le voit, la clef de l'hypnose ».

Résumé et observations finales. — Il est évident, d'après tout cet exposé, que Faria est le premier :

A nier l'existence du fluide magnétique ;

A attribuer les phénomènes du somnambulisme à la condition anémique et à l'impressionnabilité psychique du sujet hypnotisé ;

A découvrir le procédé suggestif ou psychique pour provoquer le somnambulisme ;

A pratiquer le même procédé suggestif pour faire cesser l'état somnambulique et le dédoublement de la personnalité ;

A observer et décrire quelques symptômes nouveaux ;

*A soutenir l'opinion que le sommeil ordi-
naire et le sommeil lucide sont avec quelqae
réserve, de la même nature ;*

*Et à proposer une théorie psychologique pour
expliquer les phénomènes du somnambulisme ;*

Il est aussi le premier :

*A donner des suggestions expérimentales et
thérapeutiques d'une manière vraiment extraordinaire ;*

*Et à faire quelques autres observations très
originales.*

Quand on apprécie les études remarquables
du savant abbé, on ne peut que regretter, avec
le professeur Pitres, qu'il n'ait pas vécu assez
longtemps pour compléter son ouvrage.

Liébeault, comme nous avons vu, a suggéré le
mot *Fariisme* pour indiquer les manifestations
« les plus relevées » dans l'état hypnotique. Si
on nous demandait une définition du *Fariisme*
nous dirions simplement : c'est *la doctrine de la
suggestion*, car, Faria est le seul et le véritable
fondateur de la doctrine de la suggestion en
hypnotisme.

Paul Janet définit la suggestion : « l'opération par laquelle, dans le cas d'hypnotisme,
on peut être dans certains états de veille à définir ; on peut, à l'aide de certaines sensations,
surtout à l'aide de la parole, provoquer dans un
sujet nerveux bien disposé une série de phénomènes plus ou moins automatiques, le faire parler, agir, penser, sentir, comme on le veut ; en

un mot, le transformer en *machine*. ¹ » Cette
définition paraît avoir été donnée par le savant
psychologue pour exprimer et préciser les idées
et les observations de Faria.

Pendant les dernières années de sa vie, Faria
avait été abreuvé d'amertume à cause de sa doctrine. Les magnétiseurs du jour le méprisaient
comme un athée détestable dans leur église.
Ils ne faisaient pas même mention de son nom
dans leurs publications ; et le public le considérait comme un charlatan ².

Faria était, sans nul doute, un athée, « un
ennemi qui avait porté dans le champ des magnétiseurs le ravage et la désolation. » (p. 5) Sa
réputation scientifique se base sur cette circonstance : mais ce n'était pas un charlatan. Un
homme, qui présente une vérité, qui établit les
bases d'une doctrine qui constitue « une des
grandes conquêtes scientifiques du siècle », qui
découvre « une méthode thérapeutique d'une
importance extraordinaire », ne peut pas être un
charlatan. C'était un philosophe, aussi bien par
le tempérament que par les études ; c'était,
selon M. Jules Claretie. « un homme savant,
plein de foi. »

Faria demande, dans son livre, des juges com-
pétents pour apprécier le mérite de sa découverte. Ces juges il les a trouvés dans les hommes

1. De la suggestion dans l'état d'hypnotisme. « Revue
politique et littéraire, 26 juillet 1884, p. 102.
2. C'est seulement depuis 1887, grâce aux ouvrages des
Drs Bernheim et Gilles de la Tourette, deux illustres repré-
sentants de deux Ecoles distinctes, qu'on a commencé à
rendre justice à la personne et à la doctrine de Faria.

de science dont nous avons cité les opinions. « Sa doctrine était vraie » : elle a fait époque dans les annales humaines. « L'avenir lui a réservé une revanche éclatante. »

D. G. D.

EPITRE

A M. LE MARQUIS DE CHASTENET DE PUYSÉGUR

Monsieur le Marquis,

Chercher en vous un protecteur à un ouvrage sur la Cause du Sommeil Lucide et de ses accessoires, ce n'est que vous offrir un tribut auquel vos travaux et votre zèle vous ont donné des droits incontestables. Il vous est dû de ma part avec d'autant plus de justice, que je reconnais dans vos sages avis et dans vos bienveillantes instructions le germe de mes méditations et de la persévérance de mes efforts.

D'après la parfaite connaissance que j'ai de votre franchise, j'ai tout lieu d'espérer que si ce résultat de mes réflexions est digne de quelque attention, la différence de nos opinions ne vous empêchera pas d'y joindre le poids de votre suffrage. Je ne doute pas qu'étayé de votre autorité décisive je ne captive l'approbation du public. Dès lors je m'estimerai doublement heureux puisque je pourrai aussi perpétuer dans cet hommage un monument constant du profond respect avec lequel je suis,

Monsieur le Marquis,

Votre très humble et obéissant serviteur,

L'abbé de FARIA.

De la Cause du Sommeil Lucide

ou

Etude de la Nature de l'Homme

SÉANCE PREMIÈRE

PRÉFACE

I. — La publication d'une production de l'esprit suppose toujours dans l'auteur l'intention, ou de découvrir des vérités nouvelles, ou de dégager des erreurs les vérités connues. Je le plains sincèrement s'il y joint aussi l'amour de la gloire ; l'espoir de la célébrité dans les lettres est toujours mêlé d'amertume.

En mettant au jour mes réflexions sur le sommeil lucide et ses accessoires, je suis bien éloigné d'être animé par la moindre de ces prétentions. Je pense que ce qui y a attiré mon attention, a pu aussi attirer celle des autres, et sans doute avec plus de succès que je ne dois en attendre. En sondant au contraire mes for-

ces je sens que tout doit m'effrayer. La langue
dont je me sers m'est étrangère, et les connaissances auxquelles ce sujet se lie, me sont peu
familières : deux écueils plus que suffisants pour
ébranler le courage le plus indomptable.

Je ne vise dans cette entreprise, qu'à éclairer
sur mon compte plusieurs classes de personnes,
dont les unes n'ont vu dans ma conduite que de
la témérité ; les autres des prestiges ; d'autres
de la futilité ; et quelques-unes aussi un goût
pour la sorcellerie.

Ceux qui se qualifient de *magnétiseurs* croyent
que mes tentatives étaient moins utiles que pernicieuses. Des journalistes ont prononcé irrévocablement en disant que ce que je faisais était
tout à fait illusoire et peu digne d'une attention
sérieuse : beaucoup d'autres esprits, qui, quoique doués de connaissances profondes n'ont
examiné que très superficiellement l'état du
sommeil lucide, n'y ont vu qu'un amusement
puéril : des membres du clergé n'ont enfin trouvé
dans les accessoires du sommeil lucide qu'une
intervention des génies malfaisants toujours
occupés de nuire à l'espèce humaine.

Je compte pleinement désabuser ces derniers;
mais je ne prétends pas convaincre d'erreur tous
les autres; ce serait aspirer à remplir le tonneau
des Danaïdes, puisque des vérités évidentes
pour tout le monde ne sont pour eux que des
problèmes insolubles. Je veux du moins leur
faire voir qu'une attention sérieuse de ma part
sur des phénomènes qui semblent étourdir la
raison humaine me faisait un devoir d'approfondir les secrets de la nature. Je laisse à d'autres à prononcer si j'y suis parvenu : du moins
ilest certain que des effets réels ne devaient pas

être regardés comme indifférents par celui qui se consacre à l'étude de la philosophie.

Je compte donc sur l'indulgence de mes lecteurs pour ce qui concerne ma diction dans ce travail : je ne cherche qu'à me faire entendre. Je les invite donc à s'attacher à mes sentiments et non aux mots. Pour ce qui est des ramifications de mon sujet avec les sciences qui me sont peu connues, je subirai la chance que courent tous ceux qui s'occupent d'entretenir de leurs méditations le public impartial. Ce qui peut y déplaire aux uns peut plaire aux autres, et tout n'est pas toujours erreur dans un écrivain, aux yeux de tout le monde.

2. — Ceux qui consacrent une portion de leur temps aux observations sur le sommeil lucide avaient certes moins le droit que personne de taxer mes occupations d'inutiles, de téméraires et de pernicieuses. Dans une recherche où ils conviennent eux-mêmes que tout est mystérieux, obscur, indéchiffrable, il m'était permis tout aussi bien qu'à eux de faire usage de tous les moyens avoués pour atteindre mon but... Pourquoi donc m'afficher dans leurs feuilles périodiques comme un ennemi qui avait porté dans leur champ le ravage et la désolation ? Tantôt ils ménagent mon nom ; mais ils me désignent dans leurs calomnieuses attaques sous des traits si caractéristiques que personne ne peut s'y méprendre : tantôt ils me nomment en toutes lettres ; mais ils accompagnent cette honorable mention de satires si absurdes sur la publicité de mes séances, qu'ils engagent le monde à ne s'en rapporter qu'à eux seuls dans la provocation du sommeil lucide.

Que faisais-je dans ces séances ? je pratiquais
en public, mais sans doute avec plus de simplicité et moins d'appareil, ce qu'ils pratiquaient
eux devant un cercle plus étroit ; et ce que pratiquaient une grande partie d'entre eux n'était
que ce qu'ils avaient puisé dans mes expériences ; car beaucoup parmi eux n'avaient adjuré
l'incrédulité sur les phénomènes du sommeil
lucide qu'en assistant à mes séances, et en y
trouvant des motifs de conviction.

Si leur but dans cette carrière était réellement
l'étude de cet état merveilleux et l'utilité de l'humanité souffrante, il me semble qu'ils devaient
m'encourager dans ma marche, plutôt que de
me décrier sans ménagement. Je n'ose dire qu'ils
ignoraient ce qu'ils blâmaient en moi. Lorsqu'on se vante hautement qu'on connaît plus que
personne la nature du sommeil lucide, et qu'on
donne des leçons sur ce sujet dans les feuilles
périodiques, il ne me siérait pas certes de dire,
sans témérité, qu'on ne sait pas ce qu'on enseigne. Du moins il me sera permis de penser
qu'ils avaient dans leurs attaques un autre but
que le but apparent.

La prétendue publicité de mes séances n'était
donc qu'un prétexte ; et le discrédit du sommeil
lucide, dont ils me gratifiaient si généreusement
(moi qui depuis six à sept ans, ai donné une si
vigoureuse impulsion à sa propagation) provient
de toute autre source de mes travaux. Ce sujet
est plus élevé qu'on ne le pense, et il exige
pour le soigner d'autres lumières que celles
dont on est communément doué. Des femmes
qui, dépourvues de l'éducation la plus commune, disposent des baquets pour rétablir les
charmes printaniers dans les beautés surannées ;

des hommes qui, sans autres connaissances que de celle de conduire le train d'un honnête métier qu'ils ont embrassé, ne peuvent certes pas faire une réputation à l'utilité du sommeil lucide.

Il faut que je fasse remarquer ici que mes séances n'étaient pas aussi publiques que le sont les écrits où quelques-uns de ces zélateurs du sommeil lucide donnent des méthodes d'endormir. Ce qu'il y a à observer, c'est que tout en inculquant une doctrine infaillible, ils se permettent d'avouer qu'ils ignorent la théorie de ce phénomène. Comment concilier cet aveu avec l'assurance de leurs connaissances ? Ce que je faisais dans mes séances publiques était toujours fait avec la certitude d'écarter tout danger, et cette publicité n'embrassait jamais qu'une assemblée de cent et quelques personnes tout au plus. Par quelle convenance m'était-il donc défendu de faire mes expériences devant un si petit nombre de spectateurs, tandis qu'ils prêchaient hardiment devant l'Europe entière, sur le même sujet, une doctrine non seulement douteuse, mais même dangereuse ?

3. — Mais s'ils ne cherchaient, par leurs écrits, qu'à propager la connaissance de l'utilité du sommeil lucide, pourquoi me blâmaient-ils de la publicité de mes séances qui n'avaient point d'autre but ? Je répondais à leurs efforts, en démontrant par une pratique sûre et calme ce qu'ils enseignaient par une théorie, suffisante à la vérité, mais désastreuse. Je ne prétends pas être infaillible dans mes aphorismes : du moins j'ai été conséquent dans le compte que je rendais des effets que j'obtenais devant les specta-

teurs. Au lieu qu'une doctrine, qui, tout en donnant des préceptes positifs, déclare qu'elle ne dérive pas de la théorie de son sujet, ne mérite d'être considérée que comme une fable forgée à plaisir.

Cependant je regrette sincèrement, et je le dis avec franchise, d'avoir montré indistinctement la facilité de provoquer le sommeil lucide. Tout le monde s'en mêle comme d'un objet de récréation, sans connaître les graves dangers qui y sont attachés. Je n'avais pas encore fait la découverte de tous les écueils dont cette carrière est hérissée ; je suivais les lumières fausses de ceux qui m'avaient devancé, et le mal était fait avant moi par la publication des méthodes d'endormir, quoique peu exactes mais toujours suffisantes.

M. le marquis de Puységur avait déjà fait des prosélytes au sommeil lucide par ses ouvrages. La naïveté qui y respire avait donné à beaucoup de monde de la confiance sur ce phénomène ; mais, par la crainte du ridicule, on ne s'en occupait qu'en silence et dans la retraite.

M. Deleuze avait aussi contribué à cette propagation par son *Histoire critique*. Elle parut quelque temps avant mes séances, quoiqu'il prétende qu'elle leur est postérieure. Écrite avec grâce et pureté, elle ne pouvait pas manquer de faire des partisans à son sujet ; mais on n'en suivit publiquement la doctrine que lorsqu'en bravant les persécutions, les sarcasmes et les plaisanteries, je jetai le gant au public, pour l'assurer des vérités que prêchaient ces illustres écrivains. Les éditions de leurs ouvrages ne s'épuisèrent que dès qu'on voulut consulter les suffrages de ces auteurs, en faveur des phénomènes qu'on remarquait dans mes séances.

Les objections auxquelles donna lieu cette époque étaient des preuves de la faveur que ce phénomène acquérait dans le monde, et non de son discrédit. On voulait une démonstration, qui n'a pas encore été faite, des effets qui choquent ou semblent choquer les principes reçus, et par là, on faisait voir qu'on s'en occupait sérieusement dans les cabinets des savants. Les objets des occupations de Galilée, de Christophe Colomb et du Dr Pomme, n'acquirent de la célébrité que dès qu'ils devinrent le sujet des contradictions et de l'entretien du monde savant et studieux.

4. — Il était naturel que des rédacteurs de journaux s'occupassent de la critique d'un phénomène qui semble confondre la raison humaine, alors surtout qu'ils manquaient de sujets pour remplir leurs longues feuilles. Mais leur entretien sur mon compte, n'étant surtout qu'un tissu de calomnies et d'insultes, qu'avait-il de commun avec les phénomènes du sommeil lucide ? En lisant parfois quelques-uns de leurs articles qui me concernaient, je crus réellement me trouver parmi des hordes sauvages, plutôt que sur un sol où germe la politesse française. Ils avaient oublié qu'en voulant faire les littérateurs ils avaient pris l'attitude de gladiateurs.

La sottise ne mérite pas de réponse. Je ne cherche ici qu'à leur montrer que le sommeil lucide renferme de quoi occuper un esprit avide de connaissances neuves, et qu'il développe des vérités aussi utiles que sublimes. Je ne puis me dispenser de leur rappeler, à cette occasion, ce dont Socrate faisait ses délices : c'est que s'ils consultent leur conscience, ils doivent y trouver que ce qu'ils savent est si peu de chose en comparaison de ce qui leur reste à savoir, que je puis leur attester sans crainte d'erreur qu'ils sont beaucoup plus éloignés du faîte de la sagesse que la vérité ne l'est du mensonge. Condamner donc d'un trait de plume ce qui ne cadre pas avec leurs idées, c'est dire trop précipitamment qu'à l'exception de ce qu'ils enseignent, il n'y a que de l'absurde et du ridicule.

Ces instituteurs du genre humain doivent savoir que, outre l'inconcevable absolu, il existe aussi un inconcevable relatif. Celui-ci ne résulte que du défaut de connaissance de la science de combiner. Si ces juges sans mission pensent réellement qu'ils ne connaissent pas tous les mystères de la nature, ils doivent souvent trouver dans leur chemin que l'on n'écrit pas toujours conséquemment pour savoir mettre l'orthographe.

Le sommeil lucide et tous ses accessoires n'ont rien qui dépasse les bornes de la raison humaine ; ils s'y accommodent même comme une partie à son tout, et en corrigeant une foule d'erreurs. Toutefois la connaissance de cette analogie exige des méditations profondes ; et vouloir la saisir comme on saisit les nouvelles, c'est s'exposer à insérer dans son journal des nouvelles apocryphes pour des nouvelles authentiques.

En leur donnant ces avis que dictent et la saine logique et une étude critique, je préviens tous les journalistes, tant les antagonistes que les indifférents, que je n'en suis pas moins l'un des admirateurs de leurs talents et de leur mérite. Je ne suis pas sévère au point de prétendre qu'on s'égare toujours, lorsqu'on s'égare quelquefois. Je lis avec satisfaction leurs feuilles et j'y puise des leçons utiles et agréables.

5. — Il y a aussi d'autres esprits qui me font une loi de publier mes observations sur cette matière, quelque puisse en être la réussite. Ces esprits n'ont rien publié ou écrit contre le sommeil lucide ; mais ils ont tant décrié dans les cercles son existence, qu'ils sont parvenus à séduire de ceux même qui, par leur propre expérience, en avaient converti d'autres. Ces derniers soit par un certain ton, soit par une honte déplacée, soit enfin par d'autres motifs particuliers, n'ont pas craint le témoignage des spectateurs présents, pour dire hautement dans ces mêmes assemblées, qu'ils n'avaient *feint* de dormir dans mes séances que pour mieux me mystifier. Voilà encore une autre source du discrédit de l'utilité du sommeil lucide.

De ce nombre est M. le comte de la T. d'Au... homme aussi illustre par sa naissance que distingué par ses lumières. Non seulement il dormit chez moi dans toutes les formes requises pour constater son sommeil : mais il analysa aussi sa maladie, se prescrivit les médicaments convenables, et signa de sa main son ordonnance. Il y convertit des dames du plus haut rang, qui ne pouvaient pas revenir de leur admiration et de leur surprise : néanmoins, dès le lendemain il se vanta publiquement d'être un incrédule sur ce phénomène, tout en suivant le traitement qu'il s'était prescrit, comme je l'ai appris dans la suite.

M. le colonel J... suivit le même exemple. Il dormit tout aussi bien que M. le colonel B... devant une assemblée nombreuse et illustre. Le prince Volkonski, aide de camp de l'empereur Alexandre, était du nombre des spectateurs. A son réveil, il donna, avec le compagnon de son aventure extatique, toutes les preuves des accessoires du sommeil lucide. Toutefois il déclara le lendemain dans un autre cercle qu'il n'avait fait que *mystifier*.

M. V... après avoir subi de pareilles épreuves pendant son sommeil, dans une autre séance aussi nombreuse, poussa devant les témoins mêmes la prétention de rendre l'effet qu'il venait d'éprouver, du moins problématique. Dans une seconde expérience, pendant la même séance, je le soumis à une convulsion si violente, qu'il se vit forcé de se rouler par terre dans un état d'aliénation. Cependant au lieu de rendre hommage à la vérité, il osa encore publier dans le monde que c'était moi qui avais été la dupe de sa pénible *mystification*.

Plusieurs autres personnes, dont le nombre serait incalculable, se sont plu à suivre la même route. Mais n'auraient-elles fait que feindre de dormir, pourquoi leur témoignage doit-il prévaloir sur celui de tant d'autres, qui sont aussi croyables qu'elles, qui les valent en mérite et qui les surpassent de beaucoup en nombre? Si, d'après les principes de la saine dialectique, le positif ne peut jamais être infirmé par le négatif, pourquoi la dénégation des premières doit-elle prévaloir sur l'affirmation des secondes?

6. — De ces prédicateurs incrédules qui décrient l'utilité du sommeil lucide et de ses

procédés, les uns, en cherchant à séduire de ses partisans, pensent que, dans les occasions où l'on n'a pu les satisfaire dans leurs demandes et leurs prétentions indiscrètes, c'est parce qu'on n'a pu employer la connivence d'habitude entre celui qui dort et celui qui endort, et les prestiges en usage pour cause de leur surveillance active. Ils en concluent que ceux qui s'en montrent les partisans ne sont que les victimes de leur propre erreur ou de la duplicité de leurs séducteurs.

On n'a jamais voulu entendre que les effets qui proviennent d'une cause indépendante ne peuvent pas être provoqués à volonté. Si quelqu'un qui a écrit sur ce sujet a dit le contraire, il s'est trompé certes dans ses aphorismes et dans ses combinaisons. La nature opère d'après ses dispositions et non d'après le désir de celui qui veut la contempler. C'est elle-même qui est cette cause indépendante dans notre sujet. Lors donc qu'il est arrivé que des incrédules n'ont pu être témoins des effets qu'ils désiraient voir, mais des effets tels qu'en produit la nature, c'était à eux à redoubler de zèle et non à la nature, pour assister plus fréquemment aux séances jusqu'à ce qu'ils fussent ou pleinement satisfaits, ou pleinement désabusés. Ce sont les écoliers qui doivent chercher l'instruction ; l'instruction ne court jamais après les écoliers.

Dans ceux qui dorment du sommeil lucide, des chagrins, des inquiétudes, une nourriture malsaine, en un mot tout ce qui peut agiter, altérer, épaissir le sang, suffit pour en empêcher le développement, ou pour le moins en obstruer l'intuition, ou la manière de voir.

On doit sentir que la direction de ces ressorts est entièrement indépendante de toute volonté humaine.

C'est donc précipiter son jugement avec trop de légèreté que de conclure que ce qu'on n'a pas vu est une supercherie, lors surtout que le témoignage d'un poids le recommande au respect et à la vénération. Il faut plutôt avouer que des considérations particulières, autres que le dé'aut de motifs de crédibilité, empêchent certaines personnes de rencre hommage à la vérité ; et il faut convenir que les prétextes qu'elles allèguent pour justifier leur incrédulité sont plus difficiles à concevoir que ne leur paraît inconcevable le phénomène en question.

Les termes de connivence et de prestiges dont ces incrédules veulent pallier le développement du sommeil lucide et l'utilité de ses procédés ne présentent aucune idée qui appuie leurs vues. Depuis plus de trente ans, ce phénomène occupe les esprits de presque toute l'Europe, et l'on n'a pas encore entendu dire que quelqu'un de ceux qui dorment ou endorment ait dévoilé cette supercherie. Si une supercherie pareille peut exister entre tant de personnes acéphales, indépendantes les unes des autres et si différentes de mœurs, de religion, d'intérêts, de sexe, d'âge et de condition, il faut aussi ériger en principe que tout ce que font les hommes dans leur commerce social sous les yeux les uns des autres n'est qu'une supercherie continuelle.

7. — Les autres de ces incrédules qui tournent en dérision le sommeil lucide et ceux qui s'en occupent seront toujours incorrigibles, et

leur erreur ne cessera qu'avec leur existence. Pour eux, tout défaut de réussite est un triomphe éclatant de leur opinion, et le succès ne leur prouve qu'une feinte de la part de ceux qui dorment. Ils veulent, pour se convaincre de la réalité, éprouver sur eux-mêmes les effets si vantés, et lorsqu'on en trouve qui ont les dispositions requises, ils s'occupent, sous les procédés, de tout autre chose que de ce qu'ils doivent faire en prétendant que le sommeil ne doit être que l'ouvrage de celui qui les soigne.

Ils disent même parfois qu'il leur est permis d'exiger que, si tout le monde n'est pas susceptible de dormir du sommeil lucide, leur opinion d'incrédulité soit regardée comme inébranlable et évidente. Je n'ose pas les blâmer tout à fait, d'après l'idée qu'on s'est plu à répandre que la volonté externe était la cause de ce phénomène. Il est clair que s'il existe un *magnétisme* et des *magnétiseurs*, il doit nécessairement exister aussi des effets qui dérivent de leur action; car l'axiome dit qu'*une fois la cause mise en jeu, il doit indispensablement s'ensuivre l'effet.*

Toutefois, la source de cette obstination me semble être la même que celle de ces journalistes dont j'ai parlé plus haut. Ces esprits revêches sont, à mon avis, profondément pénétrés que ce qu'ils ne conçoivent pas ne peut être conçu de personne; et d'après cette base présomptueuse, ils pensent que tout le monde conspire à les tromper, quand on leur parle de l'existence du sommeil lucide et de son utilité. Il est très conséquent que ceux qui sont tant prévenus en leur faveur, ne trouvent plausible que ce qui se rattache à leurs principes.

Pour moi, je suis convaincu de ne pouvoir

influer en rien sur ces caractères, avec tous mes principes, mes raisonnements et mes citations. Je leur proteste que leurs dérisions, leurs sarcasmes et leurs plaisanteries seront toujours pour moi une dette que je n'acquitterai jamais, en leur faisant voir leur égarement au sujet de ma conduite. Néanmoins, si cette impénitence ne les poursuit pas jusqu'à la tombe, j'ai tout lieu d'espérer qu'en jetant quelques coups d'œil sur cet écrit, dans les moments de retour à la récipiscence, ils verront que j'ai fait tout ce qui m'était possible pour leur prouver que le sujet de mes occupations, n'était ni absurde, ni ridicule. Il demande, à la vérité, d'autres forces que les miennes pour être traité avec l'éclat qui lui convient; mais je chercherai à l'ébaucher, du moins de manière à ce qu'il puisse être sensible.

8. — Je ne sais si l'auteur de la trop célèbre *Magnétismomanie* avait publié sa production pour exprimer son opinion d'incrédulité, ou pour répondre à l'aiguillon d'une spéculation lucrative. Quoi qu'il en soit, je dois le prévenir, ainsi que le directeur et les acteurs, qu'ils sont aussi l'objet de mon travail. Ils ont besoin de savoir que ce qui est intrinsèquement une affaire d'importance ne peut pas être un sujet d'amusement pour le public.

A propos de *Magnétismomanie*, ne puis-je pas demander ici quelles étaient les lois qui autorisaient ce moderne Térence à désigner sur la scène un étranger inconnu pour être l'objet de la risée publique ? Je pense que les sauvages mêmes auraient rougi d'insulter *comiquement* un particulier, et un particulier qui n'a rien de commun avec les acteurs et le théâtre. Est-il permis en France à ses habitants de spéculer avec impunité sur la réputation de qui bon leur semble? Il n'y a que les lois de circonstances qui varient : celles qui sont organiques sont toujours invariablement obligatoires chez toutes les nations du globe.

Je recommande à l'auteur de la pièce de se souvenir que, dans une semblable occasion, la farce de *Calicot*, qui n'attaquait qu'une classe de citoyens, sans signaler aucun individu, changea pendant la représentation même son titre comique en tragique. Je blâme hautement les auteurs du trouble ; mais je suis flatté de savoir qu'un contre-temps semblable ait donné une utile leçon au directeur du théâtre, aux acteurs et aux pourvoyeurs des farces. Il est des maux qui parfois font beaucoup de bien à ceux qui savent en connaître l'utilité : les obstinés ne se corrigent que par des punitions légales.

Loin de penser à troubler le cours des plaisirs du public, j'aurai même ajouté à la *Magnétismomanie* une nouvelle scène extrêmement piquante, si mon état ne me l'eût pas défendu, et si mon aversion pour cette espèce d'amusement ne m'eût pas éloigné des théâtres : je suis certain qu'elle aurait infiniment amusé le public, dérouté l'auteur de la pièce, et semé dans la troupe comique une confusion inextricable. C'était d'endormir sur la scène même quelqu'un des acteurs qui, par sa propre expérience, connaissait déjà le poids et la valeur du mot *dormez*, et d'accompagner ce sommeil d'une violente convulsion, qui l'aurait forcé de se rouler sur la scène en désorienté. On sent bien que ce sommeil aurait dès lors cessé d'être comique, tout en prêtant à rire ; et ce coup de théâtre aurait suffi pour corriger toute la langueur de la pièce. Le public, avide de voir les procédés de l'art d'endormir, y accourrait en raison de la nouveauté du titre, et négligerait de prendre la connaissance d'un ouvrage où l'auteur avait compté plus sur la nature de son sujet que sur la suffisance de ses forces.

9. —Quelques membres du clergé, qui ont cru découvrir dans mes occupations un goût pour la sorcellerie et la magie, entrent aussi pour beaucoup dans la tâche que je me suis proposé dans le présent travail, et m'en font même un devoir indispensable. Trop timorés pour voir par eux-mêmes, ce qui semble sortir de l'ordre constant de la nature, ils ont prononcé sur le rapport d'autres qui ne s'y connaissent pas plus qu'eux. Eh ! une découverte qui doit faire époque dans les annales humaines exige, pour être appréciée à sa juste valeur, des forces plus que communes dans les juges et dans leurs délégués !

Ces ministres de la religion verront que rien de ce que développe le sommeil lucide ne sort de la circonscription de la nature, et que, loin de s'opposer aux moindres vérités de la révélation, il en relève l'éclat et s'allie à une partie d'entre elles. Il consolide la démonstration de l'existence de la première cause, et sape jusque dans ses fondements la monstrueuse chimère de l'athéisme. Il réduit à une évidence expérimentale l'inconcevable spiritualité de l'âme humaine, et couvre de confusion dans ses misérables sophismes le matérialiste présomptueux. Il explique même des dogmes qui semblaient être inaccessibles à toute explication, et, en dernière analyse, jette un grand jour sur beaucoup de vérités physiques qui sont encore en question.

Ceux qui avaient conçu des terreurs paniques, quoique louables, sur la nature du sommeil lucide, ne s'étaient réglés que sur l'opinion vulgaire, qui donne de trop étroites bornes au *physique*. Les réflexions que provoque ce phénomène, démontrent que ce n'est que le surnaturel qui s'oppose à son étendue, et non le spirituel. Celui-ci les rapproche l'un de l'autre, et décèle que le sensible est au physique ce qu'est une espèce à son genre, et non ce qu'est un synonyme à son relatif. Ces lumières qui sympathisent complètement avec les principes naturels, et ne répugnent nullement à la révélation, doivent rassurer les esprits timides et religieux sur le sommeil lucide et ses accessoires. Ce qui en dérive peut frapper l'esprit, mais il ne doit pas l'alarmer ; parce que tout l'ensemble en est renfermé dans le sein même de la nature : et ce n'est que la nature même qui est la cause propre de son merveilleux développement.

A-t-on jamais entendu dire que ce qu'on appelle le *somnambulisme* naturel ait alarmé les consciences ? le sommeil lucide n'est que ce même phénomène, mais développé avec art, dirigé avec sagesse, et cultivé avec précaution. Il n'y a d'autre différence entre l'un et l'autre que celle qui existe entre une plante des champs et la même plante soignée dans un jardin. Je conviens que la doctrine des *magnétiseurs* doit effaroucher les consciences délicates et timides ; mais qu'importe un système désastreux, forgé sans combinaison, devant un fait évident qui le dément ? Si le *somnambulisme* naturel n'a pas le droit d'alarmer, pourquoi le sommeil lucide alarmerait-il ?

10. — La sorcellerie et la magie, dont ces ministres vénérables avaient soupçonné l'influence sur les phénomènes du sommeil lucide, ne peuvent pas y être reconnues plus que dans les actions libres de l'espèce humaine. Par un zèle indiscret pour la religion, quelques esprits mal avisés ont conclu que, parce qu'au premier abord on ne pouvait pas en rendre un compte satisfaisant, il fallait y admettre un concours de génies malfaisants. Eh ! si tout ce qui ne peut pas être expliqué dans les effets de la nature, devait toujours être rapporté aux causes surnaturelles, que resterait-il à l'homme en apanage de ses connaissances ? Que sait-il qui ne l'arrête tout court dans l'explication de la gradation de ses causes ? S'il voulait franchement se rendre justice, il n'aurait lieu d'être glorieux que de sa présomptueuse ignorance.

Mais ils savent, ces membres du clergé, que la sorcellerie et la magie, qui les effrayent tant dans le phénomène en question, loin d'être pour les *magnétiseurs* des vérités démontrées sont pour eux au contraire, des problèmes susceptibles d'une sérieuse discussion: même il y en a qui les regardent comme des contes de fées, plutôt que comme des sujets dignes d'une attention réfléchie. Ces esprits pieux et timorés n'avaient donc rien à craindre dans la conduite d'aucun de ceux qui s'occupent du sommeil lucide ; car les génies des ténèbres d'ordinaire ne s'associent pas à qui ne les cherche pas et moins encore à qui ne croit même pas à leur existence.

Peu jaloux de l'approbation des hommes, si inconstants et si versatiles dans les principes qui la règlent, je ne chercherai qu'à être d'accord avec ma conscience, qui seule dirige ma conduite. L'existence des démons et leur association avec les hommes pervers et immoraux est un dogme évangélique, mais un dogme qui en même temps a pour lui le témoignage de tous les siècles et de tous les peuples chrétiens et infidèles. Il ne me sera pas difficile de montrer aux uns que le caractère des énergumènes, des *possédés*, et des *obsédés*, a des marques distinctives différentes de celles du caractère de ceux qui dorment du sommeil lucide ; et aux autres qu'en raison de ce caractère, qui distingue un état de l'autre, et qui ne peut nullement convenir à l'homme ni dans son état naturel, ni dans son état de maladie, ils sont forcés d'admettre l'existence des esprits malfaisants et leur influence sur les actions de certains hommes corrompus. Le *philosophisme*, en rendant du moins problématique cette vérité de la croyance générale de l'espèce humaine, n'a pas encore démontré, ni ne démontrera jamais, que toutes les annales de tous les peuples de la terre en ont imposé à cet égard à la postérité.

Qu'il est difficile de capter la bienveillance générale ! les uns, pour croire trop, me trouvent suspect ; les autres, pour ne pas me croire assez, me trouveront, sans contredit, au moins superstitieux, et les autres pensent tenir la vérité !

II. — Ces membres du clergé verront même de plus que loin de partager l'opinion des *magnétiseurs* dans aucun point de leur doctrine, je leur montrerai qu'en confondant avec les accessoires du sommeil lucide les extases de sainte Thérèse et de Jeanne d'Arc, dite la Pucelle d'Orléans, ils ne nous rendent compte de ce phénomène que comme les sourds jugent des sons et les aveugles des couleurs. La répression de cette attaque qui, de la part de ces derniers, ne tend à rien moins qu'à décrier indirectement l'inspiration surnaturelle des prophètes, fera connaître aux premiers que mon but, dans l'étude du sommeil lucide, était tout autre que celui qu'on me suppose.

Les inspirations particulières, comme étrangères à la doctrine des livres canoniques de l'Eglise, n'engagent certes qu'à une pieuse croyance. Néanmoins toute défaveur sur le principe, qui est le même dans les prévisions de l'un et l'autre genre, détruit toujours la confiance des fidèles sur la base du christianisme. Les *magnétiseurs* veulent insinuer implicitement que si sainte Thérèse et Jeanne d'Arc n'ont annoncé les vérités sublimes et précieuses que par le sommeil lucide, on peut en penser tout autant, sans crainte d'erreur, des apôtres et des prophètes.

S'ils eussent examiné sérieusement, ainsi qu'ils devaient le faire avant que de prononcer décisivement sur un sujet aussi grave et aussi élevé le caractère des prévisions et des annonces de tous ceux qu'ils endorment, ils auraient vu à peu de frais que celui-ci est si vague, qu'il n'offre que les probabilités des événements, sous des conditions requises, et encore soumises à des erreurs grossières. Ils auraient trouvé que nul d'entre ces devins ne jouit de la faculté de prévoir spontanément un cas voulu ; et, d'autres le font naturellement, par cet état qu'on appelle le

somnambulisme naturel, ou par celui de catalepsie, ils brodent un fonds de vérités avec tant de
circonstances erronées, qu'au développement de
l'événement, on reste toujours en doute de
savoir si c'est l'effet prévu, ou si c'est un autre
à attendre. A-t-on jamais caractéristiquement
connu dans cette espèce d'annonces l'événement
dans la prévision, et la prévision de l'événement ?

Comment ont-ils donc osé confondre, ces propagateurs du sommeil lucide, avec la prévision
qui accompagne ce phénomène, cette prévision
même qui dérive d'une inspiration privée et
particulière ? Y a-t-on jamais trouvé quelqu'une
de ces âmes pieuses extravaguer, délirer et
s'égarer, comme le font presque toujours ces
oracles qui ne prévoyent qu'en dormant ? Il y a
certes des vérités dans leurs annonces ; mais
des vérités qui ont besoin d'être interprétées avec
indulgence, soumises à l'épreuve avec sagesse,
et dégagées des erreurs avec habileté.

C'est cette *pierre de touche* qu'avant tout il
fallait préciser. Nous en fixerons si clairement la
nature, qu'au premier coup d'œil elle fera apercevoir la différence entre l'une et l'autre prévision.

12. — Les recherches sur la cause du sommeil lucide nous mèneront même plus loin qu'à
établir cette ligne de démarcation entre la prévision naturelle et l'inspiration surnaturelle, ligne
de démarcation peu remarquée par les théologiens et par les apologistes du christianisme.
Dans la persuasion où ils étaient que l'avenir
contingent n'était que le partage de la seule
cause absolument nécessaire, ils ne s'étaient pas
trop donné la peine d'approfondir l'étendue des

idées des autres esprits. Ils ont cru que ces intelligences pures pensaient de la même manière que l'homme, c'est-à-dire, que l'esprit assujetti aux influences de la matière.

Il n'était réservé qu'au sommeil lucide de relever cette différence, et de parvenir ainsi à décider une question agitée par les philosophes depuis la plus haute antiquité, quoique résolue par l'autorité de l'église : savoir, que les âmes humaines n'ont pas pu préexister aux corps qu'elles informent. Ce phénomène fera même sentir à l'orgueil humain que l'homme, par sa constitution physique, est obligé de courir nécessairement la chance équivoque du mélange des vérités et des erreurs, et qu'en raison de ce malheureux et honteux partage, il a besoin d'un guide infaillible dans sa carrière morale, comme un enfant en a besoin d'un raisonnable dans sa carrière sociale.

Ce que des ministres de la religion repoussent avec horreur dans le sommeil lucide aura donc le droit de mériter leur attention et leur intérêt, s'ils se rendent indifférents aux rapports d'autrui, et approfondissent par eux-mêmes ce que ce phénomène recèle d'utile et à l'homme social et à l'homme religieux.

Je suis bien éloigné de penser que les *magnétiseurs* mettent de la mauvaise foi dans leurs attaques contre les bases du christianisme. J'ai mille fois entendu dire à plusieurs d'entr'eux qu'en parcourant cette carrière on ne peut s'empêcher de reconnaître l'existence d'une première cause, la spiritualité de l'âme humaine, la nécessité de la moralité des actions, et mille autres vérités de ce genre dont une franche croyance contribue même au bonheur et à la tranquillité sociale. L'expérience n'a malheureusement que trop prouvé que, délivré de ce frein, l'homme n'est qu'une brute, et encore plus irraisonnable que la brute même.

Les *magnétiseurs*, en adoptant aveuglément les aphorismes de Mesmer, n'en avaient pas senti l'absurdité et les funestes conséquences. Maintenant ils soutiennent par amour-propre ce qu'ils ont publié par irréflexion. Aussi, je trouve plus facile de convaincre sur la cause du sommeil lucide ceux qui n'y ont rien connu, que les *magnétiseurs* qui me fréquentent, et qui prétendent y savoir tout, sans pouvoir donner aucune raison du moindre de ces phénomènes.

13. — Si, dans le développement de mes idées et dans l'exposition de mes moyens, je manque d'atteindre mon but, j'aurai du moins le mérite de m'être embarqué dans cette entreprise avec des intentions pures et louables. Je pense néanmoins que ce défaut tiendra à l'insuffisance de mes talents et non à l'erreur de mes idées. Elles m'ont été, pour ainsi dire, dictées par l'expérience et l'observation, et non conçues pour maîtriser la vérité. Toutes les fois que je les range dans mon esprit pour en considérer la liaison, toutes les objections de bonne foi me semblent se briser devant elles, et la cause du sommeil lucide et de ses accessoires me paraît aussi évidente qu'elle peut l'être ; mais mes conceptions peuvent me tromper, et un auteur est toujours aveugle sur les défauts de ses productions.

Ce qui me console, c'est en pensant aux principes avec lesquels je m'étais lancé dans cette carrière, je m'en trouve si écarté maintenant que j'ai tout lieu de croire que la bonne foi seule a présidé à mes études et à mes méditations. Souple sous les observations, sous les expériences et sur les combinaisons d'idées qu'elles faisaient naître, j'ai cherché autant qu'il dépendait de moi, à corriger mes erreurs, en renonçant aux sources qui les provoquaient. Ainsi je me suis abstenu jusqu'à présent de ne rien publier sur ce sujet, quelque plausibles que m'eussent paru mes premières conceptions.

La lecture d'un cours raisonné dont j'accompagnais mes expériences de tous les jeudis, portait le titre de séances, et c'est ce même titre que j'ai conservé dans la division de mon sujet. La dénomination seule reste maintenant ; les réflexions qui en faisaient le fond sont toutes changées, en raison du changement des principes qui en provoquent d'autres. Il est si difficile, dans les recherches des vérités occultes, de prévoir les nouvelles découvertes qui détruisent les premières idées !

Ma manière de penser, qui doit paraître paradoxale à toute personne, m'aurait aussi paru telle à moi-même il y a dix ans. J'étais bien éloigné de soupçonner alors qu'on pût adopter un tel genre de système. Mais qui aime la vérité doit fléchir sous les preuves qui l'établissent. La religion, la conscience et la raison, loin d'y éprouver la moindre atteinte contre leur autorité, y trouvent plutôt de nouvelles armes contre les agressions même gratuites. A moins que l'erreur ne fascine l'esprit, on ne peut faire autrement que de s'y rendre. Les hommes ne peuvent juger des vérités que d'après les principes puisés dans l'expérience propre et dans le commerce social. Toutes les fois qu'il est des vérités qui, pour n'avoir qu'un rapport très caché avec ces principes, deviennent inaccessibles à la conception commune, elles ne peuvent manquer d'éprouver des contradictions en revendiquant le culte et les hommages qu'elles méritent de leur nature.

14. — Les expériences qui nous ont fourni ces réflexions sur le présent sujet ont été tentées sur plus de cinq mille personnes dans l'état de sommeil lucide. Nous y avons vu tout ce qu'il est possible de voir ; et cependant nous n'y avons rien vu qui ressemble à la netteté de ces faits que périodiquement nous rapportent les feuilles publiques qui s'en occupent. Nous y avons trouvé souvent un fonds de vérités, mais qui n'étaient pas mêmes des copies de leurs originaux. Je sens qu'avec un peu de peine, beaucoup d'expérience et de connaissances, on peut approcher d'un grand nombre de vérités obscures, mais non de toutes ni avec toute l'exactitude nécessaire.

Nous avons donc établi que nul aphorisme, sorti de la bouche de ces êtres extatiques, ne peut ni ne doit servir de base à un système ou même au raisonnement qui tend à une démonstration. Outre qu'ils n'ont pas toute l'exactitude dans leurs annonces, ils sont encore si discordants entr'eux-mêmes sur une même donnée, qu'on peut aussi dire d'eux ce qu'on dit à juste titre de tous les hommes : *qu'il est entr'eux autant de sentiments que de têtes.*

Ce ne sont donc que les observations qui sont générales, communes et inséparables de l'état du sommeil lucide, qui seules peuvent servir de base à la recherche de sa cause. Voilà le point principal sur lequel il fallait porter son attention avant de former des systèmes et de donner des théories. Ceux qui ont fait des journaux sur les personnes qui dormaient sous leur direction n'ont pas eu tort d'y consigner leurs conjectures sur cette source qui leur paraissait occulte, indéchiffrable et mystérieuse ; mais ceux qui ont publié leurs présomptions comme des décisions péremptoires qui ne laissaient plus rien à désirer sur ce sujet, ont fait plus de tort à l'humanité souffrante que ce phénomène ne lui offre d'utilité. Qui peut compter tous les maux qui sont résultés de cette fausse route ? Si l'on nous eût donné une feuille publique de toutes les sottises qui, dans cette carrière ont été commises en raison de cette ignorance, aussi bien qu'on nous en donne une de tous ses prodiges, je suis persuadé d'avance que depuis longtemps le trop célèbre *magnétisme*, au lieu d'acquérir de la confiance et de se faire des prosélytes, serait tombé dans une exécration générale.

Tout ce qui nous servira au développement de ce sujet sera spécialement puisé dans les principes naturels, ou tout au plus dans ce qui généralement convient à la nature même du sommeil lucide. Mais, le plus souvent, tout ce qui dérive de ce phénomène ne sera que la conséquence de principes démontrés, lorsqu'ils seront susceptibles de démonstration. Toutefois, ne prétendant pas donner ici un cours élémentaire de philosophie, nous en supposerons quelques principes qui sont avoués par la masse des hommes d'esprit, quoique controversés par des gens qui veulent des preuves de tout et qui ne prouvent jamais rien,

INTRODUCTION

---

1. — Un phénomène aussi ancien que le berceau de l'homme est remarqué depuis quelques années en Europe par l'observateur philosophe. Quoique naturel, il le frappe d'étonnement dans son développement, et met à la torture son esprit dans la découverte de sa cause. Connu des anciens, du moins dans tout ce qu'il a d'utile à la société humaine, il avait dans l'écoulement des siècles disparu, comme tant d'autres belles inventions de la catégorie des lumières naturelles chez les peuples civilisés. Des nations, regardées comme barbares, le provoquent à volonté, le cultivent et l'appliquent à différents usages de la vie, sans interruption depuis un temps immémorial.

Ce phénomène consiste à déceler dans certaines personnes, pendant leur sommeil, deux propriétés extraordinaires qui n'étaient point à la connaissance des philosophes et des physiologistes : l'une regarde le corps et l'autre l'esprit ou l'âme.

Celle qui regarde le corps démontre que ces êtres privilégiés dominent, au commandement

2.

de celui qui les dirige, sur le mouvement nécessaire avec la même facilité que celle avec laquelle,
dans l'état de veille, on maîtrise le mouvement
libre. Celle qui regarde l'esprit développe en
eux des connaissances sublimes qu'ils n'ont
jamais acquises par l'étude, et qui de plus embrassent tout espace de temps et de lieux ; c'est-
à-dire le passé, l'avenir et toutes les distances.
Elles sont certes souvent mêlées de graves
erreurs, mais elles n'atteignent pas moins parfois des vérités constantes.

On ne fut, en France, témoin de ce phénomène que sous l'appareil imposant d'un baquet
forgé par Mesmer ; et encore les effets que ce
moyen présenta d'abord à la vue, ne s'étendi-
rent qu'à soulager les malades et à les guérir
aussi quelquefois. Le sommeil lucide qui, dit-on,
n'était connu que de Mesmer seul et d'un petit
nombre de ses partisans, et qu'on croyait provenir de l'action de cette machine mystérieuse,
resta inconnu au public jusqu'au moment où
M. le marquis de Puységur en constata l'existence. Ainsi Mesmer, sans le savoir précisément,
ne fit voir le pouvoir de l'homme que sur le
mouvement nécessaire du corps et sur l'étendue
des connaissances extraordinaires de l'esprit.

Néanmoins persuadé que ces effets ne prove-
naient que de l'influence du baquet, on ne fit
nulle différence de même qu'on n'en fait encore
aucune, entre ce qu'une personne éprouvait
dans son état de veille et ce qu'elle éprouvait
dans son état de sommeil. La conversation de
l'action d'une volonté externe et d'un fluide
magnétique qui accompagnait les influences du
baquet dans le système de Mesmer, n'a rien
changé actuellement dans l'abolition de son

échafaudage : elle n'a fait qu'élaguer un superflu remplacé par certains gestes et certains attouchements et rapporter ses vertus tantôt à ces deux agents, tantôt au premier seul, et tantôt à une chaleur animale. Pour ce qui concerne la sublimité des connaissances de l'âme pendant le sommeil, on croit ne rien hasarder, en avouant que c'est un mystère impénétrable, quoiqu'il y ait des personnes qui le déduisent d'une volonté externe et d'un fluide magnétique, comme le voulait aussi Mesmer.

2. — Cette manière de faire du bien aux malades, et même de leur procurer le sommeil lucide par l'échafaudage d'un baquet, fut d'abord appelée le *mesmérisme*, du nom de Mesmer : ensuite, à la suppression des baquets, elle fut nommée le *magnétisme animal*. La dénomination de *mesmérisme*, pour caractériser cette action par laquelle on soulage les malades et l'on provoque le sommeil, semble avoir dû être le seul mot propre pour exprimer une idée indéterminée ; parce que n'ayant point de signification précise, il était apte à ajouter à la première idée, et même à la changer au besoin en sens contraire.

Mais je ne trouve rien qui puisse justifier l'action d'endormir et de procurer un bien-être aux malades. Le mot *magnétisme* exprime l'action de l'aimant sur le fer, et avec l'addition *animal*, il ne peut signifier qu'un *aimantisme* entre les êtres animés ; c'est-à-dire une attraction par laquelle un animal est attiré vers un autre. Y a-t-il quelque chose de semblable entre ces effets et l'action qui, dit-on, provoque le sommeil et procure un bien-être aux malades ?

Le mot *magnétisme animal* aurait plus techniquement pu signaler le penchant qui existe entre les deux sexes que ce que trop gratuitement on veut exprimer.

L'observation faite sur une personne qui, étant dans le sommeil lucide, suivait à une distance précise tous les mouvements de son directeur, n'est pas suffisante pour justifier une adoption pareille : outre qu'elle est absolument inexacte, elle est de plus singulière, et par là dépourvue de tout droit à fixer une dénomination générale.

Les plaques et les poudres sympathiques, appelées aussi, à juste titre, *magnétiques*, qui avaient contribué à des guérisons miraculeuses, et qu'on a évoquées en sa faveur pour justifier l'adoption du mot *magnétisme animal*, ne prêtent aucun appui à l'inexactitude de la dénomination. Elles avaient une vertu réelle qui attirait les maux des malades par leur force *aimantique*. A-t-on jamais prouvé qu'il existât une pareille vertu dans les procédés en usage ? On n'a fait que la supposer, avec la prétention de donner une démonstration de la cause du sommeil lucide.

Nous avons remplacé le mot *magnétisme animal* par le mot *concentration*. On verra dans la suite que ce mot renferme dans sa signification naturelle la cause que nous cherchons du sommeil lucide. Ainsi les mot *magnétiseur* et *magnétiser* seront exprimés par les mots *concentrateur* et *concentrer*. De même, le mot *somnambule* sera caractérisé par le mot grec *épopte*, qui signifie : *celui qui voit tout à découvert*. Il était employé dans le même sens qu'on attache au mot *somnambule* par les anciens dans la célébration de leurs mystères, comme nous le verrons dans la suite. Il est question ici de connaître l'état de l'âme et non celui du corps, comme l'exprime le mot *somnambule*. On connaît déjà l'acception du mot *sommeil lucide* pour remplacer le mot *somnambulisme*. Il n'est pas question ici de savoir pourquoi l'on marche dans le sommeil, comme l'exprime ce dernier mot : cela n'arrive qu'accidentellement aux époptes et à certains époptes. Il s'agit de connaître et de caractériser l'état général de tous dans l'abstraction de leurs sens.

3. — Je ne puis pas concevoir comment l'espèce humaine fut assez bizarre pour aller chercher la cause de ce phénomène dans un baquet. dans une volonté externe, dans un fluide magnétique, dans une chaleur animale et dans mille autres extravagances de ce genre, tandis que cette espèce de sommeil est commune à toute nature humaine par les songes, et à tous les individus qui se lèvent, qui marchent, ou qui parlent en dormant. Il est vrai que la cause de cet effet était inconnue ; mais il est vrai aussi que cette cause ne peut, ni n'a jamais pu être attribuée à ces inventions capricieuses et arbitraires. Il était plus glorieux d'avouer ingénument son ignorance dans l'inutilité de ces recherches, que d'induire en erreur la bonne foi par l'orgueil. C'est le vulgaire qui croit qu'un effet naturel qui étonne ne peut provenir que d'une cause compliquée : le savant qui veut en instruire d'autres. ne doit pas ignorer que la marche de la nature est toujours simple, et que toutes ses productions ne cessent d'être merveilleuses aux yeux de l'homme que dès qu'elles deviennent ordinaires.

La source de cette aberration gisait certes dans la persuasion où l'on était que le sommeil lucide avait une nature différente de celle du sommeil habituel. On le pense encore, et peut-être même généralement, en le caractérisant par le nom du sommeil *magnétique*, pour le distinguer du sommeil naturel. Cependant la propre expérience a dû dire cent fois à ces esprits revêches qu'on ne fait pas d'époptes toutes les fois qu'on le veut, mais seulement quand on trouve des sujets aptes ; c'est-à-dire, des sujets qui sont déjà des époptes naturels. On ne produit pas chez eux un sommeil lucide qui n'existait pas ; mais, on ne fait que le développer, parce qu'il existe déjà en raison des dispositions requises.

Toutes les observations déposent jusqu'à l'évidence que le sommeil lucide et le sommeil naturellement profond font une même chose. Ils ne se distinguent entre eux qu'en raison de la direction, de même qu'un épopte nouveau se distingue de lui-même par l'exercice. Du reste tous les résultats, soit corporels, soit intellectuels, qui, dans les époptes de l'un et l'autre genre, se distinguent dans le développement de leur étendue, ne se distinguent pas dans le caractère de leur nature. L'observation même démontre qu'aucun des époptes développés, quelque lucide qu'ils aient pu être, n'a jamais fait ce que des époptes naturels ont parfois exécuté, comme de parler des langues étrangères avec toute la facilité propre aux seuls indigènes. Je ne cite que cette seule particularité, pour éviter d'entrer ici dans les détails des autres branches de leur lucidité.

4. — En indiquant comme cause du sommeil

lucide, la *concentration* que nous avons substituée au mot *magnétisme*, nous n'avons voulu que signaler la cause immédiate qui provoque le sommeil en général. La concentration n'est qu'une abstraction des sens ; et l'on ne s'endort pas tant que l'esprit est occupé, soit par l'agitation du sang, soit par des inquiétudes ou par des soucis, ou par une certaine densité dans ce fluide, qui empêche également l'esprit d'être dans l'apathie.

Les sommeils ont leurs nuances et leurs degrés : celui qui est le plus profond est ce qui nous avons appelé le sommeil lucide. Ce sommeil n'existe qu'avec une extrême liquidité du sang, et cette liquidité ayant ses degrés particuliers, le sommeil lucide aussi a son échelle de perfection. Toutes les fois donc que nous parlerons simplement de la liquidité du sang, nous prévenons que nous n'entendons énoncer que cette liquidité qui est extraordinaire dans ce fluide, et qui s'oppose aussi à sa densité extraordinaire.

La liquidité dans le sang contribue non seulement à la profondeur du sommeil, mais aussi à sa promptitude.

Cette liquidité du sang n'est qu'une marque de sa faiblesse ; et l'expérience m'a fait voir que l'extraction d'une certaine dose de ce fluide rendait époptes dans vingt-quatre heures ceux qui n'y avaient aucune disposition antérieure. Voilà la véritable cause de ce qu'on appelle le *somnambulisme* naturel ; cause jusqu'à présent regardée comme mystérieuse parmi les enfants d'Esculape. Il est clair maintenant qu'en épaississant le sang par quelques tisanes fortifiantes, on peut détruire cet état du *somnambulisme* naturel, qui présente tant de dangers pour la vie

Le sang n'est donc extraordinairement liquide qu'autant qu'il est extraordinairement faible.

La promptitude du sommeil ne tient à la liquidité du sang, que parce que cet état dépend du calme, et le calme de la liquidité. Deux tasses pleines, l'une d'eau et l'autre de chocolat, également bouillants, et exposés à l'air en même temps, se refroidiront, c'est-à-dire, se calmeront en des temps différents. Le refroidissement de la première sera plus prompt que celui de la seconde, par la seule raison que la substance qu'elle contient est plus liquide que l'autre.

Le sang liquide est aussi facile à s'exciter qu'à se calmer ; et, en raison de cette propriété, il se trouve être plus subordonné à l'influence de la volonté propre, que le sang épais. Pour peu qu'un épopte soit exempt d'agitations, de chagrins, d'inquiétudes, il doit donc calmer son sang aussitôt qu'il le veut, et conséquemment dormir. La force de l'empire absolu de la volonté propre sur le sang de cette nature, et conséquemment sur toutes les parties du corps, est une vérité qui sera évidemment développée dans la suite même de l'introduction.

5. — Le sommeil que provoque la lassitude a un autre caractère que le sommeil ordinaire. Celui-ci est libre et l'autre est nécessaire ; *néanmoins* l'un et l'autre sont les mêmes dans leur nature, quoiqu'ils diffèrent dans leurs causes médiates.

Toute espèce de sommeil suit toujours une transpiration humide ou sèche, conséquemment sensible ou imperceptible. Elle affaiblit la tension des muscles, et par là elle entrave le jeu des ressorts des membres extérnes. La transpiration par la fatigue étant beaucoup plus abondante, elle produit aussi dans les muscles une faiblesse beaucoup plus accablante, et c'est ce qui exprime la nature de la lassitude. Les muscles épuisés fléchissent les uns sur les autres, et privent les membres de la faculté d'exercer leurs fonctions ordinaires. Le sang, qui par le mouvement irrégulier du travail a été délié, tend graduellement au calme. L'esprit, qui est essentiellement actif ne trouve plus de souplesse dans la désobéissance des nerfs, seuls messagers de ses ordres, et se voit forcé à une apathie violente ; mais comme un défenseur vigilant, il se plie à la satisfaction de ses besoins, ainsi qu'aux besoins d'une partie de son individu.

Voilà comment une concentration, nécessaire dans ses causes médiates, devient volontaire dans sa suite, et pourquoi un sommeil, qui est le même quant à la nature des autres sommeils, a un caractère particulier qui l'en distingue. La personne lasse ne cherche plus que le moment de se concentrer pour dormir, non seulement pour obéir à la loi impérieuse de la nécessité, mais plus encore pour se procurer une jouissance délicieuse, préférable à toutes ses jouissances connues. Toutes les causes médiates étant déjà disposées ainsi pour produire le sommeil, la personne harassée de fatigue n'a plus qu'à vouloir dormir, sans redouter des entraves qui s'opposent à sa résolution ; et elle dort aussitôt qu'elle se concentre.

Il est à remarquer ici que toutes les privations forcées que l'homme éprouve de ses jouissances ordinaires se convertissent pour lui en plaisirs et en agréments dès que la nature le commande

pour le motif direct ou indirect de la conservation de son individu. Un goutteux voudrait bien
se livrer à l'exercice de ses membres, comme
le commun de ses semblables ; mais prévoyant
la peine qui doit chez lui accompagner cette
satisfaction, il préfère avec plaisir son état de
repos à l'usage et au mouvement de ses membres. Il en est de même d'un gourmand qui,
par une indisposition, se sent maîtrisé par la
nausée des aliments, et d'un jeune homme dis-
sipé qui, passant les nuits au bal et au jeu, se
voit entraîné au repos par le sommeil.

C'est pour cette raison que même toutes les
autres opérations nécessaires de la nature ne
sont jamais exemptes d'une certaine volupté ;
et par là, elles se rendent toujours conformes à
la volonté, parce qu'elles tendent toujours à la
conservation de l'individu.

6. — Cependant il est toujours vrai que le
sommeil naturel, tout en contribuant au bien-
être de l'espèce humaine, ne lui fait pas le même
bien que le sommeil provoqué par l'art. Les
époptes mêmes, en mettant une énorme différence entre l'un et l'autre, conviennent de la
vérité de cette observation déjà trop fortifiée par
l'expérience.

Mais il faut remarquer que cette différence
existe réellement dans le motif du sommeil et
non dans la nature. Celui qui dort naturellement
la nuit ne pense, en se livrant au sommeil, qu'à
satisfaire un besoin d'habitude, commun à toute
l'espèce humaine ; au lieu que celui qui dort y
étant engagé ne se livre au sommeil que pour
être utile à lui-même, ou à d'autres. Aussi, il en
résulte qu'il remplit sa tâche, et atteint son but ;

et lorsqu'il allie à ce motif principal d'autres motifs particuliers d'une crainte panique et d'inquiétudes chimériques, il s'agite dans son sommeil, et en trouble le calme naturel. Ce dernier effet, qui est presque commun à presque tous les époptes dans leurs premiers sommeils, se dissipe ensuite avec le temps lorsque, par leur propre expérience, ils apprennent que ce qu'ils redoutaient au commencement n'était qu'une vaine appréhension, dépouillée de tout motif réel.

Voilà la source de la différence que trouvent les époptes entre l'un et l'autre sommeils. Toutefois, pour sentir l'erreur de leur prévention à ce sujet, on n'a qu'à comparer leur sommeil habituel de la nuit avec le sommeil développé par l'art, et l'on verra qu'ils sont également aptes à remplir dans l'un et l'autre, toutes les fonctions utiles à eux-mêmes et à d'autres. Leur sommeil naturel et leur sommeil provoqué n'ont donc entre eux aucune différence réelle.

La raison pour laquelle le sommeil naturel ne fait pas le même bien que le sommeil provoqué, gît dans la différence même du motif de l'un et de l'autre. Nous la développerons amplement dans la suite, en indiquant simplement ici que c'est elle qui fait le sujet de cet ouvrage.

Le sommeil naturel, néanmoins, produit toujours du bien en réparant les forces perdues la veille, mais ce bien n'est jamais égal au dommage, et par le défaut de motifs requis, et par la différence de son caractère. C'est la réunion du reste de ces petits maux non réparés, qui fait, dans la suite, des explosions proportionnées à leur nature, par des maladies, ou éphémères, ou chroniques.

Cependant ce n'est pas à dire que le sommeil lucide répare les maux, comme s'ils n'eussent jamais existé. Tout mal, quelque léger qu'il soit détraque toujours la machine d'une manière irréparable ; et c'est de là que résulte la dissolution finale. Le sommeil lucide répare ces maux autant qu'ils peuvent être réparés, et recule cette catastrophe qui doit enfin abattre l'homme pour l'éteindre.

7. — On peut maintenant comprendre aisément la raison pour laquelle on ne peut pas procurer le même bien-être aux malades qui ont, et à ceux qui n'ont point de dispositions au sommeil lucide, par une action externe, qui a été appelée le *magnétisme animal*, et que nous caractérisons du mot de *concentration*. Ce bien-être entre ces différents malades est le même à peu près que celui qui résulte du sommeil lucide provoqué, et du sommeil naturel. L'un et l'autre font toujours du bien, mais en mesures différentes.

Quoique dans la concentration des malades qui n'ont point les dispositions requises, il y ait toujours le même motif de direction externe que dans la concentration des malades qui sont aptes au sommeil lucide, néanmoins ce motif n'agit pas de même indistinctement sur eux, par des causes qui seront développées dans la suite, et qui sont différentes dans les uns et dans les autres. Toutefois la concentration peut opérer une guérison complète des malades privés des dispositions requises, mais à la longue et avec beaucoup de temps ; au lieu qu'elle en opère une plus prompte dans les malades qui sont aptes au sommeil lucide. Le bien-être, dans les malades privés des dispositions requises, a toujours une progression graduelle ; en raison du motif de la direction dans la concentration, progression qui n'existe pas dans le sommeil naturel, par l'absence de ce même motif ; et c'est seulement ce qui fait la différence, différence à la vérité extrêmement sensible, entre le bien-être provenant de la concentration des malades sans dispositions, et le bien-être provenant du sommeil naturel.

Le bien-être provenant de la concentration des malades aptes au sommeil lucide, est extrêmement prompt et décisif. Souvent il est sensible avant vingt-quatre heures, et même au bout de deux heures et d'une heure. Ces effets ont besoin de leur être annoncés d'avance, sous peine d'être réduits à ne se développer qu'avec lenteur, et dans une progression graduelle ; et c'est ce qui mène à la connaissance de la cause précise de la concentration et du sommeil lucide avec tous ses accessoires.

Il ne faut pas croire que tous les malades de cette espèce aient besoin de se trouver dans le sommeil pour jouir de ces effets. Ils les éprouvent dans le plein état de veille, pourvu qu'ils aient dormi une seule fois du sommeil lucide. Autrement, avec toute leur aptitude, ils ne les éprouvent que par une gradation lente mais plus prompte que celle par laquelle s'améliorent et se guérissent les malades qui n'ont point les dispositions requises. Ce qui sera développé dans la suite fera complètement connaître la raison pour laquelle les époptes, aptes au sommeil, ont besoin d'être instruits d'avance de ce qu'ils doivent éprouver pour l'amélioration de leur état de maladie et pour le rétablissement de leur santé.

8. — **La promptitude avec laquelle les malades aptes au sommeil lucide éprouvent ces effets salutaires, et d'autres qui seront détaillés dans la suite, exige toujours une concentration, même dans l'état de veille.**

La concentration doit être envisagée sous trois points de vue. Elle est ou *libre*, ou *occasionnelle*, ou *nécessaire*. La *concentration libre* est une abstraction des sens, provoquée au gré et à volonté avec la restriction de la liberté interne. Elle est commune à tout individu qui dort toutes les nuits et qui, sans dormir, se distrait de tout objet sensible ou intellectuel, pour ne s'occuper que d'un seul. Dans ce dernier cas, la liberté interne n'éprouve pas, à la vérité, de dommage ; mais aussi cette concentration n'est pas telle dans toute la rigueur de son acception. Lorsque le sommeil ordinaire n'est pas une suite de la concentration libre, il annonce l'existence d'obstacles indépendants de l'empire de la volonté. Tels sont l'épaisseur du sang, les inquiétudes, les chagrins, les agitations. Du reste, on ne s'endort que parce qu'on le veut ; et si l'on ne s'endort pas toujours aussitôt qu'on le veut, c'est qu'on n'a pas dans le sang les dispositions requises pour le mettre dans le calme.

La *concentration occasionnelle* est une abstration des sens provoquée au gré et à la volonté, avec la restriction de la liberté interne, mais en raison d'un motif fourni par une influence externe. Elle ne convient qu'aux personnes qui ont le sang extrêmement liquide. Par elle on dort quand on le veut, toutes les fois que l'influence fournit le motif. Voilà la cause immédiate du sommeil lucide. Toutes les fois qu'un épopte dort au commandement, il ne dort que parce qu'il le veut, mais prévenu qu'il ne dort que par la force et l'influence du motif. Aussi il doit, loin du concentrateur, dormir à l'heure dite et au signe donné, comme de toucher à un de ses doigts, de regarder une bague, de penser à son directeur.

L'épopte ignore l'existence de la faculté de dormir à volonté en lui-même : il pense qu'on ne doit dormir qu'aux heures précises, et dans son lit, d'après l'usage de toute l'espèce humaine, malgré les exemples fréquents qui lui montrent que souvent on s'endort sur un fauteuil dans le coin d'un salon, et au milieu des cercles. C'est pour cette raison que d'ordinaire il lui faut un motif qui l'engage au sommeil. Cependant il est des époptes qui, étant intruits de l'existence de ce pouvoir en eux-mêmes, s'endorment aussitôt et chaque fois qu'ils le veulent, sans aucun motif fourni par une influence externe.

La *concentration nécessaire* est aussi une abstraction des sens, avec la restriction de la liberté interne, mais provoquée immédiatement par une cause interne, indépendante de tout empire de la volonté propre. Elle ne convient qu'aux personnes évanouies et aux cataleptiques. Cette concentration provient de causes absolument contraires à celles de la concentration précédente et elle en diffère aussi dans ses effets corporels et intellectuels, quoique ceux-ci aient l'apparence d'être les mêmes que ceux de l'intuition des époptes. L'intuition des personnes évanouies et des cataleptiques, dont nous exposerons incessamment la signification, est beaucoup plus précise et plus étendue que l'intuition des époptes.

9. — Sitôt qu'on est apte à la *concentration occasionnelle*, on est apte aussi à jouir de l'*intuition* et à maîtriser tout mouvement nécessaire du corps à la volonté du concentrateur. C'est la raison pour laquelle nous avons intitulé cet ouvrage : *De la cause du sommeil lucide et de ses accessoires*, et non *de ses effets*, parce que la faculté de jouir de l'intuition et de maîtriser tout mouvement nécessaire du corps, existe déjà avant le sommeil lucide sous des conditions déterminées, c'est-à-dire dans les parties seulement où le sang est liquide.

Aussi tout épopte jouit de l'intuition dans son état de veille et de la faculté de maîtriser le mouvement nécessaire du corps, surtout après le premier sommeil. Je dis surtout après le premier sommeil, parce que la confiance d'où dérive l'exercice de ses facultés, n'existe pas, en général, dans les personnes qui ont des dispositions requises au sommeil lucide, et qui n'ont pas dormi *occasionnellement*. Cependant il y en a qui exercent aussi ces facultés sans avoir jamais dormi, et sans pouvoir même le faire. Cet exercice hors du sommeil n'est pas néanmoins aussi complet que dans le sommeil, soit en ce qui concerne l'intuition, soit en ce qui concerne l'empire sur le mouvement du corps.

L'expérience démontre que la confiance qui règle la facilité de cet exercice ne s'établit, en général, que par le sommeil ; et plus elle se consolide par la répétition des actes, plus elle rend usuelle la jouissance de ces facultés. Nous verrons dans la suite que, si nulle confiance ne se commande, celle qui préside à l'économie de la conduite des époptes est encore plus indépendante de toute influence : elle provient absolument de la liquidité du sang, et s'accommode à ses degrés et à ses nuances ; de même qu'elle disparaît et s'évanouit avec elle.

Ceux qui n'ont jamais dormi du sommeil lucide par occasion et qui cependant y ont des dispositions requises, exercent quelquefois naturellement ces facultés sans s'en douter ; mais ils regardent celle qui concerne le corps comme une indisposition réelle, et celle qui concerne l'esprit comme une illusion des sens. C'est ce qui, par une expression banale est appelé, dans le premier cas ; *une maladie imaginaire* et, dans le second, *des chimères de l'imagination*. Cependant ce ne sont souvent rien moins que des avis réels de vérités exactes, plus proprement caractérisés par les personnes sensées, sous la dénomination de *pressensations* et de *pressentiments*.

Il est dans l'ordre qu'étant prévenu que rien dans le monde ne peut maîtriser le mouvement nécessaire du corps sans violence, et que rien de même ne peut fournir des connaissances à l'esprit sans une action réelle des objets présents sur les sens ; on regarde ces effets comme indépendants de sa volonté, et comme tout à fait étrangers à sa propre influence.

10. — Mais n'est-ce pas un paradoxe que de dire qu'on influe sur ses propres actions, et qu'on ignore sa propre influence ? Non : c'est une vérité exacte, mais peu remarquée par les physiologistes et les philosophes. Avant de la développer, il faut expliquer ici ce que c'est que *l'intuition*, la *lucidité* et les différents états de l'âme humaine.

L'*intuition*, en général, est une jouissance simultanée des fonctions semblables à celles des cinq sens et au delà, sans entraves d'aucune distance de temps ni de lieux. C'est dire qu'elle atteint toutes les propriétés des corps qui sont accessibles à l'homme, et beaucoup d'autres qui lui sont inaccessibles, sans que le passé, l'avenir et l'éloignement, y mettent le moindre obstacle.

La *lucidité* en général, est une faculté d'appliquer conséquemment à un but les connaissances intuitives ; et elle est à l'intuition ce que la raison est aux connaissances sensitives.

L'*intuition*, et conséquemment la *lucidité* ne sont pas dans les époptes les mêmes que dans les purs esprits, indépendants de toute influence de la matière. Dans ceux-ci elles sont pures et infaillibles ; dans ceux-là elles sont mixtes et sujettes aux erreurs. Il est aisé de sentir que dans les époptes la spiritualité à laquelles elles appartiennent est soumise aux influences de la matière. Aussi chez eux l'intuition ne remplit ses fonctions que par l'intermédiaire des *espèces*, c'est-à-dire des images, de la même manière, à peu près que les sensations dans l'état naturel de l'homme ; au lieu que dans les esprits, en raison de leur indépendance de toute matière, l'intuition tend à atteindre les objets soit intellectuels, soit matériels, d'une manière tout à fait différente de celle qui convient aux époptes. L'homme la sent seulement par sa raison, mais il est hors d'état de la concevoir par son intelligence.

La spiritualité, assujettie aux influences de la matière, n'est donc qu'un moyen de rapprocher du physique le surnaturel, comme nous l'approfondirons incessamment, pour mettre toute la netteté dans les termes qui expriment les idées. Elle jouit de tout ce qui convient à l'esprit, comme esprit, sans se dégager de ce qui convient à l'esprit enveloppé dans la matière et soumis à l'intermédiaire des sens. Ainsi l'épopte dévoile le passé, découvre à distance et prévoit l'avenir comme esprit, mais avec des *espèces* et non autrement comme homme.

C'est ce qui nous force d'introduire ici la distinction entre l'une et l'autre intuition. Nous appellerons *intuition mixte* celle qui convient aux époptes, et *intuition pure* celle qui convient aux esprits. Nous n'emploierons ces additions que précisément lorsqu'il faudra faire cette différence entre l'une et l'autre intuitions ; autrement la simple énonciation d'intuition dans les époptes n'exprimera toujours que l'*intuition mixte*. Nous prévenons de même que la simple énonciation d'épopte n'exprimera qu'un épopte développé par l'art ; autrement il sera caractérisé avec l'addition de *naturel* ou d'*occasionnel*.

II. — Les différents états de l'âme humaine se réduisent à trois modifications marquées qui ne se confondent pas entre elles. Ce sont la *modification intuitive-pure*, la *modification sensitive* et la *modification intuitive-mixte*.

L'âme humaine étant par sa nature spirituelle et immortelle, elle doit nécessairement avoir, après sa séparation d'avec le corps, un état d'existence commune aux esprits. Voilà la modification *intuitive-pure* de l'âme humaine. Nous ne pouvons que conjecturer négativement cet état sans pouvoir dire ce qu'il est précisément dans sa nature et dans son exercice. Jouissant essentiellement d'une science infuse, elle sera alors exempte de toute erreur ; néanmoins ses connaissances auront des bornes marquées par son rang dans l'ordre intellectuel, et sous une mesure dont est susceptible sa nature.

Nous savons de plus que cette substance intelligente devant être indépendante de tout intermédiaire des sens, ne pourra plus former les idées des objets sensibles qu'avec une exactitude qui réponde à la réalité, et non par des espèces qui dérogent toujours à leur nature par des additions ou des soustractions. Par là nous pouvons relever avec certitude l'absurdité de l'opinion de Socrate et de Platon sur la préexistence des âmes humaines avant les corps qu'elles informent ou qu'elles ont informés.

Un esprit doit essentiellement avoir des *intellections pures*, non celles que les écoles attribuent à l'âme humaine pendant son union avec le corps, mais celles qu'exprime le mot ; c'est-à-dire exemptes de toute *espèce* ou image. Cette manière de s'énoncer des écoles était plutôt une déclaration de ce qui convient à un pur esprit, qu'un développement de ce qui peut convenir à l'âme humaine, pendant son union avec le corps. L'âme humaine, chez l'homme naturel, n'a aucune idée qui n'y soit entrée médiatement ou immédiatement par les sens. Celles mêmes qui, comme infuses, se développent par son intuition mixte, sans être entrées par les sens, portent toujours les marques des idées sensibles. Les *intellections pures* sont donc tout à fait incompatibles avec l'âme humaine dans son état d'union avec le corps.

Mais un esprit qui a préexisté au corps qu'il informe, n'a dû former les idées que par des *intellections pures*. Il répugnait à sa nature d'en former par des *espèces* ou des images, étant exempt de toute influence de la matière. Qui peut empêcher que cet esprit ne forme les mêmes idées qui lui sont naturelles, par le moyen de la concentration, après son union à la matière, s'il a préexisté au corps qu'il informe ? Etant donc vrai que l'âme humaine n'a aucune idée qui ne soit sensible, même de celles qui ne sont nullement entrées par le sens, il est vrai que l'âme humaine n'a jamais pensé que par l'intermédiaire des sens, et que la décision de l'Eglise qui établit que l'âme humaine n'a commencé à exister qu'après le corps, ne répugne pas à la raison naturelle, dûment consultée.

12. — La *modification sensitive* de l'âme humaine est ce qui constitue l'état naturel de l'homme ou son état de sensations. Elle ne lui fournit les idées que par les sens, et ne lui convient que dans son état de veille. L'âme humaine, malgré toute sa science infuse et ses autres propriétés sublimes, n'en règle les actions que par les seules idées acquises par cette modification. Il est clair que des préjugés et des erreurs qui en sont aussi un partage indispensable y tiennent souvent pour elle le rang de vérités démontrées. Il n'y a que la rectitude de ses intentions qui puisse justifier ses écarts et ses égarements.

Il est aisé de concevoir maintenant que la différence de la somme d'idées chez les hommes ne dérive que de la différence de leurs travaux, et de leurs études et de leurs méditations, quoique l'âme soit également savante chez tous dans sa modification intuitive. Je dois même ajouter aussi que la différence de la somme d'idées dérive de la différence de leurs complexions ; parce que l'harmonie des solides et la pureté des

fluides influent beaucoup sur la facilité de l'intelligence. Aussi deux enfants de différente complexion avec une égale application ne profitent
jamais de même.

Si l'homme ne connaît que ce qu'il a acquis
par les sens, il est clair qu'il doit ignorer tout
ce qui se passe dans l'âme dans sa modification
intuitive, quoique celle-ci puisse y savoir tout ce
qui se passe dans l'homme. Je dis que l'âme peut
le savoir, mais elle ne le sait pas toujours ; parce que ne jouissant point de toute sa liberté
interne, elle ne peut pas replier son attention sur
toutes les actions singulières. Parfois même elle
ne conserve aucune idée de celles d'entr'elles qui
n'ont pas attiré l'attention sérieuse de l'homme.
Toutefois elle peut, par une réflexion profonde
les atteindre toutes par la science infuse.

Lorsque des idées intuitives deviennent sensitives, ce qui arrive très souvent, par les *pressensations*, les pressentiments et les songes, elles
n'influent sur l'homme que comme des chimères, ainsi que nous l'avons déjà observé plus
haut.

D'après ces notions, il est aisé de voir que
l'opinion de Locke, qui prétend que toutes les
idées chez l'homme dérivent ou immédiatement
ou médiatement des sens externes, et que celle
de Descartes, qui enseigne qu'il en est chez lui
qui sont innées, sont également fausses. Quoique nous ayons dit que l'âme n'a commencé à
penser que par les espèces, c'est-à-dire d'une
manière sensible, néanmoins il faut savoir que
ces sensations sont indépendantes de toute
impression externe, et que ces idées, quoique
infuses, ne viennent jamais naturellement dans
l'usage de la règle de la vie humaine.

13. — La *modification intuitive-mixte* de l'âme est cet état de sommeil lucide où l'homme, dégagé des sens, jouit des connaissances sublimes qu'il n'a jamais acquises par l'étude. C'est un développement de cette science infuse qui convient à tout esprit, mais qui n'est pas exempte d'erreurs en raison de l'influence de l'enveloppe sur cette substance merveilleuse. Cette *intuition* est de même nature que l'*intuition pure :* elle n'en diffère que dans le mode de représentation des objets. Elle en forme des idées par les *espèces* qui sont cause de ses erreurs ; au lieu que l'autre les forme toujours sans *espèces* et se rend infaillible.

On voit par là que c'est un état intermédiaire entre l'homme sensitif et le pur esprit ; parce qu'il participe des propriétés de l'un et de l'autre, et montre qu'un esprit qui dans sa pure nature appartient à l'ordre intellectuel, peut aussi appartenir à l'ordre physique, étant assujetti aux influences de la matière. Cette *intuition-mixte* est ce moyen qui, dégagé de ses défauts et de ses imperfections, nous mène comme par la main, à connaître les propriétés de l'âme comme pur esprit, beaucoup plus solidement que tous les raisonnements plausibles des philosophes. Ceux-ci n'avaient vu dans l'homme que ce qu'ils voyaient en eux-mêmes ; et l'observation nous démontre que dans les perceptions d'un autre genre que celles qu'il a dans son état sensitif, il récèle, sans nullement s'en douter, beaucoup plus de motifs de surprise et d'admiration qu'il n'en étale.

La barrière qui sépare l'état d'*intuition mixte* d'avec l'*état de sensation* n'est pas telle qu'elle ne puisse être franchie dans l'état de veille, sans tomber dans le sommeil lucide. Toute personne susceptible d'une profonde abstraction des sens, comme le sont les époptes et les cataleptiques, jouit de la faculté de passer à son gré de l'état sensitif à l'état intuitif par la concentration, ainsi que nous l'avons déjà observé plus haut. Mais il faut dans ces tentatives, renoncer autant que faire se peut, à l'attention sur les sensations externes et sur les distractions internes.

Toutefois l'intuition qui résulte de cet effort n'est jamais aussi parfaite que celle qui se développe dans le sommeil ; parce que l'abstraction des sens à laquelle elle est proportionnée, n'y est jamais aussi profonde que dans cet état de calme. C'est pour cette raison que nous avons dit que les idées intuitives ne passent jamais naturellement dans l'usage de la règle de la vie humaine ; et lorsqu'elles influent sur l'état sensitif, elles n'y existent que comme une impulsion d'instinct, plutôt que comme des principes qui dirigent la conduite. Les idées sensitives passent plus facilement dans les idées intuitives lorsqu'elles se sont attiré une attention sérieuse de l'homme, et non autrement.

14. — Pour reprendre le cours de notre marche, nous finirons cette séance en donnant une idée précise de ce que c'est que l'ordre physique, ainsi que nous nous sommes engagé à le faire plus haut.

Le *physique,* dans sa signification étymologique et dans son acception philosophique n'exprime que *le naturel* et non *le sensible* ou *le matériel.* Ainsi l'homme composé de deux substances, l'une matérielle et l'autre spirituelle, étant un être naturel, est une partie et une partie la plus noble de l'ordre physique. Il serait ridicule de dire que les parties n'appartiennent pas au même ordre auquel appartient leur tout. Aussi les métaphysiciens ont, dans tous les temps appelé influence *physique*, l'action de l'âme sur le corps dans leur commerce mutuel ; c'est-à-dire influence réelle et naturelle, et non sensible et matérielle ; et concours *physique*, l'action de la première cause pour la conservation de l'univers.

Si la philosophie a refondu dans la métaphysique la recherche de la nature de l'âme humaine c'est quelle l'a considérée, non comme une partie de l'homme, mais comme un esprit de l'ordre intellectuel : parce qu'il y appartient par sa nature, en même temps qu'il appartient aussi à l'ordre physique par sa condition. Cet ordre, qui est essentiellement susceptible de changement de formes et de dispositions, ne convient plus à un être simple, intelligent et indestructible. L'âme humaine, sous différents points de considération, est donc à la fois un être physique et surnaturel.

Lors donc qu'on dit vulgairement que le *physique* agit sur le *moral* et le *moral* sur le *physique*, on abuse non seulement des mots, mais aussi des idées. Le *moral* signifie ce qui appartient aux mœurs, et s'oppose à l'*immoral* : le *sensible* est ce qui est susceptible de tomber sous les sens, et le *matériel* ce qui est étendu et divisible ; et l'un et l'autre s'opposent au *spirituel* et à l'*intellectuel*. Le *physique* signifie ce qui est naturel et s'oppose au *surnaturel*. Le *moral*, le *physique* et le *métaphysique* font une gradation et non une opposition. Ainsi l'on appelle certitude *morale* celle qu'il est dans les mœurs des hommes d'admettre comme une règle de conduite : certitude *physique* celle qui s'attache à la constance des lois de la nature : et enfin certitude *métaphysique* celle qui étant supérieure à la stabilité des lois de la nature, n'existe pas dans la nature et n'est accessible qu'à la seule conception.

Le *moral*, dans l'acception naturelle, a donc son degré au-dessous de celui du *physique*, et celui-ci au-dessous du degré du *métaphysique*. Toutes les fois qu'on dit donc que le *moral* agit sur le *physique*, on ne fait rien moins que d'énoncer qu'il est quelque chose qui agit sur le corps et qui est au-dessous de la matière. Veut-on dire par là que l'âme humaine à qui fait allusion le mot *moral*, n'a même pas le mérite d'être au niveau de la matière ? Je crois que ce sens n'est attaché au mot *moral* que par les efforts du *philosophisme*, pour élaguer du langage toute idée du spirituel.

SÉANCE III

---

1. — Maintenant nous pouvons expliquer comment l'homme, sans s'en douter, influe quelquefois sur ses actions, et croit qu'elles appartiennent à l'influence d'un autre. L'homme ne connaît que ce qui est entré dans son esprit par l'intermédiaire des sens, et ignore tout à fait ce qui dérive entièrement de l'état intuitif de l'âme, où elle dirige le mouvement qu'il regarde comme nécessaire ; il ne peut donc attribuer qu'à un autre ce dont il est la cause lui-même ; c'est-à-dire, à l'âme intuitive qui règle ses actions nécessaires.

Cette âme intuitive est la nature individuelle même qui agit par habitude et par instinct, et non par choix et par réflexion. Ainsi les époptes attribuent toujours à l'influence d'un autre ce dont ils sont la cause eux-mêmes et s'il en est quelqu'un qui dans les cas singuliers, se reconnaisse être l'auteur de quelques actions, il ne se reconnaît jamais comme l'auteur de toutes pendant tout le cours de son existence intuitive.

Toutefois, cette âme intuitive est plus susceptible de réflexions dans l'état où l'homme a des dispositions au sommeil lucide, que dans l'état où, par la densité du sang, il en est tout à fait privé. Quelque soit la raison pour laquelle l'âme se trouve essentiellement assujettie, dans son union avec le corps, à l'influence de ce fluide vital, l'observation et l'expérience prouvent toujours jusqu'à l'évidence qu'elle y est assujettie d'une manière péremptoire et décisive.

On remarque que, dans la densité du sang, l'âme est tout à fait engourdie et absorbée, pour s'occuper d'autres objets que de celui de son travail d'habitude ; et cependant elle s'en occupe aussi parfois, mais d'une manière irréfléchie et si négligée, qu'elle a l'air d'y porter son attention malgré elle. Ainsi résulte-t-il que tous les songes, qui ne sont que l'expression de l'ordre de ses idées, sont toujours dans cet état une réunion d'éléments décousus, chimériques et absurdes. Dans la liquidité du sang, l'âme, quoique toujours restreinte dans l'usage de sa liberté interne, a encore beaucoup de moments d'une lucidité spontanée. Ainsi, ses songes sont plus réguliers et expriment souvent des vérités occultes, tantôt clairement et tantôt sous des figures indéchiffrables.

C'est toujours dans cet état que l'homme attribue ses actions extraordinaires à une influence étrangère, tout en y contribuant lui-même par l'influence de son principe intuitif. L'âme humaine puise souvent dans les idées sensitives des motifs de s'affecter, et exprime ses dispositions par des sensations internes. Elle peut de même en puiser aussi dans les objets externes, en raison de la possibilité qu'elle a de circonscrire tout l'espace, et d'y connaître ce qui a des rapports à l'individu dont la conservation est la principale de toutes ses occupations. Telle est la cause de beaucoup de crispations naturelles des nerfs, de vapeurs chez les femmes, ainsi que des *pressensations*, des pressentiments et des songes.

2. — Cette concise explication peut faire voir pourquoi, avec toute la volonté sensitive, ne sont pas époptes occasionnels ou naturels tous ceux qui ont des dispositions requises. C'est que le sommeil, en général, est de la catégorie des effets du mouvement nécessaire et non libre. La seule volonté sensitive ne suffit donc pas pour le provoquer ; il faut aussi une volonté intuitive qui en est la seule cause immédiate. Ainsi nul individu de l'espèce humaine ne connaît le moment précis du passage de l'état de veille à celui du sommeil. Les hommes s'y disposent par la concentration libre : et dès que la volonté intuitive se développe, ils deviennent tout à fait étrangers au mode de son pouvoir. Je n'ai plus besoin de prévenir que cette manière de parler suppose toujours l'absence de toute entrave.

Il ne suffit donc pas que les personnes qui ont des dispositions requises aient seulement une bonne volonté sensitive de dormir ; il faut aussi que cette faculté soit d'accord avec la faculté intuitive. C'est ce qui n'est pas commun. Ces personnes ont d'ordinaire des craintes paniques dont elles ne peuvent pas se rendre compte ; et quelques-unes aussi d'autres préventions qu'elles ne peuvent pas maîtriser. En général elles en ignorent la nature, et peut-être même l'existence ; parce que ces causes appartiennent rigoureusement à la modification intuitive de l'âme.

Ainsi il arrive souvent que des époptes naturels, au simple mot *dormez*, exempt de tout autre accessoire, de gestes ou d'attouchements, tombent dans les pâmoisons, éprouvent des transpirations abondantes, ressentent des suffocations et des palpitations au cœur ; et s'ils arrivent au sommeil ce n'est qu'au milieu des spasmes et des convulsions, et sans intervention de toute intuition.

De ceux même qui ont l'apparence de dormir la première fois avec calme et tranquillité, il y en a beaucoup qui, dans les sommeils suivants, éprouvent pendant quelque temps des malaises, des maux de tête et des engourdissements ; et ils ne se tranquillisent tout à fait sur leur état que lorsque leur volonté sensitive se trouve parfaitement d'accord avec leur volonté intuitive ; c'est-à-dire lorsque l'expérience propre leur donne la conviction que l'état de leur sommeil n'a rien de pénible ni de dangereux. Dès lors pour dormir ils n'ont besoin que de s'entendre dire simplement : *dormez*, parce qu'en raison de leurs dispositions, ils rendent par l'exercice intuitif leur état sensitif.

Cette conviction qui seule règle et dirige la volonté intuitive, manque en général, dans les époptes naturels qui veulent devenir des époptes occasionnels, tout en étant aptes à l'avoir mieux que personne, en raison de leur complexion du moment. Nous verrons dans la suite qu'elle doit être *intime* pour jouir du pouvoir de régler et de diriger la nature individuelle.

3. — Des accessoires qui accompagnent le sommeil lucide, et qui parfois le précèdent aussi, d'après les dispositions physiques, et d'après la

force et l'intensité de la conviction intime des époptes, les uns regardent purement leurs corps, et les autres purement les connaissances de leurs âmes. Nous en allons faire une analyse succincte, en prévenant que, dépendant tous de chaque épopte, ils ne se développent pas tous dans tout épopte. Notre intention ne tend d'ailleurs qu'à faire voir au lecteur, sous un seul coup d'œil, tout ce qu'étale de merveilleux, dans le sommeil lucide surtout, la nature individuelle de l'homme.

Il faut croire qu'en sortant des mains du suprême ouvrier, l'homme primitif a joui, par le droit de nature, d'autres prérogatives que de celles qu'il étale maintenant, et que par un désordre irréparable il en a perdu la jouissance libre et arbitraire. Du moins l'homme tel qu'il est, ou l'homme actuel montre que, dans certaines dispositions physiques, il en développe encore quelques esquisses, et ne pense pas que ce n'est qu'un misérable reste d'une autorité pleinement possédée, et en grande partie perdue.

Il s'enflamme devant un objet d'amour ou de haine ; il frissonne d'effroi ou d'horreur ; il s'agite de chagrin ou d'inquiétude ; il palpite de crainte ou de surprise ; et néanmoins, démenti par le fait, il pense encore s'en pouvoir se dissuader de son opinion, qu'il existe chez lui un mouvement nécessaire, indépendant de son pouvoir. Est-ce que toutes ses affections ne sont pas des modifications du mouvement appelé nécessaire, et provoquées par sa volonté propre qui ne lui est pas inconnue ?

Ce qu'il y a d'évident, c'est que dans certaines dispositions du corps et surtout dans le sommeil lucide, les époptes méprisent au gré du concentrateur le mouvement libre et nécessaire ; et ils le maîtrisent avec une telle facilité qu'ils semblent ne faire qu'une action sainte, commune et ordinaire. Ils pensent eux-mêmes que ce pouvoir n'existe que dans la volonté de ce directeur et ne se corrigent pas de leur erreur, lorsqu'ils s'aperçoivent que, s'ils n'ont pas toutes les dispositions requises, nulle force externe n'a sur eux le moindre exercice d'autorité.

Mais comment peuvent-ils penser autrement, s'ils n'ont rien vu, ni lu, ni entendu dire de l'existence de cette faculté merveilleuse ? Si l'on a de la peine à leur inculquer, dans le sommeil lucide même, où tous les ressorts de leur esprit sont pleinement développés, que cet exercice n'appartient exclusivement qu'à la seule autorité privée, comment pourra-t-on les induire à le penser dans le pur état de sensations, où ils partagent avec toute l'espèce humaine, le préjugé de croire que l'homme n'a jamais été autre chose que ce qu'il est ? Puis-je espérer qu'un savant même puisse en penser autrement devant un raisonnement péremptoire ?

4. — Les époptes disposent à l'ordre des concentrateurs de tous les organes externes ou internes au gré de leurs désirs ; de sorte que ceux-ci les assujettissent à recevoir les impressions voulues, indépendamment de toute action sensible des objets analogues, et à exciter dans l'âme les idées correspondantes. Ainsi sans la présence des objets propres les époptes voient, flairent. entendent, palpent, goûtent ce qui n'est que nommé, mais sous la condition de la liquidité du sang sans laquelle ces organes ne sont point

susceptibles d'exercer ces fonctions respectives. L'ouïe, par exemple, ne peut pas écouter ce qui ne se dit pas; mais elle écoute dans les époptes, ce qui a été dit une fois et ce qui se dira un jour. Cependant il est aussi des occasions où ils écoutent ce qui n'a jamais été dit, et ce qui ne se dira jamais. De même on ne goûte pas sans un comestible ou sans un potable; mais dans tout comestible et tout potable les époptes trouvent la saveur déterminée qui n'existe pas dans ce qu'on leur présente. De même ils ne palpent pas un corps qui n'est pas dans la nature, mais ils palpent un corps qui n'est pas devant eux, et ils sont palpés de même, sans être touchés, de la manière qu'on le leur annonce. Pour la vue et pour l'odorat, ils voient et flairent tout ce qui leur est connu, quoiqu'ils n'en aient pas les objets devant eux.

Il ne faut pas croire que tous ces effets ne soient qu'illusoires : ils sont si réels qu'ils répondent dans leurs corps à tous ceux qui appartiennent à leurs causes naturelles. Ainsi un verre d'eau avalé dans l'idée d'eau-de-vie enivre complètement; dans l'idée d'un purgatif, évacue autant qu'exige la nature; dans l'idée d'un émétique, provoque le vomissement sans efforts et sans souffrances. De même de l'eau présentée aux narines comme une odeur dissolutive d'un dépôt dans la tête produit l'effet annoncé. Il en faut dire autant des autres sens en ce qui les concerne. Il en résulte qu'une poudre indifférente, étant administrée comme un curatif des plaies internes, ou comme un vermifuge, atteint son but d'une manière aussi prompte qu'efficace; et voilà ce qui concerne l'empire des époptes sur leurs organes internes, d'après l'énonciation de leurs concentrateurs. D'après cela, il n'est plus besoin d'accéder qu'aux ordres de ces derniers, les premiers se paralysent dans le nombre nommé, éprouvent les douleurs annoncées, et se soulagent sur-le-champ même de leurs souffrances chroniques. Ce dernier effet ne peut être complet dans sa guérison radicale qu'avec la répétition des actes successifs.

Ce qu'on doit plus particulièrement y remarquer, c'est que tous ces effets se développent non seulement pendant le sommeil lucide, mais même aussi dans l'état de veille des époptes, lorsqu'ils ont été du moins une fois endormis occasionnellement. Ils sont communs à tous les époptes, toutes les fois que la conviction chez eux est la même. Néanmoins ils ne se développent pas toujours dans certains membres indéterminés chez quelques-uns d'entre eux, par la raison connue de la densité du sang qui y séjourne. Aussitôt qu'une saignée ou des sangsues les en dégagent, ils y éprouvent les mêmes effets que dans les autres parties de leur corps.

5. — Si l'âme, dégagée des sens comme elle est dans le sommeil lucide, pendant lequel l'action de son commerce avec le corps est moins énergique, et plus faible, exerce sur lui un pouvoir aussi absolu, il semble que dans l'état de sensations où elle montre avoir avec lui une union plus solide, elle devrait le maîtriser avec moins de difficulté et plus de liberté. Cependant l'expérience nous démontre que, hors la sphère du mouvement appelé libre, elle n'a qu'une autorité très restreinte sur son enveloppe.

Il faut convenir de bonne foi que cette impuissance provient chez l'homme d'une impossibilité physique, plutôt que d'une négligence irréfléchie. Il est certain que si l'on élevait au maillot un enfant jusqu'à l'âge de dix ans, il se trouverait, étant dégagé de sa prison au bout de ce terme, gêné dans l'usage de ses membres, mais il est également certain aussi que sans autres leçons que l'exemple de ses semblables, il se suffirait dans la suite pour en connaître l'usage et l'utilité.

Toutefois je suis convaincu que, si dès le berceau, on apprenait à un enfant à maîtriser la palpitation de son cœur, la circulation de son sang, la pulsation de ses artères, la respiration, la digestion, on n'en obtiendrait dans un âge adulte aucun fruit proportionné aux soins de son instruction. Parvenu à l'âge de la réflexion, il se moquerait même peut-être d'une doctrine dont il ne verrait nulle part la pratique et l'observance. Ceux qui exercent par une disposition naturelle une portion de cette autorité sur quelques branches du mouvement nécessaire sont exceptés de la règle générale qui concerne la masse entière de l'espèce humaine, parce qu'ils ont les dispositions requises pour être des époptes occasionnels et se trouvent dans leur catégorie.

Cependant il est constant que l'amour et la haine, l'effroi et l'horreur, les chagrins et les inquiétudes, la crainte et la surprise sans maîtriser le mouvement nécessaire au gré des désirs, influent toujours sur lui pour le déranger de sa marche régulière dans tous les individus de l'espèce humaine.

Souvent même cette influence altère aussi l'action naturelle des sens externes. Une prévention contre une couleur agréable, contre une odeur suave, contre une saveur délicieuse, contre une mélodie harmonieuse, contre les impressions d'un attouchement flatteur, fait éprouver des sensations tout à fait opposées à celles qu'en éprouve le commun de l'espèce humaine. N'arrive-t-il pas quelquefois que des personnes sont frappées d'une répugnance insurmontable pour un mets déterminé, si elles entendent dire, même par plaisanterie, qu'il a été apprêté avec une coupable négligence de propreté ou qu'il est composé de viandes que réprouve l'usage des aliments adoptés, ou qu'il a été souillé par quelque insecte qui inspire de l'horreur? Il existe donc chez l'homme une puissance partielle sur le mouvement nécessaire, mais non tel qu'il en développe dans le sommeil lucide en raison de ses dispositions physiques.

6. — Il faut donc établir d'abord que ces effets qui paraissent illusoires, même à ceux qui étudient ce phénomène, ne peuvent pas répugner à l'état des époptes ; puisque, dans certaines occasions, on en remarque des esquisses très frappantes dans tous les hommes, et qu'ensuite leur supériorité sur ceux qui sont communs à tout individu, ne provient dans les époptes que d'une certaine complexion déterminée, mais accompagnée de la conviction intime : en effet tous ceux qui en sont doués ne donnent pas toujours ces merveilleux et incroyables résultats.

Mais il faut aussi remarquer que la différence de ces effets qui influent sur le mouvement nécessaire est extrêmement sensible. Ceux qui sont communs à toute l'espèce humaine exigent un motif précis et déterminé ; au lieu que ceux qui ne sont propres qu'aux seuls époptes se développent toujours aussitôt qu'ils sont nommés. Ils tiennent à la volonté des époptes, lors seulement qu'elle est engagée par le concentrateur, comme le mouvement libre tient à la volonté habituelle de tout homme.

C'est qu'ils ne dépendent d'aucune étude, ni d'aucun exercice, mais d'un certain état de l'homme qui approche de l'équilibre de ses fluides et de ses solides, équilibre à jamais banni de la nature. L'homme actuel, par sa désorganisation constitutionnelle, l'a perdu pour toujours, sans aucun espoir de le recouvrer un jour. La conviction intime qu'ont faussement les époptes d'un pouvoir externe, est le pivot de tous ces étonnants effets ; elle dépend absolument d'une certaine liquidité du sang, et cette conviction disparaît dès que sa densité remplace sa liquidité.

Toute conviction n'est qu'une modification de l'âme ; toutefois la conviction intime qui, chez les époptes, influe sur toute l'étendue du mouvement nécessaire, n'agit sur d'autres parties du corps que sur celles où le sang a une liquidité supérieure à la liquidité ordinaire. C'est un mystère inexplicable, mais il dévoile une vérité pratique. Nul épopte, tout en dominant au gré du concentrateur, sur ces fluides internes, ne dispose de même de ceux qui sont entravés par la densité du sang. Aussi ceux de ces êtres intuitifs qui ne dorment pas profondément en raison de cet obstacle, n'éprouvent, à l'ordre du concentrateur, aucun effet dans les parties où le sang n'est pas liquide.

Ces réflexions fournissent une remarque aussi digne d'attention qu'elle est négligée dans l'étude de la physiologie ; c'est que les personnes dont le sang se trouve dans un état de liquidité extraordinaire n'agissent ni ne pensent comme le commun de l'espèce humaine, qui ne leur ressemble pas. On ne les désabuse pas facilement de ce qui influe sur leur esprit ; et leur corps, en obéissant aveuglément à son empire, exerce ses fonctions libres comme une machine qui fléchit sous l'impulsion qui en règle le mouvement. Ce que ces individus exécutent se lie, en général, avec leur conviction intime, telle qu'elle convient aux époptes ; et la rigueur les y attache au lieu de les faire revenir de leurs idées, lorsqu'ils s'écartent de la règle de la conduite. On ne doit les corriger que par une conviction intime contraire, fondée sur la douceur et sur un raisonnement concluant, de la part de celui qui seul jouit de leur confiance.

7. — Nous avons dit que l'état de l'homme où la fluidité extraordinaire de son sang fait le fond de sa complexion, approche de l'équilibre de ses parties constituantes à jamais banni de sa nature. Pour bien comprendre cet état d'équilibre, devenu désormais fantastique à notre conception, il faut considérer l'homme dans trois états bien distincts les uns des autres : L'un est celui d'*équilibre*, l'autre celui d'*engorgement* et le troisième celui de *faiblesse*. Les deux derniers ont leur degré et leur nuance.

Par les effluences continuelles, l'homme éprouve journellement une déperdition de sucs vitaux, de même qu'il en regagne par l'usage des aliments salubres. Ces sucs connus sous le non d'*esprits vitaux*, de *fluide nerveux* ou *spiritueux*, d'*esprits animaux*, et entremêlés avec le sang, entretiennent le commerce de l'âme avec le corps, et par leur circulation vivifient toutes ses moindres parties, toutes les fois que des entraves n'empêchent pas le passage du sang qui les entraîne. L'homme ne peut pas mourir tant qu'il en existe chez lui une dose requise, et par là nulle mort subite n'est jamais sur le coup même une mort absolue ; parce que la déperdition totale qui seule la provoque, en est toujours successive et non instantanée, comme nous le verrons dans la suite.

Il n'y a d'équilibre que lorsque l'évaporation de ces sucs est égale à leur distillation. L'homme, en venant au monde, porte avec lui le germe de sa destruction, germe qui dérange l'harmonie requise pour l'*équilibre*. Cet état, non seulement n'existe donc pas chez l'homme ; mais il ne peut même pas exister, étant certain qu'il n'est pas espérable que l'homme vive sans ce vice radical dans sa constitution. Provenant d'une cause corrompue, l'effet doit nécessairement en partager la corruption. Ces sucs sont de leur nature subordonnés à l'empire de sa volonté, dûment dirigée par la conviction opportune : ils le mèneraient aussi à l'immortalité corporelle s'ils ne résistaient pas à ses ordres dans beaucoup d'impulsions. Cet état ne convenait qu'à l'homme primitif, tige de l'espèce humaine.

L'*engorgement* est le résultat de la supériorité de la distillation des sucs vitaux sur leur évaporation. C'est l'état de tous ceux qui transpirent peu ou pas du tout, et ont le sang épais dans la plus grande partie de sa masse. La surabondance de ces sucs d'ordinaire engraisse les personnes et leur donne des couleurs vives : mais n'ayant pas de jeu, par le défaut de liberté de la circulation, elle occasionne souvent des accidents imprévus, fâcheux et parfois aussi mortels. Toutefois il est des personnes maigres et pâles qui ne transpirent pas du tout, et d'autres grasses et colorées qui transpirent beaucoup et se trouvent hors de l'état d'*engorgement*.

La *faiblesse* dérive de la supériorité de l'évaporation des sucs vitaux sur leur distillation. C'est l'état de tous ceux qui transpirent beaucoup et facilement sans fatigue, et ont le sang liquide dans la plus grande partie de sa masse. Ils dorment très promptement, et leur sommeil est toujours lucide. C'est qu'ils sont déjà des époptes naturels, et qu'il ne leur manque qu'un développement pour être des époptes occasionnels. Ces personnes sont d'ordinaire maigres et pâles et s'anéantissent progressivement ; mais avec la certitude de parvenir au terme de leur carrière dans la parfaite connaissance de leur dissolution.

8. — C'est donc une loi intransgressible que toute l'espèce humaine, pour être censée dans son état naturel, se trouve immanquablement ou dans l'*engorgement* ou dans la *faiblesse*: c'est-à-dire, dans un état permanent de maladie. Il ne devient contraire à la nature que dès qu'il dérange les fonctions ordinaires communes à la partie saine, crue telle, de l'espèce humaine.

Ceux qui, par l'*engorgement*, sont censés jouir d'une bonne santé, sont plus près de la mort que ceux mêmes qui sont jugés réellement malades. Un coup de sang, une apoplexie, et même une paralysie, sont plus souvent leur partage que celui des autres qui sont hors du domaine de cet état. Ceux qui sont malades par *faiblesse* sont toujours exempts d'une mort subite. Ils se roulent aussi vers la tombe, mais successivement et par gradation, et portent toujours sur eux les moyens de leur rétablissement, s'ils sont dûment et opportunément soignés.

Il faut donc conclure que dans cet état maladif, naturel à l'homme, la portion de l'espèce humaine, faible par la liquéfaction extraordinaire du sang est toujours préférable à l'autre. Exempte de mort subite et douée de plusieurs autres privilèges que nous allons détailler incessamment, elle donne de très grands aperçus sur la condition de l'homme primitif, et s'en approche autant qu'il est permis à sa nature pervertie et dégradée. Le sommeil lucide n'est donc qu'un état naturel de l'homme et porte l'initiative de son indestructibilité.

Toute autre maladie qui s'oppose à l'exercice des fonctions habituelles de l'homme est contraire au cours de la nature et déplace l'homme de sa condition commune. Elles exigent dès lors des soins extraordinaires qui aident les efforts de la nature, devenus impuissants, quoique tendant toujours à la conservation de son ouvrage; parce qu'elle place l'homme, en quelque façon, hors de sa juridiction, et rend peu propices ses secours réguliers.

Toutefois il est hors de doute que si une maladie, quelque grave qu'elle fût, était accompagnée du sommeil lucide, elle aurait toujours toutes les facilités qui conviennent à cet état bienfaisant pour être guérie sans aucun secours externe. Par ce moyen, la nature conserve encore sur le malade tous ses droits maternels pour le soigner, si elle est aidée par un guide habile dans une marche qui doit obvier au dérangement des fonctions communes à l'espèce humaine. Dans ce cas, le malade n'est pas tout à fait rebelle à sa juridiction sous laquelle il vint au monde.

9. — Les accessoires du sommeil lucide qui concernent l'esprit sont encore plus étonnants que ceux qui concernent son enveloppe. Ce principe intelligent y décèle une modification non seulement différente de celle qu'il a dans l'état de veille de l'homme, mais aussi de celle qu'il a dans l'état de sommeil ordinaire. Il y jouit d'une science infuse et universelle seulement de tout l'ordre physique ; parce qu'il n'appartient pas à d'autres ordres, tant qu'il fait un seul individu avec le corps, quoiqu'il soit essentiellement simple et spirituel. Il y sort de toute mesure du temps, et se place dans l'immortalité, *durée* naturelle de sa vie. Il est, par sa constitution, doué du don de prévision d'après la susceptibilité de sa nature, parce que dans cette éternité tout est présent, sans avenir ni passé, sans distances et sans obstacles.

Ces aperçus nous mènent à conclure péremptoirement, qu'étant simple il est exempt d'être circonscrit par l'espace ; qu'il ne peut pas avoir un siège précis dans le corps qu'il informe ; que d'après la nature de sa pensée il montre qu'il est apte à circonscrire tout l'espace ; qu'il peut par conséquent, sans déranger son union avec le corps, être présent partout, malgré toute espèce d'obstacles ; et qu'enfin cette simplicité qui fait sa nature, n'est point en lui un manque de substance, comme dans les éléments de la matière ou dans les points géométriques, mais une surabondance qui excède la capacité de l'espace.

Ces vérités qui, pour être méconnues, semblent être étrangères à l'ordre physique, découvrent que l'homme se flatte plus de ce qui le conduit aux aberrations que de ce qui le conduit à la vérité. Elles sont si naturelles et tiennent si étroitement aux connaissances humaines les plus communes, que tout en paraissant mystérieuses et incroyables, elles se rangent dans la classe des vérités philosophiques, comme l'incompréhensible existence de la première cause. Ce que les sens atteignent dans l'ordre physique au milieu encore d'un mélange d'erreurs est la moindre partie de ce qui leur est inaccessible dans une foule de vérités lumineuses.

Il n'est plus besoin de dire que les époptes pénètrent les corps, y découvrent les maladies, y appliquent les médicaments opportuns ; et si parfois ils ne les guérissent pas toutes, du moins ils les soulagent sensiblement. Ils répondent dans la langue maternelle aux langues étrangères, et quelquefois même ils les parlent avec facilité. Ils lisent la pensée d'autrui, mais une pensée stable et constante, et non volage et fugitive.

10. — Dans le sommeil, le corps perd autant que l'âme gagne, et l'âme, tout en y gagnant beaucoup, est encore bien inférieure à elle-même. Nous avons dit, à la vérité, que le corps aussi y gagnait beaucoup ; mais ce n'est qu'en raison des lumières de l'âme ; autrement il n'offre à l'œil qu'une masse inerte et un bloc stupide.

L'âme développe, dans le sommeil lucide, sa destination originelle ; mais, en raison d'une dépendance nécessaire de la direction d'autrui, elle y décèle une situation humiliante ; parce que sans guide elle ne connaît pas la dignité de sa noblesse. Par le souverain empire qu'elle a sur tous les ressorts de son enveloppe, elle fait voir que l'existence des corps, qui semble aux savants du jour une certitude admissible dans la recherche des vérités occultes, ne réunit pas tous les caractères qui constituent un principe, et c'est une déplorable déviation de leur esprit de prétendre que ce qui n'a point le témoignage de l'approbation des sens ne peut être rangé sur la ligne de vérités démontrées.

Les notions que cette substance pensante donne de sa spiritualité dans l'état de ce merveilleux repos sont si sublimes et si supérieures à toutes celles qu'on croyait avoir jusqu'à présent, qu'elle semble réveiller dans la raison humaine la connaissance d'un être nouveau, qui lui était auparavant tout à fait inconnu. Quoique doué de lumières si étendues, en reconnaissant néanmoins sa dépendance d'une autre cause inaccessible à sa conception, elle rappelle à l'homme sa perfidie dans l'invention d'un aveugle hasard supposé présider à l'harmonie de l'univers. Définie en elle-même, mais indéfinie dans l'espace, elle montre que sa nature est en opposition diamétrale avec celle de la matière.

L'athée est obligé, à la vue de ce spectacle, de fléchir le genou devant une première cause nécessaire à l'ordre mais inconcevable, et de reconnaître que la conception humaine ne peut pas être la mesure de l'existence des substances ; parce que si tout ce qui est concevable n'existe pas toujours, il ne répugne pas que ce qui est inconcevable puisse exister de même.

Le matérialiste doit aussi se couvrir de honte par la folle prétention de croire que la matière peut penser, lorsqu'il aperçoit que ce qui a la propriété de l'intelligence a aussi celles d'être incirconscriptible dans l'espace, d'avoir une science infuse et universelle, et de voir présent ce qui est déjà passé, ce qui est possible, ce qui est à de grandes distances et ce qui est intercepté par les obstacles les plus impénétrables.

11. — Le sommeil lucide et ses accessoires étaient connus aux anciens, mais à ceux seulement qui cultivaient la médecine à Épidaure dans le temple d'Esculape, et à ceux aussi qui s'initiaient aux mystères d'Isis, d'Osiris, de Samotrace, d'Orphée, de Cérès Eleusine. Leur sagesse dans l'usage qu'ils en faisaient pour l'utilité sociale les rendait si vénérables à l'opinion publique que le petit nombre de personnes qui désiraient y être admises se soumettaient avec résignation aux pénibles épreuves qu'on en exigeait. Le vulgaire n'y apercevait que ce qui était à la vue de tout le monde ; et les initiés qui, sous le nom d'époptes, y voyaient tout, étaient astreints, sous le lien d'un serment solennel, à un silence inviolable sur tout ce qui était pratiqué dans l'intérieur des temples.

Il est très présumable que cette connaissance ne fut pas chez eux aussi exacte qu'elle peut l'être de nos jours. La spiritualité d'où dérivent les notions sur la lucidité et sur ses ramifications dans le sommeil ne leur était pas aussi connue qu'elle l'est maintenant par la sublimité des dogmes de l'Évangile. Même du temps de saint Augustin, l'idée de cette prérogative de l'ordre intellectuel n'était pas aussi pure qu'elle le fut par la suite dans les siècles postérieurs de l'Église.

Tout en connaissant le sommeil lucide, les anciens ne pouvaient donc pas y attacher tout le prix qu'il mérite, parce qu'ils n'avaient pas les notions de la science des propriétés qui conviennent à l'âme humaine, et qui dans l'épopte, se détériorent en raison de son enveloppe. Du moins on ne trouve aucune trace de cette connaissance dans leurs écrits. Tout démontre, au contraire, que leurs idées à ce sujet étaient fort rétrécies et mêmes erronées. Platon, le seul qui, d'après Cicéron, ait parlé de la spiritualité de Dieu, ne s'en formait pas une autre idée que les Pères grecs, comme nous le verrons dans la suite ; et ce célèbre philosophe parut encore extravagant à l'orateur romain.

C'est ce qui me fait penser que beaucoup de vérités que la philosophie nous donne comme conquête de ses efforts, ne sont réellement que des larcins faits à la révélation primitive ; à cette révélation qui éclaira le berceau du genre humain, et qui, plus ou moins altérée, se conserva dans les familles chez toutes les nations du globe jusqu'à nos jours. Cette révélation, qui était d'un tout autre genre que celle faite aux apôtres et aux prophètes, sera plus particulièrement éclaircie lorsqu'il sera question de l'homme primitif.

La raison a connu par ses efforts les rapports de cette source avec les vérités acquises, et les a rangés dans la catégorie des vérités naturelles ; parce que toutes les vérités se touchent dans un point quelconque, quoique au premier coup d'œil elles paraissent s'entrechoquer. De ce nombre sont celles qui concernent la nature de Dieu et de ses attributs, la nature de l'esprit et de ses propriétés, l'éternité, l'immortalité et d'autres semblables.

12. — Connaître simplement par la seule raison l'existence de la première cause, c'est parvenir, d'après la marche naturelle de l'esprit humain, du connu à l'inconnu ; c'est-à-dire, au connu obscur, comme nous le verrons dans la suite. Mais connaître par la seule raison une nature qui présente une antithèse constante avec les idées reçues, c'est combiner avec le connu le rapport occulte des données positives, fondées seulement sur la véracité de celui qui les annonce. On ne cherche pas par cette étude des vérités nouvelles, mais leur conformité avec les vérités démontrées qui semblent les repousser de leur sein.

La raison qui ne connaît des substances qu'avec l'extension, formerait-elle l'idée des substances inétendues ; c'est-à-dire, simples, spirituelles et incirconscriptibles, à l'espace ? La raison, qui ne connaît la pensée que par la succession des idées, aurait-elle par ses seules forces les notions d'une pensée permanente, invariable et toujours la même ? La raison, qui ne connaît de durée que par la mesure du temps, par une mesure qui marque le passé et l'avenir, annoncerait-elle par ses seules lumières une éternité qui n'admet que le présent ?

Je pourrais pousser ces questions jusqu'à l'infini, si celles qui sont mises en avant ne suffisaient pas pour établir que la philosophie qui nous démontre que les perfections de la nature de Dieu et de celle des esprits, ainsi que d'autres dogmes semblables, reçus par toutes les nations comme naturels, se conforment avec les vérités connues, n'y est parvenue que parce qu'étant assurée d'ailleurs que ce sont des vérités positives, elle en a cherché et trouvé la liaison avec les vérités démontrées.

Aussi ce genre d'étude était tout à fait inconnu à l'ancienne philosophie du paganisme, ou si par incidence il en faisait partie il s'y mêlait aussi un amas d'erreurs qui dénaturaient la réalité. Il n'était réservé qu'à la révélation d'éclairer à ce sujet l'ignorance de l'espèce humaine. Le son de sa voix annonça, sous la foi de son auteur infailliblement véridique, ce qu'on ne soupçonnait même pas ; et l'homme studieux apprit que sa raison en s'élevant à sa hauteur, y trouvait aussi son compte.

Ce que l'âme n'y comprend, ni ne pourra jamais comprendre, est précisément ce qui dépasse les bornes de la susceptibilité de sa nature humaine et purement spirituelle. Le savoir est toujours proportionné à l'intelligence; et une intelligence bornée ne peut rien embrasser par sa raison de ce qui concerne l'infini. C'est déjà trop que d'en atteindre l'existence.

13. — C'est sans doute à ce but que visait la question de prix proposée par l'académie des sciences de Londres, il y a plusieurs années, à peu près en ces termes : *Pourquoi les peuples chrétiens sont-ils plus éclairés que les nations infidèles dans les sciences humaines ?*

Je pense que les sciences *concrètes* ne peuvent pas être l'objet de cette demande. Si l'on est de bonne foi, on ne peut pas disconvenir que les anciens, considérés comme infidèles, n'égalassent les chrétiens dans cette branche de connaissances humaines, pour ne pas dire qu'ils les surpassent et même de beaucoup. Leurs monuments qui sont parvenus jusqu'à nous font voir que ce qu'ils savaient était toujours porté à la plus haute perfection ; et nous pouvons en inférer par induction qu'ils savaient aussi beaucoup plus que nous ne le pensons. C'est raisonner contre le bon-sens que de conclure qu'ils ignoraient tout ce qui ne nous a pas été transmis par l'histoire. On doit même présumer, au contraire, que ce qu'ils ignoraient n'était que ce dont ils n'avaient pas senti l'utilité.

S'il ne s'agit que de ces infidèles qui ont résisté à l'appel du christianisme, il est aisé de se convaincre que les chrétiens ne l'emportent sur eux que parce que les peuples· éclairés du paganisme ont les premiers fléchi le genou devant les vérités révélées, et que sous la protection de leurs princes ils n'ont pas cessé de cultiver les connaissances qui leur avaient été transmises par leurs ancêtres.

Les chrétiens l'emportent, sans contredit, sur les infidèles anciens et contemporains dans les sciences *abstraites*. Cette supériorité dérive exclusivement de la révélation qu'ils possèdent. Elle ne peut leur être disputée par aucune autre nation qui vit ou a vécu dans les ténèbres de la superstition. Aussi les idées qu'ils ont de Dieu, de sa nature et de ses perfections, ainsi que de la spiritualité de l'âme humaine, sont telles qu'avant eux aucune nation éclairée du paganisme n'en a de pareilles ni d'aussi justes.

Les discussions des dogmes évangéliques en

ont même fourni d'aussi neuves et d'aussi précises que l'ontologie, la pneumatologie, et la théologie naturelle, et peuvent être considérées comme des sciences dégagées des erreurs par les chrétiens. Le peu que nous avons déjà dit plus haut sur les anciens philosophes et sur les Pères de l'Eglise des premiers siècles, démontre évidemment que ces sciences métaphysiques sont plus exactes de nos jours qu'elles ne l'étaient du temps des premiers chrétiens.

Il est indubitable que beaucoup de vérités que la philosophie réclame au nombre de ses conquêtes ne sont telles, en raison de leur sublime source, que parce qu'ayant été présentées comme positives elles ont fourni à l'esprit humain les moyens de découvrir leur rapport, au premier abord inaccessible à la perspicacité, avec les vérités connues et démontrées. Il est donc clair que les anciens, qui tiraient un grand parti du sommeil lucide, et pour la conduite de la vie, et pour l'utilité de l'humanité souffrante, ne pouvaient pas le connaître encore assez par le défaut des lumières nécessaires sur la spiritualité de l'âme humaine.

14. — Aussi, toujours sages dans leurs actions, ils ne virent dans cet état de clairvoyance qu'un effet naturel, indépendant de toute influence externe, et se contentèrent de ne l'appeler que du simple nom de *songe*. Il est certain qu'en considérant cet état de *vision* sous son juste point de vue, on ne pouvait pas le caractériser d'une dénomination plus analogue à la nature. Dans la réalité, le songe ne présente à l'homme qu'un mélange de vérités et d'erreurs, de même que ce que nous avons appelé le sommeil lucide.

Nous verrons dans la suite que le songe qui, dans l'opinion commune, n'est que le développement d'une scène chimérique est aussi parfois une manifestation de vérités exactes.

C'est de cette connaissance de la nature des sens que tira ensuite son origine *l'onirocritie,* ou l'art de les interpréter, art qui, basé sur des principes moins justes qu'arbitraires, n'atteignit que par hasard son but que par la difficulté de démêler la chimère de la réalité et de développer l'allégorie, l'emblème et l'énigme qui leur donnent une tout autre apparence. Toutefois ceux qui sous le nom de *mages*, s'en occupèrent acquirent une telle réputation, que le vulgaire, toujours excessif dans son enthousiasme, ne les considéra plus qu'avec une espèce de culte et d'admiration. Il leur suffit que le hasard eût quelquefois présidé à la conformité de leurs interprétations avec les événements, pour qu'ils fussent réputés les possesseurs exclusifs de tous les secrets de la nature.

On ne sait pas précisément de quels moyens se servaient les anciens pour provoquer le sommeil lucide au gré des besoins et des circonstances. A regarder la fable du centaure Chiron comme une allégorie qui trace ingénieusement la méthode d'endormir, il paraît que tous les procédés se bornaient à la seule présentation de la main. L'expérience démontre que cette action suffit seule au développement de cet état de repos, toutes les fois qu'il existe dans *le sujet* les conditions requises dont les anciens n'ignoraient certes pas le concours, la nature et la nécessité.

Leur conduite avec les malades étrangers qui n'étaient pas initiés aux mystères, fait voir qu'ils ne tiraient parti du sommeil lucide que la nuit pendant leur sommeil naturel. Il paraît qu'ils les inspectaient d'avance ponr s'assurer de leurs dispositions internes, et ne s'adressaient la nuit pour les consultations qu'à ceux chez qui ils avaient reconnu l'aptitude au sommeil lucide. Les autres malades qui n'avaient pas cette propriété étaient traités, sans doute, pendant leur sommeil naturel par les époptes du temple uniquement dévoués à ces fonctions; et ces infirmes passaient pour avoir été soignés par la divinité tutélaire du lieu.

SÉANCE IV

I. — Je pense que ce qui a été dit de la concentration *occasionnelle* suffit pour donner une idée générale du sommeil lucide et de tout ce qui le concerne. Nous allons nous occuper maintenant de dire quelques mots de la concentration *nécessaire*, pour faire sentir la différence entre elle et la précédente. Il est inutile que nous nous entretenions de la concentration *libre*, comme celle qui est commune à toute l'espèce humaine elle est étrangère au sujet que nous avons entrepris de traiter.

Nous avons dit que la concentration nécessaire est une abstraction des sens, mais provoquée par une cause interne, indépendante de la volonté propre. Elle ne dérive que de la densité du sang, conséquemment d'une cause tout à fait opposée à celle qui produit la concentration *occasionnelle*, et qui dérive toujours de la liquidité extraordinaire de ce fluide. La concentration *nécessaire* ne tombe donc que sur les personnes qui s'évanouissent, soit momentanément soit pour un certain laps de temps, comme sont les cataleptiques ; parce que l'abstraction des sens où ils sont plongés pendant leur crise est tout à fait étrangère à leur volonté.

C'est cet état qui est proprement une *crise*, et non l'état de sommeil lucide. La *crise* n'est qu'un état contraire au cours ordinaire de la nature ; et le sommeil lucide, qui n'est qu'un sommeil naturel, mais plus profond que le sommeil ordinaire et commun à la plus grande partie de l'espèce humaine, est si conforme au cours de la nature, que dans sa privation, elle ne pourrait pas faire autrement que d'en éprouver de funestes suites. Les spasmes et les malaises qui parfois l'accompagnent, ne proviennent pas de sa nature : ils appartiennent foncièrement aux préventions de l'épopte. Ceux qui l'appellent crise, en le distinguant du repos que la nature exige toutes les nuits, ne font donc qu'abuser du mot, en le jugeant sur les apparences.

L'évanouissement, et conséquemment la catalepsie qui n'en est qu'un complément malheureux, sont réellement des crises, parce qu'ils sortent des bornes de l'état naturel de l'homme. Quoique le sommeil lucide soit aussi une maladie, néanmoins c'est une maladie qui entre dans la catégorie de celles qui sont inséparables de la condition humaine. Nous avons déjà remarqué que l'homme, en naissant, doit appartenir, par une nécessité fatale, ou à l'état de *faiblesse*, ou à celui d'*engorgement* : l'état d'*équilibre* est devenu pour lui un état absolument fantastique. L'évanouissement et la catalepsie renchérissent sur les maladies ordinaires, et sont étrangères à ces deux états capitaux : ils placent l'homme, en certaine façon, hors des efforts ordinaires de la nature.

2. — La catalepsie et, en général, tout évanouissement diffèrent du sommeil lucide, et dans
l'exercice des facultés physiques, et dans celui
des facultés intellectuelles. Le mouvement nécessaire y est absolument insubordonné à l'empire
de la volonté, quelques efforts que fasse le
directeur pour le maîtriser. La conviction intime,
qui est la source de toutes les actions corporelles ou intellectuelles dans les époptes, n'existe,
ni ne peut exister chez les cataleptiques ; parce
que la densité du sang, qui est la cause domi-
nante de leur état, n'est pas compatible avec
l'existence de cette modification de l'âme qui
exige dans le sang une liquidité extraordinaire.

L'intuition dans les cataleptiques est, par une
raison contraire, beaucoup plus claire et plus
nette que dans les époptes. Toujours assujettie
par la nature à ignorer la précision du temps
et des lieux, ainsi qu'à être moins exacte
dans la connaissance de l'intérieur des corps
opaques que celui des corps animés, qui pour
les êtres intuitifs ont une espèce de diaphanéité,
l'intuition des cataleptiques dévoile le passé,
découvre à distance, et prévoit l'avenir sans
direction, et accompagne ses annonces de toutes les circonstances caractéristiques des événements. Lorsque nous parlerons de la différence
qu'il y a entre l'inspiration surnaturelle et la
prévision des époptes et des cataleptiques, nous
nous entretiendrons plus particulièrement en
ces entraves qui obstruent leur intuition. En
attendant, nous faisons observer que la liberté
interne est, chez les cataleptiques, beaucoup plus
étendue que chez les époptes : elle est toujours,
dans ces êtres intuitifs, en raison inverse de la
liberté externe.

Ce n'est pas dire cependant que les cataleptiques ne puissent, dans leurs crises, agir avec leurs membres. Ils se remuent même parfois avec une souplesse qui naturellement ne convient pas à l'espèce humaine. C'est dire seulement que tant qu'une impulsion interne spontanée ne leur donne pas cette agilité merveilleuse, ils ont dans leurs crises l'air de blocs stupides, plutôt que d'êtres animés. Ils n'obéissent à personne dans le mouvement de leurs membres : ils ne fléchissent pas sous l'empire de personne par le défaut de flexibilité dans leurs muscles.

Ils jouissent aussi de l'intuition dans la crise, comme parfois les époptes sans le sommeil ; mais leur intuition, quoique plus claire que celle de ces derniers, n'y est jamais aussi précise que dans les crises. On peut même dire que les cataleptiques sont des êtres constamment intuitifs, tant que dure leur maladie ; parce qu'ils sont presque toujours absorbés en eux-mêmes, et abstraits des sens. Aussi, toutes les fois qu'on leur soumet des questions sur les événements, ils en donnent la solution sur-le-champ même ou après un peu de temps nécessaire pour s'abstraire des sens.

La supériorité de l'intuition des cataleptiques sur celle des époptes provient de la condition même, de leur état, qui n'est plus subordonné aux lois de la marche régulière de la nature. L'intuition de l'état du sommeil commence où finit l'asbtraction des sens dans l'état de veille ; l'intuition de la catalepsie commence où finit l'abstraction des sens dans le sommeil ; et l'intuition pure commence où finit l'abstraction des sens dans la catalepsie. C'est dire que la catalepsie et la mort sont limitrophes. Il paraît que l'intuition pure se développe dès qu'on est agonisant ; parce qu'il est des annonces de moribonds qui portent le cachet des prévisions exactes.

3. — Mais il est avantageux de développer ici comment le sang, dans ses modifications diamétralement opposées, produit des effets semblables, quoique non identiques. Il faut remarquer d'abord que nul être animé ne peut vivre avec le sang également épais partout, ni également liquide. Ceux chez qui il est épais dans la plus grande partie de sa masse, en ont toujours une liquidité du moins dans le diaphragme, et peut-être dans quelques autres organes internes ; et ceux chez qui il est liquide dans la majorité de sa masse, en ont toujours une densité dans quelques parties du corps qui sont indéterminées, et qui varient suivant la complexion des personnes.

Il faut remarquer ensuite que cette densité et cette liquidité générale, qui ont leurs nuances et leurs degrés, sont en opposition diamétrale avec cette portion de sang qui, dans quelques parties du corps, diffère de leur nature. C'est dire que plus le sang est épais dans la majorité de sa masse, plus il est liquide dans la minorité où il se recèle, et *vice versa* ; de sorte que ceux chez qui il est passablement plus épais qu'il ne doit l'être dans la majorité de sa masse, n'en ont qu'une liquidité passablement supérieure à celle qu'il doit avoir par sa nature dans la minorité où il se recèle et *vice versa*.

Il faut remarquer que lorsqu'on dit que le sang est épais dans certaines parties du corps ;

et liquide dans les autres parties, on n'entend parler que de ce sang qui, extravasé des veines, vivifie les chairs. Il est indubitable que le sang qui circule dans les artères, a constamment et invariablement la même densité dans toute partie donnée du corps. La majorité et la minorité de sa masse, dont il est question ici, ne regardent que celui qui se trouve hors de sa circulation périodique.

On n'a pas besoin d'observer que la nature de la majorité de la masse de sang extravasé dans les chairs suit toujours l'intensité de celui qui circule dans les artères et dans les veines. Ce n'est qu'un flux, que l'économie animale procure à tout le corps pour sa vivification et pour sa conservation, de la source principale, destinée par la nature à répandre les bienfaits de son arrosement sur toute l'étendue de sa merveilleuse course. Les parties du corps qui ne se conforment pas à la nature et à l'intensité de ce flux, indiquent qu'il existe des entraves survenues qui en empêchent la communication et l'expansion ; et il y en a toujours qui, dans tous les individus de l'espèce humaine, s'écartent constamment de l'uniformité avec le reste du corps, en raison du défaut d'équilibre dans ses solides et ses fluides.

4. — Tout évanouissement, et plus particulièrement la catalepsie, sont des effets de la densité du sang dans la plus grande partie de sa masse. Dans la catalepsie, surtout, cette densité est si frappante qu'elle rend la circulation du sang imperceptible. Souvent les cataleptiques paraissent aux sens privés de la palpitation, de la pulsation et la respiration. Aussi il est arrivé

plus d'une fois qu'on en a enterré comme morts, pendant qu'ils ne demandaient qu'à vivre.

Par contre-coup, la liquidité du sang dans le diaphragme, et peut-être ailleurs, est chez eux si extraordinaire qu'elle dépasse dans sa nature la liquidité du sang de tout autre individu de l'espèce humaine. C'est là où ces infirmes donnent les signes de vie, toutes les fois qu'on leur parle en y appliquant la bouche. Nous avons déjà observé que l'intuition est proportionnée à la liquidité du sang. Il est donc clair qu'étant plus grande chez les cataleptiques que chez les époptes, elle doit aussi provoquer une intuition supérieure chez les premiers à celle des seconds.

Nous avons dit, à la vérité, que dans les époptes il faut, pour leur intuition, que la majorité de leur sang soit extraordinairement liquide ; mais il faut remarquer que c'est cette majorité qui ajoute aux degrés de son intensité. Aussi une intuition claire ne dérive pas de la quantité de sang liquide, mais de l'intensité qui en résulte. En exigeant donc dans les époptes la majorité de la masse de leur sang extraordinairement liquide, on ne cherche que ce degré de liquidité qui est susceptible d'intuition, et qui autrement ne se développe pas.

Toutefois, dans tout évanouissement en général, l'âme n'a sur le corps qu'une action *restreinte*, tandis qu'elle y a une action *expansive* dans le sommeil lucide.

Pour bien comprendre ce que c'est que cette action *restreinte* et *expansive* de l'âme, il faut savoir que ce principe moteur n'agit pas de la même manière dans l'état de sensations sur toutes les parties du corps. Il agit plus particulièrement sur le cœur, sur le diaphragme. sur la glande pinéale, et sur quelques autres organes internes, que sur tout le reste du corps. Aussi toute impression externe qui serait légère ailleurs, est toujours grave dans ces parties, appelées avec raison les parties nobles, parce que ce sont elles qui contribuent à la conservation de l'aptitude de la machine au mouvement vital.

5. — La simplicité de l'âme n'empêche pas qu'elle n'agisse simultanément et à la fois sur plusieurs lieux de son enveloppe. C'est pour ne s'être pas formé une juste idée de sa nature, qu'on s'est occupé vainement dans les écoles d'en déterminer le siège précis. Ce qui est inconscriptible à l'espace peut-il être circonscriptible à un lieu? Ce que le corps n'enferme pas peut-il avoir un siège dans le corps.

Il est hors de doute que l'esprit ne peut agir immédiatement sur la matière. Celle-ci ne se meut que par contact, et l'esprit étant simple, est hors d'état de toucher les corps. Il n'agit donc sur eux que par un intermédiaire qui, quoique matériel aussi, est néanmoins destiné par la nature à ce genre exclusif de fonctions. Tels sont ces *esprits animaux, ce fluide vital* ou *nerveux*, dont nous avons déjà parlé plus haut, et dont nous parlerons plus amplement dans la suite. Toutefois, la manière dont l'âme agit sur les parties nobles du corps, n'est pas la même que celle dont elle agit sur le reste.

Une piqûre qui serait légère et imperceptible ailleurs, est toujours grave ou du moins pénible sur le cœur, sur le diaphragme, sur la glande pinéale. Cette différence fait voir que l'action de l'âme est plus directe sur ces parties que sur tout le reste du corps, et que là où elle est indirecte, les impressions externes, dans la propagation de leur mouvement, perdent beaucoup de leur intensité primitive ; de sorte que souvent une impression égale à quatre ne produit pas une sensation égale à deux.

C'est en raison de cette inégalité des sensations dans l'égalité des impressions externes, que nous appellerons *immédiate* l'action de l'âme sur les parties nobles du corps, et *médiate* celle qui s'étend partout ailleurs, quoique dans la rigueur du terme ce principe moteur ne puisse jamais agir *immédiatement* sur la matière.

Dans le sommeil lucide, l'action de l'âme est *expansive*, c'est-à-dire, *immédiate* sur toutes les moindres parties du corps qui sont exemptes de sang épais, et suivie de la restriction de sa liberté interne ; de sorte que ce principe, intelligent dans sa distraction, est autant étranger à toute sensation même légère d'une impression vive, que dans son attention il est susceptible d'une sensation vive de toute impression la plus légère. Les époptes donnent tous les jours des preuves évidentes de cette économie dans tous leurs sommeils.

Toutefois, cette action *expansive* n'est pas aussi énergique dans le sommeil lucide sur tous les corps, qu'elle l'est ordinairement sur les parties nobles dans l'état de sensations ; parce que la circulation du sang qui s'y ralentit, force les organes internes de se relâcher de l'exercice de leurs fonctions habituelles, et que tout en donnant une nouvelle vigueur aux autres parties du corps, tout en contribuant à restreindre la liberté interne, elle ne prive pas le cœur, le diaphragme, et la glande pinéale, du droit inaliénable d'entretenir dans la machine le mouvement vital.

Dans les évanouissements, l'action de l'âme est *restreinte*, c'est-à-dire *immédiate*, seulement sur le diaphragme, et peut-être aussi sur le cœur et sur la glande pinéale, mais elle est presque nulle sur les autres parties du corps. Aussi les cataleptiques, dans leurs crises, sont-ils inaccessibles à toute espèce de douleur dans le reste de leur corps. Chez eux, le sang ne circule qu'avec une lenteur imperceptible en raison de sa densité extraordinaire ; et ce motif suffit non seulement pour priver l'âme de son action *expansive*, mais encore pour la rendre étrangère aux perceptions correspondantes aux impressions que peut recevoir le reste du corps.

6. — De cette différence de l'état physique entre les cataleptiques et les époptes, il résulte que ceux-ci, malgré l'imperfection de leur intuition, peuvent se guérir de toute maladie sans traitement, et que les premiers ont toujours besoin de médicaments effectifs, quoique indiqués par eux-mêmes. La raison en est déjà connue : c'est la différence du sang qui ne se modifie pas de la même manière aux ordres du directeur, ou, pour mieux dire, qui, dans les cataleptiques, est toujours rebelle à la modification voulue, en raison du défaut d'exercice de leur liberté interne.

La liberté externe dans notre sujet est une faculté de maîtriser au gré du concentrateur tous les mouvements libres et nécessaires du corps ; et la liberté interne est celle de replier l'attention au gré des désirs et du besoin sur tout objet qui sourit à l'esprit. La liberté externe dans ces êtres intuitifs est en raison inverse de la liberté interne, c'est-à-dire : plus la liberté externe est étendue et plus la liberté interne est rétrécie, et *vice versa*. Il s'ensuit que la lucidité est toujours en raison directe de la liberté interne c'est-à-dire : plus la liberté interne est étendue et plus la lucidité est solide.

La liberté externe ne s'entrave qu'autant que s'affaiblit le commerce de l'âme avec le corps. Par là, comme dans cette progression décroissante, l'âme, en se concentrant autant que possible, se dégage du corps et prend son essor vers la jouissance de ses facultés spirituelles ; elle trouve sa liberté interne en opposition avec sa liberté externe, et sa lucidité suit les degrés de la première. Voilà la raison pour laquelle les cataleptiques en crise, et en général toutes les personnes évanouies qui sont plus concentrées que celles qui dorment du sommeil lucide, sont plus exactes dans leurs annonces et plus entravées dans le mouvement de leurs membres que ces dernières.

Toutefois, la plénitude de la liberté interne n'est jamais compatible avec aucune de ces espèces de concentrations. Elle n'existe, ni ne peut exister hors de l'état de parfaite jouissance des sens, ou de la pure spiritualité de l'âme après sa séparation d'avec le corps. Même dans l'état de sensations, elle est encore incomplète, quoique suffisante pour être responsable du mérite et du démérite, comme nous le verrons dans la suite. La liberté interne perd autant que l'âme s'écarte de son intuition pure dans son union avec l'enveloppe qu'elle informe. C'est pour cette raison que nous avons déterminé dans la définition générale de la concentration,

que c'est une abstraction des sens avec la restriction de la liberté interne.

7. — La raison pour laquelle la densité du
sang dans les cataleptiques, et en général dans
les personnes évanouies, contribue plus à
l'abstraction des sens que sa liquidité dans le
sommeil lucide, peut être puisée dans la considération même de la nature des deux concentrations. Le sommeil qui se divise en engourdissement, en assoupissement et en un sommeil
proprement dit, est toujours un état naturel ; et
il appartient à la nature de conserver dans son
intégrité, autant qu'il dépend d'elle, l'ouvrage
qu'elle dirige et surveille au milieu des vissici-
tudes auxquelles il est assujetti. Mais puisque
l'état naturel de l'homme est la jouissance des
sens, la nature tâche que la concentration dont
elle est obligée de faire usage pour la réparation
des forces perdues, ne dépasse pas les bornes
de ses droits et de sa juridiction. Il faut donc
que, quelque profonde que soit dans le sommeil
l'abstraction des sens, elle se lie toujours, du
moins indirectement, à l'état de sensations.
Aussi tout épopte, étant engagé à replier son
attention sur lui-même pour ce qui concerne
ses annonces et ses décisions, garde au réveil
une parfaite mémoire de tout ce qui lui a été
recommandé pendant son sommeil.
Cet effort n'est nullement compatible avec les
cataleptiques et les personnes évanouies. Ils
se trouvent en raison de leur position, hors des
droits et de la juridiction de la nature individuelle. Toute maladie qui entrave l'exercice
des fonctions de l'espèce humaine est toujours
contraire au but de sa surveillance ; et par là il

est clair que l'intuition même dont ces malades jouissent, appartient plus à la proximité de la séparation des deux substances qu'à l'intimité de leur union. Quoique le danger n'y soit pas toujours imminent, il y a néanmoins toujours un isolement marqué entre l'âme et le corps.

La densité du sang qui le provoque ressemble plus à une coagulation générale de toute sa masse, qu'à cette épaisseur qui est compatible avec l'état naturel de l'homme. L'âme ne pouvant agir que sur quelques parties du corps avec lesquelles se trouve interceptée toute correspondance régulière du reste, se voit abandonnée à elle-même. C'est dire que les sens externes étant paralysés plutôt qu'engourdis, comme dans le sommeil ; que tout mouvement externe étant suspendu ; que la respiration, la palpitation du cœur, la circulation du sang devenant imperceptibles au point d'être considérés comme arrêtées, l'âme tout en tenant encore, comme par un fil à son enveloppe, a l'apparence d'appartenir moins à l'ordre physique qu'à l'ordre intellectuel.

8. — Je n'ai pas besoin d'ajouter ici que les cataleptiques sont plus en état de soigner les malades que les époptes, en raison de la supériorité de leur intuition, et conséquemment de leur lucidité, mais non par ce prétendu *rapport* dont on n'a jamais su déterminer l'idée ; ou si on l'a déterminée quelquefois, on ne l'a fait qu'en y attachant de nouvelles erreurs. Dans l'étude du sommeil lucide, on a souvent adopté des mots, sans trop s'embarrasser des idées qu'ils devaient exprimer, ainsi que nous l'avons déjà

fait observer dans une foule d'autres dénominations.

Ces êtres intuitifs n'atteignent pas les objets par leur sens comme l'espèce humaine dans son état de veille. La condition naturelle de l'homme exige qu'il ne puisse former l'idée de chacune des propriétés des corps que par les cinq sens qui y répondent. Le médecin, en tâtant le pouls d'un malade, n'y trouve précisément que ce qui concerne le sens de palper ; c'est-à-dire, la célérité ou la lenteur ; la force ou la faiblesse de la circulation du sang ; et il en conjecture ensuite la situation du malade et l'état de la maladie. Il n'entend sûrement pas le son par ce procédé ; il ne flaire pas l'odeur, il ne goûte pas la saveur, il ne voit pas la couleur, la quantité et les distances ; parce que la connaissance de ces objets est un apanage exclusif des quatre autres sens et non celui du palper.

Si les cataleptiques et les époptes ne prennent pas connaissance des objets externes par les sens, mais par l'intuition, c'est-à-dire, par une faculté qui leur donne une jouissance simultanée des fonctions semblables à celle des cinq sens et au delà, sans distance ni de temps ni de lieux ; il est clair qu'ils n'ont pas plus besoin de toucher un objet externe que de l'entendre, de le flairer, de le goûter, de le voir, pour le connaître. Ils doivent l'atteindre tout aussi bien étant à plusieurs centaines de lieues d'eux que s'il était devant eux.

Ce qu'on a voulu entendre par le mot *rapport* n'est donc autre chose que la précision de tout ce qui détermine un individu et le distingue de la masse générale de l'espèce humaine. C'est pour cette raison qu'un tactile qui est imbibé des miasmes individuels fait connaître à ces êtres intuitifs une personne qui serait aux Antipodes, comme si elle était en contact avec eux. Le tactile ne devient équivoque qu'en raison du mélange de miasmes étrangers qui offrent à leur esprit une personne pour une autre.

Les époptes surtout ne demandent à toucher les malades ou toute autre personne qui veulent les consulter que lorsqu'ils veulent fixer leur incertitude sur la précision des individus. L'esprit des personnes abstraites des sens est beaucoup plus vacillant et volage que dans l'état de veille ; dans ce dernier état, il n'est stable et constant que par des efforts continuels.

9. — L'observation la plus importante que présenteront ici toutes ces considérations sur l'abstraction des sens, est qu'il faut avoir recours à d'autres principes pour en expliquer la nature qu'à ceux qu'on puise directement dans les connaissances sensibles. Développer le sommeil lucide, n'est point une science qui appartienne au concentrateur. On sait que de tout temps les enfants dans les collèges, les soldats dans leurs casernes, les matelots sur leurs vaisseaux, ont fait parler de leurs camarades, ou en touchant une partie quelconque de leur corps, ou en leur adressant simplement la parole. Il arrive même souvent que sous le léger attouchement des barbiers et des perruquiers, on se sent entraîné à un doux sommeil, tandis que ces concentrateurs, loin d'y penser, désirent au contraire que ceux qu'ils soignent prêtent toute leur attention à leur habileté et à leurs talents. La chose la plus épineuse est d'y savoir démêler la vérité d'avec

l'erreur, et de la lier avec les principes également reçus par tout le monde.

Il est certain que les êtres intuitifs ne voient les objets que par les *espèces* ; et il est également certain qu'ils lisent parfois la pensée d'autrui. Comment ce qui n'a pas de forme sensible peut-il être accessible à une intuition mixte ?

Il est certain que ces oracles voient souvent une chimère pour une réalité ; de sorte qu'on peut regarder comme une personne extrêmement lucide celle qui dans cent annonces réussit à dire dix vérités, même susceptibles d'interprétation. Comment connaîtra-t-on que, dans la solution d'une question posée, elle a prononcé de science certaine, d'autant plus que deux de ces êtres intuitifs, tout en annonçant une vérité réelle, sont rarement d'accord entre eux dans le sens de leurs énonciations ?

Il est certain qu'une de ces personnes abstraites des sens, étant même dépouillée de toute prévention, voit présent le passé, l'avenir et ce qui est à distance de lieux, à moins qu'elle n'ait dans son esprit une échelle de leur mesure. Elle voit de la même manière qu'un curieux contemple un tableau qui retrace le commencement ; la suite et la fin d'une aventure historique ; et le plus souvent cette représentation ne se lie pas avec ses idées de l'état de veille. Comment démêlera-t-on de ce chaos inextricable la vérité annoncée ?

Il est certain que ces êtres intuitifs ne voient pas les lieux relatifs d'un objet donné, et conséquemment ils ne voient pas non plus son lieu absolu. Par là ils trouvent souvent à gauche ce qui est à droite, et *vice versa* ; et s'ils voient un tout, ils n'en voient pas les parties, et *vice versa*.

Même ils voient souvent les parties détachées de leur tout et *vice versa*. Comment conciliera-t-on ce genre d'existence avec les principes de l'expérience ?

Mille autres paradoxes de cette nature dérivent de l'abstraction des sens : ils ne se lient pas directement avec les connaissances sensibles ; mais ils existent et exigent une explication, pour recommander la science et la prétendue puissance des concentrateurs.

10. — Ce n'est pas ici le lieu de développer tous ces étonnants effets de l'intuition mixte : nous remplirons dans la suite cette tâche qui entre dans les branches de notre entreprise. Mais nous observons ici qu'il est des personnes qui décident péremptoirement que cet état d'abstraction des sens est un état d'aberration et de démence, sans nullement se douter de leur ignorance, et prétendent que c'est *contre la raison*, parce que c'est *au-dessus de la raison*. Quoique les faits mêmes démontrent, dans notre sujet, le sentiment qu'expriment ces mots sous la fastueuse dénomination de principe ; néanmoins il est utile ici, pour l'honneur de la saine philosophie de relever toute l'absurdité qu'ils énoncent.

Ce qui est au-dessus de la raison est toujours une chose qui existe : et *ce qui est contre la raison*, n'est qu'une chose qui répugne à exister. Dire donc que *ce qui est au-dessus de la raison est contre la raison*, c'est énoncer que ce qui existe répugne en même temps à exister.

C'est aussi énoncer une contradiction en sentiment, d'après ce que nous avons déjà dit plus haut ; c'est-à-dire que la conception humaine ne peut pas être la mesure de l'existence d'une vérité ; parce que la raison conçoit, ne répond qu'aux impressions qui frappent les organes externes ; et ces impressions existent parfois sans aucune action de leur part, d'après la nature de la condition humaine. Ainsi dans ce que même la raison conçoit, elle conçoit quelquefois une vérité pour une erreur, et une erreur pour une vérité.

Le prétendu principe : *Ce qui est au-dessus de la raison est contre la raison*, n'est donc qu'une absurdité en termes et en sentiments. Il n'a été forgé que de la fausse considération de l'assimilation de l'inconcevable avec le contradictoire. L'inconcevable n'est tel que par le défaut d'aptitude de l'esprit ; au lieu que le contradictoire est inconcevable par les termes mêmes. Le premier est au second ce qu'est le genre à ses espèces ; c'est-à-dire que l'inconcevable embrasse le contradictoire avec d'autres espèces.

Ce n'est donc qu'en restreignant la latitude de ce qui est inconcevable à ce qui est contradictoire qu'on conclut abusivement, contre tout principe de raisonnement que *ce qui est au-dessus de la raison est aussi contre la raison*. Il y a cette différence entre l'un et l'autre ; c'est que l'idée du premier est positive en elle-même et négative en représentation, et que celle du second est négative et en elle-même et en représentation ; et c'est ce qui le rend inconcevable pour être absurde.

11. — L'idée du *point* et de la *ligne*, chez les géomètres, est positive en elle-même et négative en représentation, parce que dans la première acceptation elle offre à l'esprit un principe

des quantités positives, comme le commencement d'une longueur sans étendue et une longueur sans largeur ; et dans la seconde acception, elle ne présente à l'esprit que l'absence de toute étendue et de toute largeur.

Au contraire, l'idée du *néant* et de *l'absurde* n'est en elle-même et en représentation que la conception de leur impossibilité d'exister, et par cela même de leur négation absolue.

Celui qui prétendrait déduire d'une négation relative une négation absolue, ne ferait qu'inférer des *prémisses affirmatives* une conclusion négative. Si un pareil raisonnement est admissible dans la recherche de la vérité ou dans le développement de l'erreur, il n'y aura plus aucune circonstance où une discussion contradictoire puisse être défectueuse dans l'un des deux sens opposés.

Ce qui est au-dessus de la raison est donc si *loin d'être contre la raison*, qu'il est, au contraire, conforme à la raison ; parce qu'il la force de reconnaître la restriction de sa conception. Elle sent qu'il est quelque chose qu'elle ne conçoit pas : avouer que cette chose existe ou qu'elle peut exister, c'est précisément ce qu'on appelle une chose *outre la raison* ; et elle est à l'inconcevable ce que sont à peu près les tours de la jonglerie à l'admiration du vulgaire. Au lieu que ce qui est *outre la raison* tient à la restriction du génie de l'homme, dont les bornes sont marquées au seul coin du sensible.

Ainsi celui qui conclurait que Dieu, l'esprit, l'éternité et d'autres vérités de cette hauteur, sont des chimères parce qu'elles sont inconcevables, ne ferait que prétendre que les causes précises du feu, de l'or, de l'électricité, du galvanisme n'existent pas, parce qu'elles sont inconnues et conséquemment inconcevables. L'ignorance qui n'est point invincible dans la recherche de ces dernières, et l'impossibilité qui ne peut pas être surmontée dans la conception des premières, ne dérogent en rien à l'exactitude de la similitude ; parce qu'au moment où l'esprit ignore les unes et ne conçoit pas les autres, la raison est également dépourvue des moyens d'en combiner les rapports avec les principes démontrés.

La considération de la condition humaine même démontre donc que, pour saisir certaines vérités qui sont inconcevables, il faut avoir recours à une autre raison qu'à la raison commune.

12. — Mais ce que l'abstraction des sens développe est bien loin d'entrer dans la catégorie des vérités inconcevables, comme on le verra dans la suite ; et quoiqu'il soit mêlé de mille erreurs, il présente encore néanmoins plus de ressources pour découvrir des vérités nécessaires, que le seul ministère des sens, étayé de la raison commune. C'est toujours un réservoir de lumières sublimes : avec de la peine, des précautions et de l'adresse on peut toujours y puiser ce qui manque au perfectionnement de toutes les sciences humaines ; parce que cet état n'embrasse rien moins qu'une science universelle.

En *morale*, par exemple, ce que les philosophes avec faste et pompe nous étalent d'érudition, se réduit simplement à une mesquine théorie des vertus et de leurs ramifications. Etait-ce là nous instruire de ce qu'est la source de la moralité des actions humaines ? Ce qui en est la nature est toute autre chose que ce qu'en sont les moyens. Pour notre utilité et pour le progrès des connaissances naturelles, il fallait nous apprendre comment on devait s'y prendre pour s'en donner et pour s'en rendre la pratique familière. Un vrai philosophe qui doit expliquer les effets par les causes et les causes par les effets, aurait par cet effort rempli sa tâche ; et en démontrant la liaison de ces vertus avec le physique de l'homme, il en aurait facilité l'exercice. On aurait connu par ce travail que la moralité des actions qui dépend de la liberté, dépend aussi de la disposition de l'enveloppe, et qu'elle y est parfois si intimement liée, que celle-ci étant une fois dérangée de sa souplesse, affaiblit aussi l'arbitre et rend l'action nécessaire.

L'Evangile certes n'avait pas le but d'instruire les hommes dans les sciences naturelles, et il est le seul qui, en ce qu'il fallait pour la pratique des vertus morales, ait touché, sans raisonner, la théorie de la moralité des actions humaines. Il se contenta de conseiller toute espèce de privations des sens, pour réprimer la chair, et il démontra par l'exemple de milliers de ses partisans que c'est la seule manière de faire prévaloir sur les passions désordonnées l'empire de la raison, étant surtout étayée de la pratique de ses maximes.

Cette marche simple vers l'exercice des vertus morales n'avait assurément pas besoin du poids de l'autorité divine pour être suivie comme certaine et infaillible : un regard réfléchi sur la nature humaine suffisait pour la découvrir et pour en sentir l'utilité, la nécessité et l'efficacité. Quelques philosophes avant l'Evangile avaient déjà démêlé ce secret qui, pour être palpable, n'en était pas un ; mais ils en avaient si fort ignoré l'application à l'usage et à la pratique qu'ils semblaient avoir pris à tâche d'outrager la nature.

13. — Entre autres, Brahma, législateur des Indes orientales, avait pressenti bien avant le divin fondateur du christianisme, que la mortification des sens était la seule règle de la moralité des actions humaines. Il était persuadé que l'obéissance de la chair à la raison, étant surtout dirigée par des préceptes positifs, en était une suite nécessaire, et à son tour la source des vertus morales. Mais ces armes utiles, maniées par une raison farouche, ne pouvaient que trancher avec désavantage et sans ménagement. Une épée entre les mains inexpertes d'un enfant peut-elle présenter plus de moyens de sûreté que de dangers ?

Aussi ce que ce législateur conseille à ses sectateurs pour la perfection des mœurs ou pour l'expiation des crimes, est si supérieur aux forces de la nature, que si les attestations répétées des voyageurs ne rendaient pas dignes de foi les pénitences volontaires ou canoniques des fakirs, on aurait de la peine à croire que des hommes pétris d'os et de chair puissent se soumettre à un pareil genre de vie.

Je ne sache pas que d'autres philosophes qui se sont mêlés de la législation, aient tenu le juste milieu qui brille tant dans le code de l'Evangile, pour inculquer à leurs prosélytes les moyens de pratiquer les vertus morales ; mais je sais que nul d'entre eux ne s'est avisé de prononcer sur ce qui attire les hommes moins vers la vertu que vers le vice. Il me semble qu'avant

de donner des préceptes sur les mœurs, il fallait décider :

Pourquoi l'affluence des délices asservit la
raison ?

Ce que c'est que cette raison ?

Pourquoi étant le juge du bien et du mal,
elle n'est pas la même chez tous les hommes ?

Pourquoi elle a plus d'empire sur un corps
énervé par les privations ?

En quoi consistent principalement les moyens
de la rébellion de la chair contre l'autorité de la
raison ?

Si elle peut, cette raison abandonnée à ses
propres forces, avoir assez d'ascendant sur le
corps même énervé par les privations ?

La solution de ces questions et d'autres qui y
sont analogues, aurait appris à l'homme que la
répugnance qu'il trouve entre son penchant et
sa raison dans la pratique de vertus morales,
tient à une cause dépendante de son arbitre, et
que, dans ce sentier délicat et épineux, tout ce
qui l'asservit à ses passions est subordonné à
son choix et à son option. Il aurait vu par là
que les malheurs qui résultent de ses maux
moraux sont tous son ouvrage propre, et que
les plaintes qu'il élève contre son sort sont de
nouveaux crimes, dignes de nouveaux châti-
ments.

14. — Je ne trouve pas non plus que les philosophes aient été plus heureux dans leurs
recherches sur le physique que sur l'éthique.
Dans l'optique, dans l'acoustique, dans la
connaissance du système cérébral, en un mot
dans l'étude de chaque partie de l'homme, ils
se sont toujours occupés de ce qui en fait

l'objet plutôt que des sources respectives qui en font les différences. Cette étude nous aurait désillé les yeux sur la connaissance de son matériel, et, au lieu de nous rendre les témoins passifs de ce qu'il a, elle nous aurait appris comment il en use. De la négligence de ce soin il résulte que tout obstacle qui tend à provoquer sa destruction devient un sujet mystérieux à la science médicale. Les moyens que ses professeurs emploient pour le pénétrer, ne sortent plus de la sphère des conjectures, et s'opposent souvent à l'attente conçue.

L'anatomie en général, cette science dans laquelle on croit en Europe l'emporter sur tous les peuples de la terre, n'est exacte qu'à s'enfermer dans les étroites bornes que lui prescrit sa précise étymologie. La dissection des cadavres ne fournit à l'étudiant qu'une vaine nomenclature des parties du corps humain. On croit y avoir appris tout ce qui constitue l'homme, quand on n'a fait qu'encombrer la mémoire d'une foule de termes hétéroclites. Elle donne, à la vérité, l'idée des formes de toutes les parties qui composent la machine humaine, mais nullement du jeu qui seul doit être le but de l'étude et des recherches.

L'impulsion que donne le principe moteur à la machine entière, nous conduirait, étant connue, à la science des moyens aptes à l'entretenir, sans interruption, dans son mouvement, quand même des causes secondaires, malgré toute la vigilance et les précautions, en traverseraient la continuité. Mais cette attente ne peut avoir d'issue heureuse qu'en examinant l'harmonie de tous les membres d'un corps vivant ; et il y a moins loin de l'amalgame hétérogène de la fange au métal le plus pur, que d'un corps desséché à un corps animé.

Le sort des peuples qu'on appelle barbares en Europe, me semble de ce côté, plus digne d'envie que celui des nations policées. Ils ignorent certes la forme des parties qui composent l'enveloppe humaine ; mais ils ne présentent pas à la vue, comme ces derniers, le hideux spectacle de tant de bossus et de tant de boiteux, de tant de borgnes et d'aveugles, de tant de fous et d'imbéciles, de tant de goutteux et de paralytiques, de tant de sourds et de muets, et de tant de ces autres infirmes qui, sans avoir un caractère précis de leurs maux, souffrent cruellement pour la vie, avec la désespérante certitude d'être inguérissables.

Je ne sais comment ils font pour jouir d'une santé constante et uniforme, mais il est certain qu'au milieu de leur stupide ignorance, le principe de la conservation de soi-même leur a fait connaître plus de moyens de se préserver des maux ordinaires qu'aux nations civilisées, qui cherchent ces maux avec des appareils imposants. Il faut pour le moins convenir que, dans son matériel, l'homme est le plus connu là où il est le moins étudié, que là où l'on fait de grands efforts pour l'approfondir.

Si nous entrons dans les autres parties de la physique, nous n'y verrons que des hypothèses au lieu de théories positives, et beaucoup plus de problèmes que de démonstrations. Je conviens que ce que la philosophie a fait est beaucoup plus qu'on ne devait en espérer, en raison des entraves et des difficultés inextricables qu'on rencontre dans cette carrière ; mais elle peut faire encore davantage à l'aide de l'état d'abstraction des sens, ou à côté d'une foule d'erreurs la nature, en exigeant de l'homme une étude sérieuse et une méditation profonde, a caché la clef de beaucoup de vérités utiles et lumineuses.

SÉANCE V

DIVISION DU PLAN

I. — On sait que le sommeil lucide existe et que ses accessoires étourdissent la raison humaine. Il ne s'agit que de déterminer la cause du premier et d'expliquer par elle le développement des seconds.

Il est vrai, ainsi qu'on ne cesse de le répéter dans les feuilles périodiques, que ce phénomène n'est pas reconnu et reçu par tous les savants : mais il est vrai aussi qu'une vérité, pour être telle, n'a besoin du suffrage de personne. L'aveuglement de ceux qui se refusent à lui rendre hommage n'est pernicieux qu'à eux seuls : il ne déroge en rien à l'existence de ce phénomène, objet de leur ignorance ou de leur incurie. D'ailleurs, pense-t-on sincèrement que ceux qui le cultivent ne forment qu'une classe de charlatans, comme des journalistes ont prétendu l'insinuer ?

L'existence du sommeil lucide et de ses merveilleux accessoires tient toujours aux causes naturelles, mais plus souvent intellectuelles que sensibles. On ne doit donc pas s'attendre qu'elles se rendent toutes accessibles aux sens, et conséquemment à la rigueur d'une démonstration même physique. Elles ne peuvent être réduites,

qu'à cette évidence morale qui suffit pour calmer la raison, et qui fondée sur le témoignage
interne de tout individu, a des droits à égaler
toute certitude sensible.

Exiger qu'une vérité obscure soit condam-
née à être rangée sur la ligne des problèmes,
si elle n'est pas présentée sous une évidence
mathématique, c'est vouloir que ce qui a une
existence réelle et physique ne soit qu'un objet
de pure conception. L'exactitude des sciences
mathématiques n'est sûrement pas dans la nature, mais dans l'hypothèse. Ce sont des vérités idéales et non réelles qu'elles démontrent.
Un cercle, une ligne, un point, d'où partent
les conséquences géométriques, n'existent que
dans la supposition.

Désirer qu'une vérité obscure ait une évidence
sensible est une prétention encore plus injuste :
c'est confiner dans la catégorie des absurdités
les vérités intellectuelles qui, chez les êtres
pensants, doivent occuper le premier rang dans
la conduite de la vie. L'existence des corps,
hors de nous, peut souvent nous tromper :
l'existence des idées ne nous trompe jamais.
Toutefois s'il est reçu que cette certitude, en
raison des objets de la conception, soit classée
parmi les certitudes morales, elle n'a pas moins
dans sa nature de quoi égaler et peut-être même
surpasser une certitude sensible.

La détermination précise de la cause du sommeil lucide et l'explication plausible des accessoires qui l'accompagnent gisent dans une certitude morale ; et les principes qui la révèlent
résultent des observations qui sont communes à
toute l'espèce humaine.

2. — Pour pouvoir la relever, nous marcherons graduellement en divisant notre sujet en séances et chaque séance en paragraphes. Les quatre premières séances sont déjà connues : elles embrassent la Préface et l'Introduction.

En englobant la première dans la masse des séances, je ne tends qu'à lier au développement de mon sujet les motifs qui le provoquent. Je n'y considère que les attaques qui concernent mon étude, et non celles qui regardent ma personne : ces dernières se trouvent pleinement réfutées par mon silence sur le compte de mes agresseurs. Sans cet aiguillon qui pique vivement mon honneur, je me serais condamné à me taire sur la cause du sommeil lucide, persuadé que je n'ai rien à enseigner, dans une ville où j'ai tout à apprendre.

Dans l'Introduction, je me suis empressé de mettre le lecteur au courant de toutes mes idées sur le sujet que je traite. Elles ne sont que rapides et générales, mais néanmoins suffisantes pour faire présumer la cause que nous cherchons à développer. Notre plan nous force à la découvrir par la méthode synthétique, qui procède toujours du connu à l'inconnu, c'est-à-dire, au connu obscur ; et c'est pour cette raison que nous nous sommes abstenus de l'indiquer clairement et avec précision. C'est un sujet qui, en raison de cette entrave, est incompatible avec la méthode analytique.

La présente séance va donner d'un seul coup d'œil toute la substance de l'ouvrage, séance par séance. On sera, par ce moyen, à même de juger le mérite du travail et d'en abandonner la lecture, s'il n'offre rien qui pique la curiosité. Le livre qui ennuie est un pavot qui endort.

Nous exposerons ensuite tous les procédés connus qui, dans différents temps, ont été employés avec un égal succès et pour procurer du bien-être aux personnes en bonne santé, et pour provoquer le sommeil lucide sur une certaine classe de personnes. Cette notice aura le mérite de fournir des notions naturelles sur la cause précise de ces effets surprenants, sans mettre à contribution des raisonnements tortueux.

Cette exposition nous amènera à examiner les deux principales sources d'où découlent tous les phénomènes qui étonnent dans le sommeil lucide, et qui paraissent à la première vue mystérieuses et indéchiffrables. Nous ferons voir qu'il n'y a rien qui dépasse les bornes de la raison humaine, et que tout y est concevable, pour peu que l'homme veuille s'adonner de bonne foi à la recherche de la vérité. Des sources enfermées dans la nature ne peuvent pas étourdir la raison naturelle, à moins que, dépourvue de toute connaissance humaine, elle ait la prétention de se ranger dans la classe de la raison éclairée.

3. — Nous nous arrêterons plus particulièrement sur le sommeil lucide, qui est le plus remarquable de ces phénomènes, et à son tour la source d'autres aussi neufs qu'incroyables. Ayant déjà fait une énumération succincte de ce qui en résulte, nous ferons des observations particulières sur quelques-uns de ces phénomènes les plus dignes d'attention. Nous nous attendons, dans cette exposition, à passer pour visionnaire et enthousiaste, même dans l'opinion de ceux qui s'occupent du sommeil lucide ; mais sans inquiéter de ce qu'on pourra dire,

nous remplirons toujours la tâche d'être véridique, en rapportant fidèlement ce que nous avons provoqué dans les époptes, et ce que toute personne qui les soigne peut en obtenir facilement.

Avant que d'aller plus, loin nous examinerons dans la séance suivante ce que c'est que la nature individuelle et le caractère des différents motifs qui déterminent l'âme humaine à agir. Cette connaissance nous mettra à même de former une juste idée de l'état des époptes, et des nuances qui distinguent un épopte d'un autre. On y verra que la nature individuelle est, dans sa modification, intuitive-mixte, cet esprit même qui nous anime, et qui agit sur le corps différemment, ou d'après la persuasion, ou d'après les convictions de plusieurs espèces qui ont leurs propriétés particulières. La raison humaine aussi qui est vulgairement crue être le seul flambeau qui doive éclairer l'homme dans la recherche de la vérité, y sera dûment approfondie, pour être évincée du rang que fastueusement elle s'arroge.

Nous nous occuperons immédiatement après d'expliquer ce que c'est que l'intuition qui a une manière toute particulière de présenter à l'esprit les objets internes. Les mystiques en ont parlé souvent dans leurs ouvrages ascétiques, mais dans une acception bien différente de celle des écoles d'Allemagne. Les époptes, dûment étudiés, démontrent par des preuves expérimentales que ni les uns ni les autres n'ont connu la véritable signification de cette vérité éminente. Nous en approfondirons la nature, et nous découvrirons dans cette recherche plusieurs idées neuves, étrangères à la philosophie, et peu familières à la théologie.

La lucidité, qui en fait une juste application, sera ensuite l'objet de notre étude et de nos réflexions. Nous en distinguerons de plusieurs espèces, qui, faute d'avoir été remarquées, ont induit dans des erreurs graves beaucoup d'observateurs qui étudient le sommeil lucide. Comme la lucidité et l'intuition sortent tout à fait de la ligne des opérations ordinaires de l'esprit sensitif, il est naturel qu'on les confonde avec les fonctions des sens, que l'ignorance regarde comme les seuls canaux aptes à transmettre à l'âme les idées des objets externes.

4. — Nous descendrons dans la séance suivante à examiner la nature de l'imagination avec laquelle des imprudents ont prétendu confondre la lucidité. Nous ferons voir que l'objet de l'imagination est tout autre que celui qui convient à la lucidité, et que la différence entre l'une et l'autre est plus grande que celle qui existe entre la conception et la raison. A cette occasion nous développerons ce que c'est que la chimère et l'*illusion* des sens, en démontrant que ce genre de conceptions et de sensations leur est aussi propre qu'il l'est à la glace de refléter les objets qui sont devant elle, et de représenter dans son sein ce qui n'existe pas. Ces observations nous désabuseront de plusieurs autres idées reçues comme des vérités démontrées, et qui ne sont que des erreurs grossières.

Nous passerons de l'examen de la nature de l'imagination à la connaissance de l'étendue de l'action d'une volonté externe ; c'est-à-dire, nous rechercherons si la volonté d'une autre personne peut agir sur nous à notre insu et malgré nous. Cette question, si c'en est une, n'aurait sûrement pas besoin d'être agitée, si ceux qui font des systèmes pour expliquer le sommeil lucide n'avaient pas cherché à obscurcir une vérité lumineuse. Les enfants mêmes n'ont pas douté jusqu'à présent que la volonté d'autrui pouvait les contraindre à agir malgré eux et à leur insu. Nous approfondirons ce que c'est que la modification de *vouloir* ; comment et pourquoi cette faculté a la vertu d'agir dans les bornes d'une juridiction déterminée ; et nous conclurons qu'elle n'a pas plus d'aptitude à être la cause efficiente du sommeil lucide, qu'elle n'en a à l'être de ces effets que nous obtenons du ministère et de la complaisance d'autrui dans le commerce social. Ceux qui ont avancé une pareille extravagance, seront forcés de convenir que si, dans ces derniers résultats, nous ne pouvons pas dire, sans choquer la raison et le bon sens, que nous en sommes la cause, c'est une aberration de la plus profonde démence, que d'assigner l'action de leur volonté comme cause du sommeil lucide.

La réfutation de ce pitoyable subterfuge nous forcera ensuite à examiner s'il existe un fluide *magnétique* ; car avant d'établir et de préciser ce que c'est que la cause du sommeil lucide, nous devons démontrer qu'elle n'a d'affinité avec rien de ce qui a, jusqu'à présent, été offert aux yeux du public. Quoique ses défenseurs, qui ont adopté la manie de raisonner des effets naturels comme de la variation des modes, n'en parlent plus beaucoup dans le compte qu'ils rendent périodiquement de leurs succès, néanmoins nous nous ferons un devoir d'aplanir tous les écueils du chemin qui doit nous conduire à la recherche de la vérité, afin qu'elle puisse se présenter d'elle-même aux yeux de tout le monde sans fard et dans tout son éclat. Je suis étonné que ceux qui s'occupent du sommeil lucide n'aient pas même été heureux dans le choix d'une seule des chevilles qu'ils ont employées pour rendre raison du sujet de leur profession ; tandis qu'il est si rare de trouver chez les hommes une uniformité pareille d'opinions dans la solution des problèmes physiques.

5. — Nous considérerons ensuite la nature de l'âme humaine. Nous exposerons d'abord les opinions des anciens philosophes antérieurs au christianisme et des Pères de l'Eglise sur sa nature, et nous développerons ensuite la nôtre, fondée sur les observations. Nous sommes persuadés qu'elle ne sourira pas beaucoup aux lecteurs ; mais avec un peu de réflexion, on sentira qu'elle s'appuie sur des raisons beaucoup plus plausibles, pour ne pas dire décisives, que l'opinion commune ; qu'elle ne répugne à aucune autorité respectable ; et qu'elle explique physiquement tous les phénomènes que la philosophie n'a jamais jusqu'à présent osé aborder. Parmi les philosophes modernes, je ne trouverai en opposition que Leibnitz et ses partisans. Mais tout en respectant le poids de leur autorité, je ne me sens pas capable de leur faire le sacrifice de la force de mes motifs : ils sont étayés sur la considération même de la nature de l'esprit et sur ce que l'âme humaine développe sensiblement. Nous remarquerons ici que dans cet examen nous nous occuperons de l'âme, non telle qu'elle est dans son union avec le corps, mais telle qu'elle doit être après sa séparation, telle qu'elle est en elle-même.

La connaissance de la nature de cette substance spirituelle nous mènera naturellement à la recherche de l'état de ses idées, et nous démontrerons que non seulement elles lui sont innées, mais aussi qu'elles embrassent la science universelle de tout l'ordre physique ; et que cette science tient aussi bien au complément de son être que la simplicité, la spiritualité et l'immortalité. C'est déjà dire que nous réfuterons dans un sens l'opinion de Locke, et que nous l'admettrons dans un autre qui sympathise seulement avec l'état naturel de l'homme. Nous rejetterons dans tout son ensemble celle de Descartes, en faisant voir que les idées infuses de l'âme ne peuvent jamais se convertir naturellement en idées sensibles, et que conséquemment elles sont toujours étrangères à l'homme. Ce que nous avons dit dans l'introduction a déjà dû faire voir que ce que décèle le sommeil lucide est en grande partie en opposition diamétrale avec ce qu'ont pensé les philosophes à cet égard.

Nous considérerons ensuite le corps humain simplement comme une machine matérielle, indépendante de toute action motrice d'une cause intelligente. Nous sommes persuadé que la description que nous en ferons ne sera pas aussi exacte que celle qui sortirait de la plume d'un anatomiste ou d'un physiologiste ; mais nous n'en parlerons que d'après les idées que nous ont fournies nos observations, notre expérience et nos réflexions. Nous serons forcé de reconnaître que si, dans son genre, cette enveloppe n'est pas la meilleure des choses possibles elle est du moins la plus parfaite de toutes celles qu'un génie des plus féconds a jamais pu concevoir ; et que ce qui quelquefois semble être défectueux dans son organisation, est tout à fait étranger au dessin primitif de sa construction.

6. — L'étude séparée de l'âme et du corps nous déterminera dans la séance suivante à considérer leur union mutuelle. Nous examinerons dans ce commerce les différents systèmes qui tendent à l'expliquer, et nous exposerons les idées que fournit le sommeil lucide pour le comprendre. Les réflexions que nous puiserons dans cette recherche auront l'avantage de nous découvrir la cause de toutes les modifications du corps, et conséquemment la cause de celles de l'âme qui les maîtrise toutes, ou directement et immédiatement, ou indirectement et médiatement ; et par là, nous nous consoliderons dans l'idée que nous avons déjà donnée de la nature individuelle. Nous la développerons d'une manière encore plus saillante, nous trouverons dans cette exposition la confirmation de tout ce que nous aurons précédemment tâché de faire connaître sur son compte.

La considération de l'homme tel qu'il est, ou de l'homme actuel, suivra aussitôt ce que l'on aura vu dans le commerce mutuel de l'âme et du corps. Envisagé sous le double point de vue de ses opérations intellectuelles et de ses actions corporelles, l'homme ne se présentera plus comme un résultat digne des éléments qui le composent. Nous n'y trouverons plus que des défauts qui contrastent avec sa nature et que ne composent pas ses qualités. On sera forcé de penser que l'homme, tout en se regardant comme l'être le plus accompli de l'ordre physique, est encore bien loin de répondre à la dignité et à la noblesse de son origine. Plusieurs autres réflexions qui naîtront de cette connaissance de la condition humaine nous feront un devoir de conclure que l'homme, tel qu'il est, n'est pas tel qu'il a dû être ; c'est-à-dire que l'homme actuel n'est qu'un être dégénéré de l'homme primitif qui fut la tige de l'espèce humaine ; et nous prouverons palpablement que la Genèse, qui nous trace la cause de cette dégradation, ne nous annonce qu'une cause réelle, sensible et proportionnée au malheur général.

Dans la séance suivante, nous aurons l'apparence de conjecturer un homme idéal et fantastique, tout en développant un homme réel et physique, et nous y verrons le modèle de ce que les époptes étaient très faiblement dans leur sommeil lucide. Nous serons forcés d'y reconnaître la nature du péché originel ; comment il a souillé et corrompu la masse totale de l'espèce humaine et comment il a anéanti l'exercice des facultés qui plaçaient l'homme dans une autre sphère que celle qu'il croit être son partage. Le tableau que nous ferons des perfections de cet homme avant sa rébellion et sa perfidie, donnera au lecteur l'échelle de proportion de la théorie du sommeil lucide et montrera en même temps combien les époptes sont éloignés d'esquisser même la copie de leur original, tout en ayant des droits à l'admiration de l'esprit humain. On sentira par là que ce qui dérive du sommeil lucide n'étonne que parce qu'il est extraordinaire, et non parce qu'il est étranger à la nature de l'homme.

7. — Le motif pour lequel le sommeil rap-

proche l'homme de son état primitif et originel sera le sujet de la séance suivante. Nous y approfondirons aussi la cause et la nature du sommeil et la différence qu'il y a entre le sommeil occasionnel et le sommeil naturel, et nous établirons que les espèces qui les distinguent, n'ont leur différence que dans leur profondeur et non dans la nature. Ceux, qui, sous la dénomination de sommeil *magnétique*, croient voir dans les époptes endormis un sommeil de nouvelle fabrique, y trouveront des raisons solides de se désabuser de leurs frivoles préventions. Nous leur ferons voir que la différence qu'annoncent les époptes entre le sommeil occasionnel et le naturel, provient d'autres sources que de celle de leur indéfinissable *magnétisme*, entouré de ses prestiges. Cette explication précèdera de près l'examen de la différence entre les époptes et les énergumènes. Nous ne mettrons en question ces deux états, si différents l'un de l'autre, que parce que ceux qui s'occupent du sommeil lucide ont indécemment confondu avec cet état naturel de l'homme la révélation surnaturelle et les effets de la sorcellerie. Nous leur démontrerons que parce que ces différentes causes existent, il n'est pas conséquent qu'elles soient les mêmes et identiques. Nous en fixerons l'existence, devenue fabuleuse pour les philosophes, ainsi que les différences e les caractères.

De cette recherche nous viendrons à examiner la question que M. le marquis de Puységur proposa, il y a quelques années, en rendant compte du traitement de son petit Hébert : savoir *si les fous, les maniaques et autres de ce genre, ne seraient pas des somnambules dérangés ?* Nous démontrerons à cet observateur zélé du sommeil lucide que les caractères de ces deux états sont si différents qu'il n'y a pas même à soupçonner qu'ils aient la moindre analogie entre eux. On y apercevra que la folie et tout ce qui entre dans la catégorie des maladies mentales est un état *contre nature*, tandis que le sommeil lucide n'est qu'un apanage constitutif de l'homme tel qu'il est, qui lui donne des degrés d'élévation vers le perfectionnement de son état primitif,

Immédiatement après, nous signalerons les indices qui décèlent les dispositions naturelles du sommeil lucide, et nous ferons voir que le défaut de réussite dans son développement par des procédés externes n'annonce que la présence des entraves qui s'y opposent, et ne dément pas la certitude de la possibilité du sommeil lucide. Ceux qui attribuent la provocation de cet état de repos à la puissance de leur volonté y trouveront de grands motifs de se persuader qu'on ne fait pas des épòptes quand on veut, mais qu'on les développe quand ils le sont naturellement et qu'ils s'y prêtent sans prévention.

8. — De la connaissance des indices du sommeil lucide nous passerons à la connaissance des moyens de découvrir un sommeil simulé et de s'assurer d'un sommeil réel. Il y en a de doux, mais qui exigent une attention profonde, et il y en a de violents, mais qui ne produisent d'effets que sur les seuls époptes. Il aurait été à souhaiter que ces derniers n'atteignissent que ceux qui, même ayant parfois des dispositions requises, feignent de dormir avec la sotte pré-

tention de mystifier le concentrateur. Toutefois par les moyens violents qui ne consistent que dans les paroles, on pourra du moins connaître ceux qui dorment réellement, et distinguer ainsi ceux qui feignent de dormir. Les moyens doux qui embrassent les uns et les autres supposent une parfaite connaissance de la pulsation.

Dans la séance suivante, nous donnerons la définition de la concentration occasionnelle. On y verra en peu de mots tout ce que nous aurons dit précédemment sur ce qui contribue au bien-être des malades, au sommeil lucide et à tous ses accessoires. Cette définition dévoilera tout ce qui a été vainement recherché depuis Mesmer jusqu'à ce jour et l'on s'étonnera de voir que la chose que l'on cherchait avec tant de peine si loin était devant les yeux sans fixer l'attention de l'observateur. Tant il est vrai que ce qui attire le plus d'admiration dérive bien souvent de causes extrêmement simples !

Immédiatement après, nous nous occuperons de la fascination, problème dont la solution est encore sur le tapis, malgré toutes les recherches et les méditations de beaucoup de savants. Nous démontrerons que les personnes comme *fascinées* ne sont autres que de vrais époptes, et des époptes chez qui les dispositions requises au sommeil lucide sont dans le plus haut degré de leur complément. Nous rapporterons tout ce qui a été dit sur ce sujet, et nous prouverons qu'on peut obtenir des époptes tout ce qui a jamais été développé par les personnes *fascinées*.

L'entretien sur les talismans sera la suite de la recherche de la nature de la fascination. On y verra que le premier inventeur avait pu plausiblement établir leur vertu de procurer un bien-être déterminé sur la qualité de la matière ou naturelle ou combinée ; mais qu'il est indubitable que ceux qui en multiplièrent les formes et y ajoutèrent des accessoires ridiculement calqués sur les phases des astres et des planètes, ne firent qu'une spéculation lucrative en trompant le vulgaire crédule. Toutefois nous observerons que, sans égard à la vertu et à la nature de leur matière, ni aux emblèmes et aux figures dont ils étaient gravés, ils pouvaient quelquefois procurer un bien-être sanitaire à ceux seulement qui avaient des dispositions requises au sommeil lucide, et, par ce succès étranger à leur nature, se faire une réputation dans le monde sur le reste de la prétendue efficacité de leur puissance. Le vulgaire, dans ces sortes d'effets, a toujours cru plus volontiers à l'action d'une puissance surnaturelle qu'à celle d'une puissance visible.

9. — Nous traiterons ensuite de la nature des songes, et nous trouverons que cet état est un véritable état d'intuition mixte différemment modifié, suivant la complexion des personnes. Nous relèverons la cause de leur incohérence et nous démontrerons qu'ils renferment parfois des vérités occultes ou littéralement ou sous des figures. Nous en conclurons que, puisque tout individu de l'espèce humaine dort et songe, le sommeil lucide est le partage de toute personne dans certaines circonstances du cours de l'existence, et que la mémoire qu'elle garde à son réveil de ces scènes tantôt riantes, tantôt pénibles, dépend de toute autre cause que de la moins grande profondeur de son sommeil.

De là nous passerons à une explication physique des principaux phénomènes qui semblent illusoires dans les époptes. Nous ferons voir d'une manière démonstrative que tout chez eux tient à des principes connus et avoués, et que rien ne dépasse les bornes des lois ordinaires de la nature.

Immédiatement après, nous examinerons la nature de la liberté interne des époptes. Nous démontrerons que ces êtres intuitifs n'en jouissent pas dans toute cette plénitude qui est compatible avec l'homme sensitif, et nous observerons que ces concentrateurs, qui n'ont d'autre guide que les époptes mêmes dans les soins qu'ils leur donnent, sont de vrais aveugles conduits par d'autres aveugles, et marchant à grands pas dans un sentier qui les mène le plus souvent à faire des victimes de leur innocente imprudence.

Dans la séance suivante, la manière de développer les époptes et de procurer un bien-être aux malades par des procédés externes, sera la tâche que nous cherchons à remplir. Nous prouverons qu'il n'y a aucun mode précis et déterminé de produire les effets du sommeil lucide et le soulagement ou même la guérison des maux provenant de toute autre source que d'une action externe, et qu'il faut en tout s'accommoder aux préventions de la personne qui se livre à la concentration, qui est la seule cause immédiate susceptible de provoquer les effets désirés d'après les dispositions requises.

L'éducation et la mobilisation des époptes seront ensuite l'objet de toute notre attention et de nos réflexions. On verra que la première est exactement semblable à celle des enfants. Nous

observerons que les époptes n'acquièrent pas de
de nouvelles idées, de même que les enfants,
comme nous le démontrerons ; qu'ils savent
tout sans connaître l'existence de cette science
chez eux, et qu'ils n'ont besoin que d'apprendre
à combiner les idées qui se trouvent déjà dans
leur esprit sans ordre et sans suite. Nous donnerons les moyens d'opérer la seconde, c'est-à-
dire la mobilisation, qui n'a d'autre utilité que
celle de procurer aux membres externes un exercice qui ne leur convient que dans leur sommeil.

10. — De l'éducation et de la mobilisation des
époptes, nous passerons à rechercher la cause
des erreurs qui accompagnent sans cesse leurs
annonces. Nous trouverons qu'il y en a plusieurs
dont les unes tiennent à la restriction de leur
liberté interne, les autres au défaut d'une direction opportune, et d'autres enfin à la manière
dont ils s'expriment, claire pour eux et équivoque pour ceux qui les consultent. Nous en conclurons que leurs décisions ont toujours besoin
d'interprétations et de commentaires, et qu'il est
extrêmement rare qu'elles décèlent une vérité
nette et précise.

L'examen des qualités et des défauts des époptes sera le sujet de la séance suivante. On sera
étonné de voir qu'ils sont souvent assujettis par
leur situation même à être vertueux sous une
face et vicieux sous une autre. Toutefois nous
remarquerons que ces qualités et ces défauts,
tout en ayant la même nature, ont néanmoins
des nuances différentes, et qu'en raison de cela
tous les époptes ne sont ni également louables ni
également blâmables. Ce sera déjà annoncer que
ces vertus et ces petits vices ont rarement des

rapports avec la conduite de leur état de sensations. Nous y observerons même d'ordinaire que la personne dans l'état de veille est tout à fait différente de la personne dans l'état de sommeil.

Nous nous occuperons immédiatement après de la vertu de la concentration occasionnelle, et nous ferons voir que ce genre de traiter les malades est souvent avantageux, quelquefois nul, et parfois extrêmement dangereux et funeste. Ce développement fera apprécier à sa juste valeur cet imprudent aphorisme, qui dit que *le magnétisme ne peut procurer que du bien-être.* On y sentira que souvent, avec les meilleures intentions, on se rend coupable de suites funestes en établissant des règles ou des principes sur un art ou sur une science dont on avoue ingénument ignorer la profondeur. Nous y découvrirons aussi bien d'autres abus, qui, par l'adoption de fausses observations, se sont depuis près de quarante ans introduits dans l'usage et dans l'application de la concentration occasionnelle.

La manière de diriger et de consulter les époptes, seul moyen qui décèle le génie et le mérite des concentrateurs, occupera notre attention dans la séance suivante. Nous y indiquerons particulièrement tout ce que nous aurons pu puiser dans notre étude, dans nos observations et dans nos expériences, pour indiquer la route de cet inextricable labyrinthe en prévenant que plus on sait dans cette profession, plus on a besoin de savoir, et qu'une indication générale est toujours une méthode erronée. Nous y observerons qu'une science universelle ne peut jamais être assujettie à des principes particuliers, et qu'en raison de sa source elle enferme dans son sein des trésors aussi inépuisables qu'est inépuisable la fécondité de la nature même.

11. — Nous descendrons ensuite à la considération des difficultés attachées aux fonctions du concentrateur. Cette tâche sérieuse et digne de la plus grande attention, relèvera la coupable imprudence de ceux qui, sans aucune connaissance de la concentration occasionnelle, se font un amusement, non seulement de soigner les époptes, mais aussi de traiter par leur ministère des malades de toute espèce. Nous remarquerons que, si l'on ignore ce qu'est cette concentration, on doit nécessairement employer des moyens pernicieux comme bons, et s'exposer à causer la mort des époptes plutôt que d'alléger leurs maux, et, en s'en rapportant aveuglément à leurs décisions disparates, causer aussi celle d'autres malades.

De ce sujet nous passerons à l'examen de ce que sont la vie, la santé et la maladie. Cette recherche nous fournira de grandes lumières sur les effets de la concentration occasionnelle. On y trouvera que tous les principes qui développent la théorie de l'état des époptes, sont recommandés par la nature même, en les mettant en exécution dans sa marche et dans ses procédés ; et que la différence entre les époptes et la nature ne consiste qu'en ce que la seconde agit par un *instinct* et les premiers par une direction.

Après cet entretien, nous approfondirons la nature des évanouissements et surtout celle de la catalepsie, états qui sont dans une opposition diamétrale avec la cause du sommeil lucide et de ses accessoires, et qui néanmoins dépassent en lucidité celui des époptes. Nous en avons assez dit dans l'Introduction ; mais ce que nous en dirons alors finira par jeter un grand jour sur la cause de leur développement.

Nous nous occuperons, après nos observations sur cette image, de la mort même, ce terme fatal de l'existence de l'homme. Les réflexions et les lumières que nous fournira cette recherche, auront le mérite de nous offrir mille consolations utiles sur la solidité de la nature humaine, quoique le vulgaire n'y trouve qu'une fragilité alarmante par l'insuffisance de savoir la soigner dans ses besoins. On sera forcé de convenir que la plupart de ceux qui meurent avant la décrépitude sont moins abandonnés par la nature qu'enlevés par la tyrannie de l'ignorance.

La séance suivante sera consacrée à une récapitulation de tout ce qui concerne la cause du sommeil lucide et de ses accessoires. Nous n'entreprendrons ce travail que pour mettre sous un seul coup d'œil tout ce qui est épars çà et là, et qui peut avoir l'air de ne pas se lier. Par ce moyen on sera à même de juger avec facilité tout ce qui peut y être défectueux et éloigné de son but.

12. — Nous démontrerons ensuite que le sommeil lucide et ses accessoires étaient l'un des mystères des anciens. Les preuves que nous fournirons à l'appui de cette vérité seront puisées dans les notions mêmes que nous transmet l'histoire sur ces fêtes célèbres, et dans ce que nous savons de la conduite des prêtres d'Esculape à Epidaure. Cette séance aura le mérite de décider en partie une question qui, depuis

longtemps agitée inutilement par les savants, n'a pas encore été résolue d'une manière satisfaisante, malgré toutes les richesses de l'érudition dont ils ont toujours étayé leurs recherches et leurs opinions.

Le développement que nous donnerons à ce que les anciens appelaient la *descente aux enfers*, jettera encore un nouveau jour sur le sujet de la séance précédente. Il serait impossible, il faut en convenir, que les grands hommes qui se sont occupés de déchiffrer cette énigme, eussent pu, dans l'ignorance absolue de l'existence du sommeil lucide et des phénomènes qui l'accompagnent, comprendre le sens des passages des anciens auteurs dont ils étayent, chacun à sa guise, leurs opinions entre-choquantes, quoique extrèmement ingénieuses. Si de nos jours ce que développent les époptes paraît incroyable à beaucoup de monde, malgré la publicité et l'évidence des sens qui ont toute une autorité pour en constater l'authenticité, à plus forte raison devait-on être éloigné même de le soupçonner en ne l'apprenant que par les témoignages obscurs et mystiques des auteurs qui, peut-être, ignoraient eux-mêmes la précise signification de ce qu'ils voulaient dire.

Après ce travail nous chercherons à décider l'état caractéristique des sibylles et des oracles de l'ancienne Grèce. Cette tâche ne sera point difficile à remplir d'après les lumières que fournissent les séances précédentes. On verra que les entraves que les opinions contradictoires de quelques auteurs modernes y mettent, ne sont que légères et frivoles devant des motifs décisifs. Nous démontrerons même que ceux des anciens qui ont voulu attaquer la prévision des sibylles, en ont reconnu la réalité, et qu'ils ferment la bouche à quelques téméraires qui ont prétendu même nier leur existence.

La recherche sur le *génie* de Socrate, qui a fait tant de bruit, même parmi les Pères de l'Église, sera, dans la séance suivante, l'objet de notre attention. Nous démontrerons que ce célèbre philosophe n'était ni *inspiré*, ni *possédé*, mais simplement cataleptique, c'est-à-dire, atteint d'une maladie dont nous avons déjà donné dans l'Introduction quelques notions superficielles. Nous y remarquerons que, si la pureté de ses mœurs et l'étendue de son savoir lui avaient fait des partisans, sa profession de polythéisme ne pouvait manquer de lui procurer aussi des antagonistes sur l'exercice de sa prévision, quoique ce puisse aussi être un don gratuit.

13. — A cette occasion, nous jetterons aussi immédiatement après, un coup d'œil sur les prétendues inspirations du célèbre Swedenborg, qui, dans les derniers temps essaya de donner une nouvelle législation religieuse à la Suède. Nous verrons que cet homme aussi recommandable que Socrate, n'était rien moins que cataleptique comme lui et que toutes ses révélations n'étaient que des idées intuitives, propres à son état, mais puisées originairement dans les idées de son état sensitif. Nous ne porterons notre jugement sur lui que d'après ses écrits mêmes, et nous expliquerons tout ce qui paraît surnaturel dans ses actions et ses paroles, d'après les principes qui appartiennent à l'état de catalepsie.

Jeanne d'Arc, dite la Pucelle d'Orléans, et sainte Thérèse attireront nos regards, après que

nous nous serons entretenus de Swedenborg.
Nous démontrerons que la différence qui existe
entre ces deux personnes célèbres et celles qui
deviennent intuitives par le sommeil lucide ou
la catalepsie est si énorme, qu'à moins d'être
dépourvu de tout bon sens, on ne peut confondre les unes avec les autres, comme si toutes
appartenaient à la même catégorie. C'est une
témérité impardonnable que d'oser enseigner
tout sans donner des preuves qu'on en sait
assez.

Cette apologie nous fera la loi d'établir
ensuite la grande distance qui existe entre le
sceau des prophéties et des miracles et les phénomènes du sommeil lucide et de la catalepsie.
Cette discussion jettera un grand jour sur ces
bases de l'inspiration surnaturelle qui ne paraissent pas avoir été assez bien consolidées, faute
d'avoir connu les différents états de l'homme.
On y verra que tout ce qui est naturel porte
une empreinte étrangère au cachet de la nature,
et que même la puissance infernale, qui est
beaucoup supérieure à celle de la nature, n'en
a jamais pu imiter les emblèmes. Le vulgaire
seul peut en confondre les apparences. Une
personne pénétrée des principes de la religion
en saisit les différences au premier coup d'œil.

A la suite de ces observations, nous parlerons
un peu des motifs de crédibilité attachés aux
phénomènes du sommeil lucide et de la catalepsie, pour faire voir aux ignorants et aux
esprits forts qu'ils ont en eux-mêmes toutes les
preuves de leur réalité, outre celles qu'ils puisent dans le témoignage externe. Ce sujet sera
mis dans une telle évidence que, s'il n'est pas
reçu comme une vérité, il acquerra du moins

des droits égaux à ceux que les sens ont sur l'esprit. L'incrédule, s'il est d'accord avec le témoignage de sa propre conscience, sera dès lors forcé d'y reconnaître une réalité aussi frappante que celle de l'existence des corps.

14. — La considération de la nature des brutes entrera dans notre entreprise, pour qu'on puisse prononcer sur la condition humaine avec connaissance de cause. Nous nous en occuperons immédiatement après la séance précédente. Nous en approfondirons l'intellectuel et le matériel : nous démontrerons que la brute n'a éprouvé aucun changement dans sa constitution primitive, et nous serons forcé de conclure que, proportion gardée entre elle et l'homme, la première est plus souple que le second à la voix de la nature individuelle surtout dans l'observance de deux de ses principaux préceptes : *Conserve-toi* et *multiplie-toi*.

Ce sujet nous frayera le chemin pour porter notre jugement sur le système de la *métempsycose*, système qui a tant souri à plusieurs peuples de l'antiquité et qui sourit encore à quelques-uns des modernes. Nous l'exposerons succinctement dans la séance suivante tel qu'il a été conçu par son célèbre auteur, et nous le réfuterons de même, ainsi que les annonces de quelques époptes suédois, qui y ont fait des allusions extrêmement ridicules. Ce sujet n'attirera notre attention que par rapport à l'opinion des philosophes de la plus haute antiquité sur la nature des âmes humaines et de celles des brutes.

Nous mettrons la dernière main à l'ouvrage par une conclusion qui roulera sur plusieurs avis importants qui découlent de la gravité même du sujet. Si les raisons et les réflexions que nous produirons dans le cours de cette entreprise peuvent avoir le mérite de persuader le lecteur, nous osons espérer que nos recommandations seront accueillies avec un intérêt égal au zèle qui nous encourage à ce travail aussi pénible qu'ennuyeux. Nous prévenons que ce que nous avons à y traiter n'est nullement flatteur pour ceux qui consacrent leur temps à l'étude du sommeil lucide et de ses accessoires.

SÉANCE VI

DES DIFFÉRENTS PROCÉDÉS EMPLOYÉS EN TOUT TEMPS POUR SOULAGER LES MALADES ET POUR ENDORMIR.

Il paraît que tous les peuples anciens et modernes ont reconnu dans une certaine liquidité extraordinaire du sang le principe de la conservation de la santé, et même du soulagement et de la guérison des maux. Du moins, l'usage de *masser*, qui existe et a existé chez presque tous les anciens peuples, appuie cette présomption, déjà convertie en certitude par les observations sur l'état des époptes. Dans la pratique de *masser*, on ne cherchait sûrement pas toujours comme un objet principal la concentration occasionnelle ; mais seulement la cause d'où elle dérive, comme la source d'un bien-être. Voilà la raison pour laquelle nous réunissons les procédés de l'action de *masser*, ceux qui provoquent le sommeil lucide et ses accessoires, et même le soulagement et la guérison des maux. Toute la différence entre les uns et les autres, consiste en ce que ceux-ci supposent et produisent aussi à la longue la liquidité du sang, et que ceux-là la procurent sur le moment même.

Masser est presser les chairs, comprimer les muscles, procurer au sang une circulation facile. Les Romains en connaissaient si bien l'usage, qu'ils en faisaient une pratique de luxe. Ils l'appelaient *amollir*, du mot latin *malacissare.* D'après les reproches de Sénèque (1), il paraît même que l'abus en était poussé au dernier degré de scandale. Martial fait en peu de mots la description de cette action, en disant que des femmes pressaient légèrement le corps, et que les membres ressentaient un bien-être de ce bienfait de leurs mains (2). Je présume que les Romains ne connurent ce raffinement de mollesse que depuis qu'ils eurent commerce avec les Asiatiques. On sait que ces peuples excellaient dans la recherche de tout ce qui pouvait ajouter à leurs plaisirs, pendant que les peuples occidentaux se suffisaient à peine pour procurer le strict nécessaire à la conservation de leur existence.

M. Grose, dans son voyage aux Indes orientales, fait une description très détaillée de ce moyen qu'il appelle l'*art de pétrir les membres.* Il dit que les indigènes font craquer toutes les jointures des poignets, des genoux et même du cou. « On peut, ajoute-t-il, s'en rapporter entièrement à eux : ils sont de la plus grande adresse. On est persuadé que cette opération rend les membres plus souples et facilite la circulation des fluides, qui, sans cela, croupissent et n'ont

---

1. Anpotius optem ut malacissandos articulos exoletis meis porrigam? Ut muliercula ant aliquis in mulierculam ex viro versus digitulos meos ducat ? »
2. Percurrit agili corpus arte tactatrix manumque doctum spargit omnibus membris.

pas leur mouvement assez libre à cause de la trop grande chaleur. »

MM. Osbeck et Torceu, dans leur voyage commun en Chine, rapportent que cet usage est très fréquent chez les habitants. Ils ajoutent que « l'exercice de ces fonctions est un apanage exclusif des barbiers, et qu'ils s'en acquittent avec une telle adresse qu'ils gagnent tous les jours de plus en plus la confiance du peuple. »

Le capitaine Cook (1), dans ses voyages à l'île d'Otahiti, donne aussi beaucoup de détails sur le même sujet : « Les voyageurs qui étaient descendus à l'Ile, lit-on dans la relation, après avoir fait une grande incursion dans l'intérieur du pays, s'étaient réunis dans une espèce de hangar pour se délasser en se livrant au plaisir de la table. Un grand nombre de parents de notre ami, ajoute-t-on, s'assirent à l'instant près de nous ; et sa fille, qui, par l'élégance de ses formes, par l'agrément de ses traits et par la blancheur de sa peau, égalait et surpassait peut-être toutes les beautés que nous avions vues jusqu'alors à Otahiti, souriait amicalement en nous regardant. Elle fit beaucoup d'efforts, ainsi que ses jeunes compagnes, pour nous être agréables. Afin de nous délasser, elles frottè-rent de leurs mains nos bras et nos jambes ; et, elles pressèrent doucement nos muscles entre leurs doigts. Je ne puis pas dire, poursuit le voyageur, si cette opération facilite la circulation du sang ou rend leur élasticité aux muscles fatigués ; mais son effet fut extrêmement salu-taire. Nos forces furent entièrement rétablies,

1. Tome I, l'an 1773, août, page 584.

et la fatigue du voyage n'eut pas de longues suites. »

Le capitaine Wallis, qui avait essayé le même remède, parle de même de son efficacité, en rendant compte de la généreuse hospitalité des Otahitiens (1).

A la suite de ces témoignages, je puis ajouter l'usage que j'ai fait moi-même à Goa, de l'action de *masser* dès l'enfance jusqu'à l'âge de quinze ans. Cette pratique est si universelle dans les Indes, que toutes les familles la regardent comme le premier moyen de guérison, ou du moins de la découverte de la nature des maux. Il en est de deux sortes : l'une de nécessité contre les maladies, et l'autre de luxe pour le raffinement de la mollesse. Je crois que c'est cette dernière qui était l'objet des invectives de Sénèque contre les Romains.

Les voyageurs européens qui en ont fait d'amples descriptions ont toujours confondu l'une avec l'autre, sous le nom générique d'action de *masser*, ou plutôt ils n'ont connu que la seconde, qui ne tend qu'à conserver et garantir la santé, en chatouillant agréablement les sens, et en provoquant le plus souvent un sommeil doux et calme, mais léger et facile au réveil. La première, qui concerne seulement la manière de connaître l'espèce et la nature des maladies, était plus digne de l'attention d'un observateur. Nous allons donner ici une description détaillée de l'une et de l'autre, en commençant par l'action de *masser* de nécessité, comme celle qui a le plus de droit de piquer la curiosité du lecteur.

1. *Voyages dans la mer du Sud*, publiés par H. Hawksworth, tome 1.

3. — Dès qu'on se plaint d'un malaise, même d'un mal de tête, on est contraint par les parents de se coucher sur une natte étendue. Le malade s'y tient le ventre, et un homme robuste lui serre le front avec une bande épaisse de tissu de coton, de la largeur à peu près de quatre doigts, en la tordant graduellement avec lenteur au moyen d'un petit bâton de la longueur d'un pied. Les deux bouts de la bande arrêtent cette manivelle dans leur nœud, et doivent se trouver toujours derrière la tête du malade pendant toute l'opération. Le malade est obligé d'endurer cette torture autant que son courage peut le permettre. Aussitôt qu'il donne des signes d'une douleur vive, l'homme à l'opération s'arrête pendant une ou deux minutes, détache ensuite la bande, et, dans la même direction il enserre légèrement la tête avec un ruban.

Cette torture doit avoir lieu de la même manière sur les épaules, le ventre, les reins, les cuisses, les genoux, les mollets, les talons et sur les doigts de pied. Les bras doivent être compris aussi dans les tortures qui peuvent les embrasser, de sorte que les doigts des mains doivent se trouver soumis à celle des reins. Le serrement du ruban n'est utile qu'à la tête ; il n'est pas employé ailleurs. Le reste du corps n'a besoin que d'être garanti des courants d'air par une couverture, et il faut avoir la précaution d'entremettre du linge dans les endroits où le froissement des membres est indispensable.

A la suite de cette opération pénible, on met les talons du malade, l'un après l'autre, et par instants, dans de l'eau extrémement chaude, à plusieurs reprises, et on les essuie chaque fois avec un linge. Le malade prend, après ce petit bain, de l'eau de riz extrêmement chaude et sucrée, en guise de thé, et se couvre dans son lit de plusieurs couvertures pendant un quart d'heure pour transpirer. La sueur qui résulte de tous ces violents préliminaires exige un changement successif de linge, et provoque dans la nuit un sommeil calme et paisible. Si le mal était léger il disparaît le lendemain; et s'il était grave il décèle dans cet intervalle tous les symptômes et le caractère de sa nature.

Dans ce dernier cas, le médecin s'empare du malade, et d'ordinaire il le délivre de la cause de ses souffrances en raison de ces précautions salutaires. Ce qu'il y a de constant, c'est que des vieillards centenaires sont communs dans ces contrées, et que les maladies chroniques y sont rares. Ces longévités qui y sont remarquables dans presque toutes les familles dépendent aussi, sans contredit, de la grande sobriété de la vie, et en raison de ce principe, nulle maladie n'y est en général tenace et opiniâtre. En effet, si l'on réfléchit bien, on trouvera que ces décrépitudes extraordinaires que parfois on cite en Europe n'existent que dans les familles pauvres et simples, c'est-à-dire dans une classe d'hommes auxquelles le défaut de fortune prescrit un genre de vie économique, et par conséquent régulier. Il est rare que les riches y vivent de longues années.

Ce genre de *masser* est appelé par les indigènes *woll*, c'est-à-dire *torture*.

4. — L'autre espèce de *masser* qui tient au luxe est appelée *mutt marunc*, c'est-à-dire, *frap-*

per des poignets, des mains. Cette pratique n'existe que dans les familles aisées, quoi qu'elle soit à la portée de tout le monde.

Les vieillards et les dames, en faisant leur *méridienne* l'après-midi, ou en se couchant la nuit, ont l'habitude de se faire frapper les mollets par des enfants de dix à douze ans, ou par leurs domestiques, jusqu'à ce que leurs paupières se ferment à un sommeil doux et calme. Ces agents alternent leurs coups avec lenteur ou célérité, suivant le goût de leurs maîtres, et sont censés s'être acquittés de leur tâche dès qu'ils parviennent à provoquer chez eux cet état de repos, qui est le but des vœux des uns et du travail des autres.

Nous avons dit que ce sommeil est, en général, très léger, à moins que les personnes qui font usage de l'action de *masser* n'y aient d'avance les dispositions requises. La raison en est claire ; la liquidité du sang que provoque cette action artificielle n'étant jamais telle que l'exige la profondeur du sommeil pour être lucide, elle ne produit que cette concentration qui est suffisante à un assoupissement ou à un engourdissement, ainsi qu'il convient à la concentration libre.

Aussi l'état des époptes est inconnu dans les familles et personne dans le monde ne s'occupe de ce phénomène singulier. Toutefois les brahmines le connaissent profondément et en tirent parti dans leurs pagodes ou temples. Ils ne l'exposent à la vue du vulgaire que par l'intermédiaire, ou d'une idole, ou d'une grande figure à face humaine, afin que le peuple qui y accourt pour consulter cet oracle sur ses maladies ou sur ses affaires, croit entendre une voix surna-

turelle. D'autres prestiges effrayants et superstitieux, dont ces prêtres idolâtres l'entourent,
empêchent les chrétiens d'y assister, de crainte
de passer pour participer à leurs profanes mystères. Mais les Portugais, qui, se trouvant en
garnison dans ces contrées, se sont peu souciés
de la censure de l'opinion publique, ont souvent été témoins de tous les accessoires appa-
rents de cette pratique.

D'après la conduite mystérieuse que tiennent ces prêtres, il est difficile de déterminer
la manière dont ils provoquent dans leurs époptes le sommeil lucide. Mais je suis certain qu'ils
n'emploient aucun de ces efforts pénibles dont
on fait usage en France et en Prusse. Ma propre expérience m'a assez appris pour penser
qu'ils ne doivent faire que ce qu'il y a à faire ;
c'est-à-dire, qu'ils doivent simplement recommander à leurs époptes de s'endormir dans les
circonstances où ils ont besoin de leur ministère, et que ceux-ci, en raison de leur aptitude
par les dispositions requises au sommeil lucide,
au gré de leurs désirs, répondent complètement
aux injonctions de leurs concentrateurs, sans y
trouver le moindre obstacle. Je présume même
que ces prêtres connaissent le secret de perpétuer chez leurs époptes l'aptitude à leur concentration occasionnelle.

Mesmer introduisit en France la pratique de
son *magnétisme* il y a à peu près quarante ans.
On la connut d'abord sous le nom de *mesmérisme*, et ensuite sous celui de *magnétisme animal*, par des motifs frivoles que nous avons
relevés dans l'Introduction. Mesmer présenta sa
méthode sous un appareil extrêmement imposant ; de sorte qu'on crut y voir toute autre chose

que ce qu'on y voit actuellement, et que ce qu'on devait y voir. Il prétendit, par ce moyen, non seulement soulager les maux, mais même les détruire dans leur racine, lorsque la charpente humaine n'était pas détraquée assez pour se trouver dépouillée de toute ressource ; et ses premiers essais lui donnèrent de si heureux succès, qu'il se fit de nombreux partisans dans toutes les classes de citoyens.

Ce genre de traitement n'a rien de commun avec l'action de *masser* dont nous venons de parler. Une influence invisible, provenant de l'arrangement de plusieurs substances de différentes espèces, semblait maîtriser imperceptiblement le corps des malades, et produire sur eux des crises parfois extrêmement violentes. Mesmer se trouva même dans la nécessité d'établir une salle pour cette espèce de convulsionnaires, sous le nom de chambre des *crisiaques*. Ces crises furent peu à peu si fréquentes et si communes qu'elles passèrent pour être un effet nécessaire de l'indéfinissable *magnétisme*. Pour les distinguer ensuite des crises en ce qu'elles expriment, on y adjoignit la douce épithète de *salutaire* ; parce que, sans savoir pourquoi ni comment, il était décidé que le prétendu *magnétisme* ne devait jamais faire de mal aux malades.

L'expérience n'a que trop prouvé que ces secousses pénibles, loin d'être bienfaisantes, étaient au contraire extrêmement pernicieuses, et même si funestes, qu'il existe encore des personnes qui, pour avoir été y chercher du soulagement à leurs maux, sont restées jusqu'à ce jour percluses de beaucoup de leurs membres et sont déclarées inguérissables. Ainsi ce ne fut que le mot qui y fut adouci : la chose resta invariablement funeste, tant qu'on s'obstina à reconnaître une vertu salutaire à des substances qui, dans cet usage sont essentiellement malfaisantes.

Voilà toutefois la source d'où le sommeil lucide tira sa dénomination de crise *magnétique*. C'était unir ensemble, par une combinaison disparate, deux idées qui se repoussent réciproquement et se font une guerre intestine. C'était dire qu'une action qui est contraire à la nature par la violence de ses agitations, et qu'un sommeil qui lui lui est conforme par la douceur de son calme, avaient ensemble une analogie de fraternité pour procurer du bien-être aux malades qui en faisaient l'épreuve. Ce qui est plus étonnant, c'est que malgré l'expérience qui en relève l'incohérence, cette dénomination se perpétue encore de nos jours dans la bouche de beaucoup de personnes, lorsqu'elles s'entretiennent de l'état des époptes.

6. — Pour justifier l'expression du mot *magnétisme*, Mesmer imagina une machine qu'il nomma modestement *baquet*. Ce baquet, hérissé de baguettes de fer qui se courbaient, et dont les pointes étaient soutenues par l'estomac des malades, contenait de l'eau naturelle, sans aucun mélange de matières. Il était néanmoins surchargé de plusieurs autres substances aussi disparates en nature qu'en vertus. C'était de l'aimant, de l'ambre, de l'or, du cristal et d'autres corps, dont le choix avait plutôt été suggéré par le caprice que par la raison. La matière électrique qui dominait dans cet amalgame, ou quelqu'autre vertu qui y est inhérente, était précisément ce qui neutralisait la cause du sommeil lucide et du bien-être, et produisait des crispations, des

agitations et des crises. L'expérience démontre qu'aucune des substances qui garnissaient le baquet n'avait la moindre analogie avec les effets qu'on prétendait provoquer ; presque toutes tendaient au contraire à les anéantir, ou du moins à les dénaturer.

Nous n'osons pas dire que l'électricité seule était la cause de tous les maux qui résultaient du baquet ; parce que l'or qui est électrique, sympathise avec les uns et nuit aux autres : le cristal, qui est isolant, fait du bien à tous les époptes, ou du moins il ne fait de mal à aucun d'eux : le fer les agite tous en général, et le fer n'est pas électrique. Il faut croire que toutes les substances employées dans cette machine s'amalgamaient dans un principe inconnu, mais plus ou moins malfaisant d'après leur nature spécifique, comme nous le verrons particulièrement dans la suite.

Ce qu'il y a de remarquable, c'est que le sommeil lucide, si facile à développer dans ceux qui en sont susceptibles dans leurs dispositions internes, ne se rendit jamais visible aux yeux des spectateurs dans l'usage de ce traitement. On ne peut pas penser que dans le nombre de malades qui s'y soumettaient en foule, il ne s'y trouvât personne qui y eût de l'aptitude, car les expériences et les observations démontrent que le sommeil lucide, qui s'accommode au climat, aux tempéraments et à la qualité des aliments, est en France dans le rapport d'un à cinq ou six de la population. Il est donc clair que les procédés de Mesmer étaient plus contraires que conformes au développement de cet état de calme et d'intuition.

Cependant je ne veux pas avancer que ce

phénomène était tout à fait inconnu à ce médecin. Beaucoup de témoins oculaires assurent qu'ils ont vu des époptes chez lui, et que M. le marquis de Puységur, à qui est attribuée sa première découverte, n'en est que le propagateur. Il est donc présumable que Mesmer avait une méthode particulière à des époptes, méthode secrète qu'il avait eu soin de dérober à la connaissance même de ses élèves.

7. — La doctrine dont Mesmer accompagna l'explication des effets de cette étrange réunion de substances si hétérogènes n'est pas moins monstrueuse que son objet. C'est un fluide universel, dirigé par la volonté du *magnétiseur*, qui se met en relation non seulement avec tout ce qui existe dans l'ordre physique, mais aussi avec ce qui a existé et avec ce qui existera dans un temps à venir. Il prétend de plus que ce fluide, pour produire son effet, exige que le *sujet* ait une posture déterminée, correspondante aux pôles, et que tout mauvais succès dans l'entreprise ne dérive que de la négligence à observer cette condition indispensable. On doit voir par cette addition ingénieuse que si quelqu'un ne rapporte pas du baquet les bienfaits qu'il a le droit d'en recueillir, il ne doit l'attribuer qu'à une cause qui a échappé à sa vigilance.

La cause d'une posture déterminée n'est plus, à la vérité, de rigueur chez les élèves de Mesmer ; mais sa doctrine entière a imprimé sur eux un tel sceau de force et de puissance, qu'il les place au-dessus de la sphère humaine, pour disposer à leur gré de toute la liberté interne de leurs semblables. Je crois, sauf meilleur avis, qu'en renonçant à un moyen qui avait la vertu de parer à toute objection, ces partisans du *magnétisme* ont dépouillé leur lumineuse théorie de son plus solide appui. A leur place, j'y aurais tenu plus qu'à tout le reste des aphorismes de Mesmer, en dépit de toute la force et de toute l'évidence des raisons contraires.

On se moqua à Paris des effets de son fameux baquet, et l'on se tut sur l'absurdité de sa doctrine. Les commissaires que le Roi nomma pour examiner la nature des faits et pour les juger, choisis dans la classe des savants les plus distingués dans les connaissances naturelles, ne donnèrent leur attention qu'aux phénomènes, et les rendirent par leurs rapports au moins équivoques ; pour le reste, ils firent entendre par leur silence que la théorie qui les expliquait ne présentait aucun sujet d'observation. Ainsi l'on révoqua en doute ce qui était palpable, et ce qui était intrinsèque parut à peu près indifférent.

Il est constant que l'influence du baquet avait provoqué des effets saillants, tant pernicieux que salutaires, et même des guérisons merveilleuses, qui ont été à la connaissance de tous ceux qui suivaient les expériences de Mesmer ; et ceux qui les suivaient n'étaient rien moins que la presque totalité de la capitale. C'était donc une témérité inconcevable de croire démentir par des mots un public aussi nombreux qu'éclairé sur des faits connus et avérés ; mais la légèreté de la nation lui a en tout temps fait une loi de sacrifier la vérité à la saillie d'un mot piquant. La France ne lui rendra justice que lorsqu'elle se présentera dans la patrie revêtue d'un costume étranger.

8. — D'après tout ce qui a été enseigné et publié par ce médecin, plus adroit qu'habile, je suis convaincu qu'il ne se connaissait pas plus à ce qu'il appelait le *magnétisme*, que celui qui a entendu parler de la manière de guérir les malades par les *songes* ou par le sommeil lucide. Il avait sans doute lu superficiellement ce que les auteurs rapportent par fragments sur la pratique des prêtres d'Esculape à Epidaure, et il avait cru débiter aux Français, comme une vérité de son invention, ce qui, enveloppé par lui de principes aussi capricieux qu'absurdes, n'appartenait qu'au travail et à l'étude des anciens.

N'aurait-il pas dû penser que d'autres après lui devaient aussi approfondir son secret, et tôt ou tard y découvrir l'empreinte de l'auteur qui y avait apposé son sceau? N'aurait-il pas dû penser s'il avait sondé les forces de son esprit, que la théorie d'un phénomène aussi singulier demandait une étude de la plus profonde pneumatologie, plutôt qu'un arrangement arbitraire de mots sans connexion? N'aurait-il pas dû penser, s'il eût été versé dans les sciences physiques et métaphysiques, que la matière existante ou un fluide ne peut avoir nulle influence sur le passé, sur l'avenir, sur les distances, et qu'une volonté externe ne peut agir sur nul objet, et moins encore sur un objet intelligent, à son insu et malgré lui, sans attenter à sa liberté?

Ce qui me paraît encore plus énigmatique, c'est qu'une grande partie de ses procédés soient encore en usage. On m'annonce que le baquet est rétabli à Paris, sous le nom de *réservoir*, par une société dite *magnétique*. Est-il donc reçu qu'en échangeant le nom d'une chose, on change aussi la nature? Du moins il est constant que le baquet de Mesmer, avec une grande partie de ses accessoires pernicieux, a toujours de la vogue en Allemagne, et surtout en Prusse.

Je sens que lorsqu'on s'est donné tant de peine pour résoudre un problème aussi difficile, on doit y renoncer quand on reconnaît l'inutilité de ses soins. Mais je ne comprends pas qu'on puisse en revenir à l'absurdité de principes que le temps, l'expérience, l'observation, et surtout la raison ont complètement démentis. Est-ce là rechercher la vérité qui échappe à l'étude et à la méditation?

M. le marquis de Puységur, à la vérité, a fait voir le premier le sommeil lucide par l'influence du baquet; mais on l'a obtenu de même, et avec plus de facilité, par des attouchements, par des gestes et même par des paroles. Pourquoi donc renouveler un échafaudage qui, en tout temps, a fait plus de mal que de bien aux malades? S'obstiner à reconnaître dans le baquet une cause qui se développe sous tout signe sensible, et même naturellement, c'est prétendre la créer, et non la chercher dans le lieu qui la recèle.

Tout moyen externe qui cadre avec les préventions d'un épopte naturel, suffit pour l'endormir et pour le rendre épopte occasionnel. Il n'est donc pas improbable que le baquet de Mesmer ait provoqué quelquefois le sommeil lucide; mais il est certain que cet adroit spéculateur a dérobé la connaissance de ce phénomène à ses élèves mêmes, et il paraît que l'usage du baquet n'avait été indiqué par lui que pour procurer un bien-être aux malades, sans nulle mention de l'existence du sommeil lucide et de l'état des époptes.

Du moins, M. le marquis de Puységur, qui était du nombre de ses élèves, n'en connaissait rien, et il se trouva agréablement surpris, lorsqu'un de ses malades, soumis à l'influence de son baquet à Buzancy, lui déclara spontanément qu'il se trouvait dans un profond sommeil. Voilà à quelle occasion cet ami de l'humanité passa pour être le premier qui ait découvert le sommeil lucide. Il est présumable que sans lui nous serions peut-être restés dans l'ignorance de son existence, malgré tout ce que nous ont transmis les historiens des fonctions des époptes dans la célébration des mystères des anciens, et dans la guérison des malades à Épidaure.

Dès cet instant, M. le marquis de Puységur se livra à l'étude de cet état extraordinaire, suivit les indications des nouveaux époptes qu'il fit, obtint des guérisons miraculeuses, et publia l'existence du sommeil lucide, sous le nom de *somnambulisme*. A la suite de cette découverte, le baquet de Mesmer, dont il avait fait usage jusqu'alors, perdit la vogue, et fut remplacé par des attouchements, des gestes, de grands et de petits courants, sur l'indication de l'un de ses époptes.

Infatigable lorsqu'il s'agissait de faire le bien, et de soulager l'humanité souffrante, M. le marquis essaya la nouvelle méthode s'en trouva bien, et y ajouta encore de nouveaux procédés sur l'indication de nouveaux époptes.

Voilà l'origine du *magnétisme* par des tubes de fer, d'or, de cristal, par des tactiles de toute espèce, à toute distance, et surtout par le secours des végétaux, d'une espèce déterminée d'abord et ensuite généralisée à toutes les plantes. Le *magnétisme* par les arbres prit une grande vogue, parce qu'il semblait offrir une grande facilité à expédier beaucoup de malades à la fois, et M. de Puységur le mit en pratique avec un grand succès dans le traitement de maladies graves et même inguérissables. Il en est résulté ensuite qu'on prétendit *magnétiser*, sans trop savoir ce qu'on faisait, l'eau, les aliments, les hardes, les bijoux, et l'on obtint réellement des résultats extrêmement satisfaisants.

M. le marquis de Puységur, très conséquent dans ses actions, vit bien, par toutes les indications de ses époptes, qu'une vertu précise de faire du bien aux malades et de produire le sommeil lucide, ne pouvait pas être le partage de tant de moyens si différents dans leurs espèces. Il en conclut que les époptes, quoique toujours sollicités à donner des consultations dans les besoins, n'étaient pas aussi dignes de confiance qu'il les en avait d'abord crus, et qu'il fallait avoir recours à d'autres sources, pour chercher la cause du bien-être, du sommeil et de ses accessoires, qui sont attribués au mystérieux *magnétisme*. Il flotta longtemps dans cette recherche, et après avoir tout à fait rejeté l'influence d'un fluide *magnétique* qui, dans ses premiers essais lui avait souri, il se décida définitivement, dit-on, pour l'action d'une volonté externe.

L'homme, naturellement avide de connaître la cause des effets dont il ne peut se rendre un compte satisfaisant, est excusable d'embrasser une erreur, lors surtout qu'elle s'offre aux yeux entourée de l'éclat de la vérité ; et M. le marquis, de Puységur est de trop bonne foi pour donner comme principe précis ce qui répugne à sa conscience. Nous approfondirons en temps et lieu la nature de cette prétendue cause, devenue désormais la seule planche de salut de la théorie de l'indéchiffrable *magnétisme*, et nous ferons voir qu'elle ne présente qu'un subterfuge ridicule, aussi erroné qu'impie.

Si les décisions des époptes ne méritent point de confiance, ainsi que le prouve l'issue d'une grande partie de leurs annonces, comment la société dite *magnétique* peut-elle s'en prévaloir pour propager la connaissance de l'état équivoque des époptes, quoique merveilleux dans beaucoup de rencontres ? Il ne s'agit pas ici de faire des prosélytes, mais d'instruire ses semblables des moyens de se garder des chutes, et de tirer un parti avantageux de l'état des époptes. Autrement, c'est répandre une connaissance désastreuse qui renferme plus de ressources pour faire du mal que du bien : plusieurs membres de la société le savent par leur propre expérience, et ne s'en vantent pas.

Toutefois sous le prestige du mot *magnétisme*, M. le marquis de Puységur a obtenu des effets si utiles, si nombreux et si étonnants, qu'il a mérité de vivre à jamais dans la mémoire de l'humanité souffrante. Imperturbable au milieu des plaisanteries les plus amères, patient au milieu de la critique la plus injuste, prudent au milieu des insultes les plus violentes, il a conservé le précieux dépôt de guérir toute espèce de maux au simple son d'un mot pour ainsi dire magique.

II. — De l'action d'une volonté externe, exprimée pour endormir et pour procurer du bien-être aux malades, est résulté le procédé de provoquer les mêmes effets par la seule pensée, sans être exprimée ni provoquée. On remarqua que des époptes occasionnels s'endormaient dans des appartements séparés, dès que les concentrateurs portaient la pensée sur eux pour les mettre dans l'état de sommeil. On essaya le même procédé sur d'autres qui étaient à des distances éloignées, comme dans les provinces et dans les pays étrangers, et l'on obtint quelquefois les mêmes résultats.

Il n'en fallut pas davantage pour regarder comme un principe démontré la puissance de l'action d'une volonté externe pour endormir. Ce procédé fit du bruit dans son début ; mais il ne fut pas de longue durée, parce que ses effets ne répondirent pas toujours aux prétentions et aux espérances. On se contenta d'en parler, en rapportant avec enthousiasme ce qu'on avait obtenu ; mais on n'osa plus en faire l'épreuve devant un public pour qui tout devient exgération, dès qu'il n'atteint pas par ses sens ce qu'on lui rapporte.

Si l'on eût réfléchi qu'une vérité, pour être érigée en principe, doit être universelle, on se serait bien gardé d'attribuer à la pensée des concentrateurs la cause du sommeil des époptes éloignés. L'expérience prouvait que cet effet n'était pas commun à tous, et qu'il ne se développait pas toutes les fois qu'on voulait le provoquer sur ceux mêmes qui en avaient fait naître l'idée. Mais on était prévenu en faveur de l'action de la volonté exprimée du concentrateur ; il était conséquent de croire qu'elle devait être aussi puissante, étant seulement conçue. Il est donc très naturel de présumer que ce sont les préventions qui éloignent l'observateur de découvrir la vérité dans ses recherches, plutôt que les difficultés qui peuvent la rendre inabordable.

Le sommeil qui naît de la pensée non exprimée du concentrateur, même à des distances éloignées, appartient à la complaisance de l'épopte, crue par lui-même nécessaire et forcée, et non à la puissance de l'action externe. L'intuition qui parfois se développe dans les époptes, même dans l'état de sensations, en raison de leurs éminentes dispositions à la concentration occasionnelle, ne leur est jamais connue sans direction comme une faculté qui appartienne à leur influence réfléchie. Voilà pour le moment la raison pour laquelle tous les époptes n'obéissent pas à la pensée de leurs concentrateurs, parce que tous n'ayant pas les mêmes dispositions, tous n'ont pas de même cette intuition dans leur état de sensations pour la connaître ; et pourquoi aussi les mêmes époptes qui parfois fléchissent à s'endormir sous cette pensée de leurs concentrateurs, n'y fléchissent pas toujours, parce que cette intuition n'est chez eux que spontanée à leur volonté. Cette doctrine sera plus claire lorsque nous parlerons de l'intuition.

12. — Les procédés que j'emploie en public, pour endormir, sont très simples. C'est une vérité démontrée pour moi, qu'on ne fait point d'époptes de ceux qui ne le sont pas naturellement. On ne cherche donc qu'à développer ceux qui le sont déjà, toutes les fois qu'ils s'y

prêtent de bonne foi. Je m'assure d'avance, d'après les signes externes qui seront indiqués en temps et lieu, de ceux qui ont des dispositions requises à la concentration occasionnelle, et en les plaçant commodément sur un siège, je prononce énergiquement le mot *dormez*, ou je leur montre à quelque distance ma main ouverte, en leur recommandant de la regarder fixement, sans en détourner les yeux et sans entraver la liberté de leur clignotement.

Dans le premier cas, je leur dis de fermer les yeux, et je remarque toujours que, lorsque je leur intime l'ordre de dormir, ils éprouvent un frémissement dans tous leurs membres et s'endorment. Cette secousse est une preuve certaine non seulement des dispositions requises, mais aussi de leur bonne volonté à s'abandonner franchement à la concentration. Cependant je crois qu'il y en a qui, tout en mettant de la candeur dans leur conduite, ne peuvent pas donner cette marque de surprise malgré la certitude de l'existence des conditions requises ; parce que des distractions involontaires ou une crainte panique les empêchent d'être dans la concentration qui est propre à leur situation.

Dans le second cas, si je m'aperçois qu'ils ne clignotent pas des yeux, je rapproche graduellement ma main ouverte, à quelques doigts de distance, et si je vois qu'ils ne ferment pas naturellement les yeux, je les soumets à une autre épreuve que je développerai tout à l'heure.

Mais avant d'entreprendre de développer les nouveaux époptes, je prends toujours la précaution d'endormir dans mes séances des époptes déjà habitués au sommeil. Le but de cette mesure ne tend qu'à encourager ceux qui, ayant les dispositions requises, désirent en faire l'épreuve ; parce qu'en voyant le calme dont les anciens époptes jouissent, ils ne peuvent plus s'inquiéter sur le sommeil auquel ils se préparent. Une crainte panique accompagne d'ordinaire la complexion de ces personnes, et malgré toute leur bonne volonté à se prêter à la concentration occasionnelle, elles éprouvent des spasmes, des crispations, des convulsions et des suffocations. C'est de ces préventions que proviennent ces crises mal à propos appelées *salutaires*, et non du prétendu *magnétisme*. Si le concentrateur n'est pas sur ses gardes pour en arrêter le cours à temps, en rappelant aussitôt le *patient* à l'état naturel, elles laissent quelquefois sur lui des traces pénibles qui demandent ensuite des soins particuliers.

13. — Lorsque les procédés que je viens d'exposer ne produisent pas les effets attendus, je touche légèrement les personnes aptes au sommet de la tête, aux deux coins du front, au nez sur la descente de l'os frontal, au diaphragme, au cœur, aux deux genoux et aux deux pieds. L'expérience m'a démontré qu'une légère pression sur les parties où le sang est extraordinairement liquide provoque toujours une concentration suffisante à l'abstraction des sens, quand il n'y a pas opposition de la volonté ou distraction de l'entendement, et que quelques-unes des parties mentionnées recèlent toujours cette condition absolument nécessaire à la conservation de la vie.

Les endroits précis que les époptes habitués à dormir à l'ordre du concentrateur indiquent facilement, peuvent aussi être connus des personnes qui ne sont qu'aptes à la concentration occasionnelle et qui n'ont jamais dormi au commandement. Pressées successivement dans les parties citées avant que de se soumettre à l'épreuve, elles ne peuvent se défendre d'éprouver une sensation de frémissement, lorsque l'action affecte les lieux qui recèlent du sang fluide. Mais outre que cette connaissance exige du temps pour être acquise, surtout dans les cercles et dans les assemblées, elle n'assure pas toujours un succès favorable. On ne s'endort occasionnellement que lorsqu'il y a un parfait accord entre la volonté sensitive et la volonté intuitive, comme nous le verrons en parlant du sommeil.

Le diaphragme, et peut-être le cœur et la glande pinéale, sont les derniers endroits où le sang se coagule, lorsque la densité gagne toute la masse pour mettre un terme au cours de l'existence humaine. Toutefois ces parties nobles recèlent aussi du sang épais lorsqu'il y en a dans le corps d'autres qui en recèlent de liquide. Mais d'après ce qui a été dit à ce sujet dans l'introduction, il n'est pas difficile de sentir que la densité et la liquidité du sang ont leur intensité et leurs degrés particuliers dans le cours de la vie et dans le terme de l'existence.

Les attouchements, les gestes et les paroles même, ne sont devenus nécessaires pour endormir les personnes aptes au sommeil, que parce qu'on pense, en général, que s'il est un *magnétisme* qui endort, il doit y avoir aussi une action sensible et apparente. Le sommeil n'est que l'ouvrage de la volonté intuitive, qui est indépendante de la volonté sensitive. Celle-ci ne fait que la disposer à agir par la concentration, et

ceux qui ont le sang extrèmement fluide étant
plus aptes à se concentrer, s'endorment facilement devant le premier signe externe qui gagne
leur confiance. Il est ridicule de penser que des
gestes et des paroles aient la vertu de métamorphoser un homme en un être qui n'en conserve
plus que l'apparence. Des attouchements néanmoins qui compriment certaines parties du corps
peuvent provoquer cette concentration lorsqu'on
s'y prête avec complaisance, comme il arrive en
se faisant coiffer ou raser.

14. — Il ne faut pas croire cependant que
ceux qui étant aptes au sommeil lucide ont résisté
aux procédés indiqués ne dormiront jamais. Ils
sont réellement des époptes naturels, et nouent
une conversation suivie, comme les époptes occasionnels, si on les interpelle dans leur sommeil
naturel de nuit, en employant les précautions
nécessaires. Ces personnes doivent être soumises aux mêmes épreuves plusieurs fois dans la
semaine ou tous les jours ; et ce n'est pas certes
pour les saturer de l'influence *magnétique*,
comme pourraient le penser les *magnétiseurs ;*
mais c'est pour les habituer à surmonter les préventions qui agitent leur sang, et pour les mettre dans cette apathie dont ils jouissent toutes
les nuits dans leur sommeil naturel. On verra,
d'après cette conduite, qu'aucun de ceux qui
sont aptes à la concentration occasionnelle
n'échappera à l'empire du sommeil lucide.

Toutefois, pour abréger cette route qui souvent exige des mois pour être fructueusement
parcourue, on abandonne la personne opiniâtre
sur un fauteuil jusqu'à ce qu'elle s'endorme
naturellement, et on la questionne dans son

sommeil tout simplement comme les nouveaux époptes occasionnels, en prenant à son égard les mêmes mesures dont on use à l'égard de ces derniers. On doit avoir ensuite la précaution de graver dans sa mémoire une partie de son entretien durant son sommeil, et on la rappelle aussitôt à son état de veille. Cette mesure a pour but de convaincre le nouvel épopte qu'il est susceptible de dormir au commandement, qu'il a dormi et a parlé, et qu'il n'a rien à craindre en se livrant désormais au sommeil avec calme et tranquillité.

Nous observons ici que cette précaution est à peu près la même à l'égard de tous ceux qui se lèvent, marchent, ou parlent haut la nuit en dormant. Cependant il doit arriver souvent qu'ils s'éveillent en sursaut, en entendant des sons auxquels ils ne sont point habitués. S'étant endormis la nuit dans la persuasion qu'ils ne seraient point importunés dans leur sommeil, il est très naturel qu'ils éprouvent une surprise à laquelle ils ne s'attendaient pas. Pour éviter cet inconvénient, il faut leur poser la main, pendant leur sommeil, ou sur le front, ou sur le diaphragme, et l'y tenir pendant deux ou trois minutes; ils répondront avec calme sitôt qu'on leur adressera la parole. Dans cette mesure, les *magnétiseurs* ne verront que leur sublime *magnétisme ;* mais elle ne tend qu'à attirer par l'attouchement leur attention devenue, dans cette situation, entièrement étrangère à tout ce qui les entoure.

On n'a pas besoin de cette précaution à l'égard de ceux qui, après avoir résisté à tous les procédés externes, se ploient par invitation à s'endormir spontanément sur un fauteuil. Ils parlent dans leur sommeil sans surprise, parce qu'ils s'endorment dans la persuasion de répondre aux questions qui leur seront adressées.

Néanmoins il peut leur arriver, ainsi qu'il arrive à beaucoup d'époptes endormis la première fois d'après les règles adoptées, d'être sourds à toute voix étrangère. Il faut alors employer à leur égard les moyens qu'on emploie à l'égard des autres, et qui seront développés dans la suite.

SÉANCE VII

I. — En ayant l'apparence de rapporter aux procédés externes les phénomènes dont nous allons parler, nous prévenons qu'ils n'appartiennent radicalement qu'à la concentration occasionnelle même. Elle seule les règle, et leur donne des nuances différentes, d'après ses diverses et incalculables modifications. Les procédés externes n'ont l'air d'y contribuer, que parce qu'ils disposent les époptes naturels à cette abstraction des sens, et font connaître par là que ces phénomènes ne se développeraient pas, s'ils ne fournissaient pas d'occasion à l'esprit des époptes.

Les époptes mêmes les attribuent, à la vérité, à une puissance externe, tant dans leur état de veille que dans celui du sommeil. Mais n'ayant dans le sommeil qu'une liberté interne extrêmement restreinte, et dans la veille que des connaissances qui seules entrent par les sens, ils n'ont point le droit d'être crus sur parole, contre l'autorité des observations qui déposent le contraire. C'est au philosophe à rectifier leurs erreurs et le sommeil lucide lui fournit assez de lumières pour lui faire connaître que l'état d'intuition est tout à fait étranger à l'état de sensations, et que pour être *mixte*, il est sans cesse assujetti aux déviations des préjugés et des préventions.

Ce que nous avons dit jusqu'à présent, et ce que nous dirons dans la suite avec plus de détails, entourera de plus en plus cette vérité de l'éclat qui lui est naturel. En attendant, il suffira d'observer que, dans les personnes aptes au sommeil lucide, la concentration occasionnelle est limitrophe de l'intuition ; que même parfois elle en est accompagnée comme par habitude, et que, pour en ignorer l'existence, elles ne sont pas toujours dignes d'une entière confiance dans tout ce qu'elles disent des causes et des effets de ce qu'elles éprouvent.

Les procédés externes, de quelque nature qu'ils soient, sont toujours néanmoins nécessaires ; et ils doivent aussi toujours être accommodés au choix en faveur duquel les époptes sont prévenus. On pense communément que si l'on dort par la vertu d'un agent, ou si l'on en éprouve du moins des effets sensibles, on doit y trouver une puissance qui réponde à l'idée qu'on en forme, ainsi que nous l'avons déjà observé ; nous avons aussi observé qu'on ne dort que par sa propre influence, et qu'on n'est prompt à dormir que parce qu'on est doué naturellement de dispositions requises, c'est-à-dire, d'une certaine liquidité extraordinaire du sang qui s'attache essentiellement à l'intuition et au sommeil. Ce n'est que cette dernière condition qui distingue le sommeil des époptes du sommeil ordinaire : autrement ils sont les mêmes en nature, l'un et l'autre.

2. — Il est donc inutile de répéter que les seuls procédés externes, sans la concentration, sont insuffisants pour produire des effets, et que cette abstraction des sens, qui est incompatible avec les distractions tant volontaires qu'involontaires, est une condition absolument nécessaire pour procurer du bien-être aux malades, et provoquer le sommeil lucide. Voilà la principale cause de la nullité de l'action de ces procédés sur beaucoup de personnes qui s'y soumettent. Quoique le défaut de dispositions requises les écarte d'en retirer les avantages qu'ils présentent, néanmoins, par leur conviction habituelle, elles en tireraient encore quelque parti satisfaisant, si elles se livraient à une concentration compatible avec leur situation.

Nous avons dit que ces procédés soulagent les malades, et même guérissent de toute espèce de maux, lorsqu'ils ont des dispositions requises, ou que du moins ils se livrent à une concentration qui leur est possible ; mais il ne faut pas croire que ces signes sensibles rendent au corps un membre qui lui manque, et rétablissent une désorganisation qui approche de la dissolution. On entend dire seulement que toute maladie qui ne provient pas du dérangement des ressorts essentiels du coffre humain, ne résiste pas à leur action, quand même les attaques en paraîtraient insurmontables aux efforts de la médecine.

Il arrive souvent, et cela est aisé à comprendre d'après ce que nous venons de dire, que de deux malades atteints des mêmes maux, et soignés par les mêmes procédés l'un guérit radicalement, et l'autre reste dans son état habituel, parce que la concentration occasionnelle, indépendamment de toute disposition requise, a été différente dans l'un et dans l'autre. Cette concentration, qui seule est l'agent principal de tous ces effets, a ses degrés et ses nuances, et *vouloir* simplement, sans un motif interne qui rende efficace cet acte de l'âme, ne suffit pas à un malade pour atteindre le but de ses souhaits. Il faut distinguer la volonté de la velléité, pour sentir la différence des effets qu'éprouvent tous ceux qui se soumettent à l'action de ces procédés.

L'influence d'une volonté externe, dont on se prévaut vulgairement pour expliquer le bien-être que recueillent les malades dans les procédés externes, est victorieusement démentie tous les jours par l'expérience. Le malade qui se concentre est toujours certain de retirer de cette action un bien-être quelconque, si le concentrateur ne commet point par des expressions inintelligibles une perfidie de l'acte de sa volonté. Car, en raison de sa confiance sur lui, le malade, sans s'en apercevoir, en suit les idées, et est susceptible d'éprouver un mal proportionné à l'imprécation qu'il a entendue ; autrement, la volonté du concentrateur est aussi nulle pour influer sur lui, qu'est nulle l'action d'un objet malfaisant qui n'existe que dans la conception.

3. — La transpiration suit toujours l'influence des procédés externes. Quand elle est très abondante, elle annonce évidemment les approches du sommeil. Cependant cet état de repos ne la suit pas toujours, parce que d'autres entraves en empêchent le développement, entraves qui seront signalées dans un instant. Le sommeil ne peut exister qu'à la suite de cet effet,

parce qu'il consiste toujours dans l'épuisement des muscles, et conséquemment dans leur mobilité et leur flexion.

La transpiration n'est pas toujours humide et perceptible, souvent même elle est sèche et imperceptible. Dès lors il n'est pas aisé d'y reconnaître le signal des approches du sommeil.

Je n'ai pas besoin d'observer que je ne fais le recensement de ces effets des procédés externes que dans les personnes qui ont des dispositions requises. Ceux qui s'y soumettent sans cette condition indispensable pour parvenir au sommeil lucide, n'en retirent du bien-être que lentement, imperceptiblement et graduellement. Rien n'annonce en eux des progrès visibles : ils éprouvent seulement un calme intérieur à la fin de chaque séance, ou du moins au bout de quelques séances, en supposant qu'ils se livrent toujours à une concentration opportune.

La transpiration sèche ou humide est toujours indispensablement un effet de la concentration occasionnelle ou libre. En général, les personnes replètes, qui ne sont pas ordinairement époptes, transpirent toutes les fois qu'elles se livrent au sommeil. Elles n'en retirent pas les bienfaits qui suivent cet effet; parce qu'elles ne se plongent que dans une concentration qui a pour but le bien-être. C'est chez elles une action d'habitude et non de réflexion.

Nous avons déjà observé dans l'Introduction la nécessité du sommeil après une transpiration violente, et de quelle manière cette nécessité doit être conçue : nous remarquons ici que toute transpiration, surtout quand elle est abondante, est un signe précurseur de cet état de repos si l'on s'abandonne à une concentration quelconque. Les muscles que cette évaporation épuise fléchissent déjà les uns sur les autres, jusqu'à ce que les soutiens des membres, pour se tendre, acquièrent de nouveaux sucs que leur fournit sans cesse la continuelle circulation du sang. Ainsi une sueur extraordinaire peut être considérée déjà comme un commencement même du sommeil, parce que cet état de flexion des muscles n'est plus conforme à la constitution naturelle de l'homme.

Voilà pourquoi un malade qui transpire n'est jamais dans un état dangereux; il montre par là son aptitude au sommeil, qui est toujours un réparateur des forces, quoique moins efficace que le sommeil procuré par la concentration occasionnelle.

4. — La palpitation du cœur est souvent aussi un effet des procédés externes, et c'est elle qui, en accompagnant la transpiration, empêche le développement du sommeil. Elle agite le sang et détruit le calme interne sans lequel le sommeil n'existe pas; et si parfois il se manifeste, il est ordinairement accompagné de spasmes et de convulsions. Dans ce cas, ce sommeil n'est jamais lucide, il n'est qu'un engourdissement qu'on ne dissipe pas toujours avec facilité. Il est même prudent d'empêcher que les personnes qui se livrent à la concentration occasionnelle ne tombent dans cette torpeur, en prenant la précaution de les remettre dans leur état naturel aussitôt qu'on s'aperçoit de cette agitation extraordinaire du cœur.

Je dois même recommander ici au concentrateur d'examiner souvent l'état du cœur de celui
qui se concentre, pour obvier aux crises.

La palpitation du cœur provient directement
d'une crainte panique, et cette peur est plus
particulièrement le partage de tous ceux qui
sont éminemment disposés au sommeil lucide.
Par leur constitution physique, ils sont extrêmement susceptibles de se prévenir sans motif
raisonnable ; et il en résulte que tout en désirant
ardemment par la volonté sensitive jouir du
sommeil lucide, ils éprouvent une répugnance
interne dont ils ne peuvent se rendre compte.
Cette sensation est chez eux supérieure à tout
effort pour s'en défendre. J'ai vu des militaires
de tout grade frémir et tomber dans des convulsions alarmantes au simple mot *dormez,* après
avoir bravé au champ d'honneur les sabres et
les baïonnettes, les boulets et la mitraille.

Il est à présumer que ceux chez qui ce symptôme pénible ne se manifeste pas, ne sont pas
des époptes entièrement lucides. Quoiqu'il ne
soit pas toujours un caractère précis et distinctif
de dispositions éminentes au sommeil lucide,
cependant il annonce dans les fluides internes
une mobilité si facile, qu'on dispose à volonté
des époptes qui le développent, même malgré
eux. On ne trouve pas, en général, cette aptitude
dans ceux qui ne portent pas cette marque sensible ; et cette aptitude à maîtriser tous les mouvements nécessaires du corps est le sceau de
perfection de l'état des époptes.

Du reste, les personnes qui exigent tant de
ménagements de la part des concentrateurs, ne
parviennent paisiblement au sommeil lucide
que par gradations, et par la répétition des

actes. On les façonne peu à peu à la concentration : par l'expérience elles se désabusent de leur préventions absurdes, et dans le moment où on s'y attend le moins, elle se plongent avec calme dans une profonde abstraction des sens. Cette conduite avec les époptes n'est jamais longue, et s'ils se prêtent à la concentration une ou deux fois par jour, ils dorment le lendemain même, mais avec de l'agitation, et au bout de quatre à cinq jours ils se mettent au niveau de ceux qui sont déjà aguerris, et deviennent lucides.

5. — Il est très présumable qu'un déliement du sang, lent et progressif, qui dispose au sommeil lucide, provient aussi de l'usage des procédés externes. Plus le sommeil est profond plus il est apte à réparer les forces perdues. Si les procédés externes ont la vertu de guérir toute espèce de maux, ils ne peuvent manquer de contribuer au déliement du sang qui est la source de la santé. Les maladies, quelles qu'elles soient, proviennent toujours d'entraves dans la circulation libre et naturelle des fluides internes.

Il est certain aussi que le sommeil lucide, qui n'est qu'un indice évident de la faiblesse organique, est une maladie qui entraîne vers la tombe ; mais c'est une maladie qui s'approche le plus de l'état d'équilibre des fluides et des solides du corps humain. Nous avons déjà remarqué que l'homme, en naissant, appartient ou à l'état d'engorgement ou à celui de faiblesse, et qu'il doit regarder ce dernier état comme préférable au premier pour la conservation de son existence. C'est un mal inévitable, mais c'est le moindre des maux qui l'entourent et qui l'entoureront toujours.

Il est facile de sentir maintenir la raison pour laquelle des personnes qui se soumettent à l'influence des procédés externes, sans dispositions au sommeil lucide, finissent quelquefois par devenir époptes. Mais leur lucidité est en général très bornée. La liquidité que leur sang acquiert par ce moyen n'est jamais telle que la produit la nature spontanée, quelle que soit la cause externe qui l'y pousse. Toutefois l'état où cette liquidité place l'épopte lui est suffisamment avantageux, si le concentrateur est assez habile pour en tirer le parti qu'il lui présente.

Il ne faut pas croire cependant que tous ceux chez qui le sommeil lucide se développe à la longue, sont dans le même cas que ceux dont le sang se délie graduellement sous l'influence des procédés. Nous venons d'observer que plusieurs personnes, avec les dispositions requises, ne dormaient quelquefois pas en raison de leurs préventions qui sont autant d'entraves au développement du sommeil, et qu'elles ne s'en désabusaient que par leur propre expérience et à la longue. Les procédés externes n'ont plus rien à délier dans leur sang déjà liquide naturellement ; mais ils les dépouillent de leurs préjugés et les façonnent à regarder leur influence sous son véritable point de vue.

Les conséquences qui découlent de la considération de ce déliement du sang seraient tout à fait indépendantes de tout ministère étranger, si l'homme pouvait se pénétrer profondément du principe qui les provoque. Mais, malgré son orgueil, ils pensent que d'autres peuvent avoir des lumières qu'il n'a pas, et néglige les ressources que lui offre sa propre constitution.

6. — Des éclats de rire, des sanglots et des pleurs sont aussi des effets des procédés externes. Il faut bien se garder de les traverser : il faut, au contraire, leur procurer tout l'essor possible pour se consommer, jusqu'à ce que la personne souffrante annonce elle-même son soulagement et sa tranquillité ; autrement on l'expose à des suites souvent si désastreuses, que l'œil médical, en attribuant à d'autres causes qu'aux causes légitimes, les convertit ordinairement en des maux inguérissables.

Toutes les fois que les impressions que les organes internes ont reçues d'un excessif contentement ou d'un profond chagrin, restent étouffées au fond du cœur, elles trouvent dans le calme interne que produit la concentration, la liberté de suivre leur direction primitive et d'éclater d'une manière violente. Celui qui éprouve ces effets est toujours forcé de s'abandonner à leur élan, sans pouvoir aucunement les maîtriser au gré de ses désirs, de la même manière, à peu près, que nul homme n'est apte à arrêter la perception dans l'âme, dès qu'il y a une sensation dans les organes externes ; parce que leur cause ayant passé dans l'état intuitif de l'homme, devient tout à fait indépendante de sa volonté sensitive.

Ceux qui éprouvent cette espèce de crise, et ce sont plus souvent les personnes du sexe féminin que du masculin, ne parviennent pas ordinairement jusqu'au sommeil ; parce qu'avant que le calme qui provient de la concentration ne se développe, le sang se trouble, s'agite et en écarte les approches. La guérison de cette espèce d'affection dépend uniquement de la concentration par les procédés externes : elle disparaît aussi facilement devant ce traitement simple et décisif que tous les autres maux physiques.

C'est de cette répression d'inquiétude et de chagrins, plus souvent que de joie et de contentement, que dérive ordinairement la formation de ces pierres que les médecins trouvent quelquefois dans l'ouverture des cadavres des personnes colériques et irascibles par tempérament. Ce ne sont que des humeurs hétérogènes qui, étant comprimées dans leur circulation, s'arrêtent dans un lieu déterminé du corps, et s'y consolident comme une espèce de pétrification. Je pense de même qu'une grande partie des femmes qui souffrent de glandes au sein, ne donnent naissance à ces glandes que par cette même cause, plus commune chez elles que chez les hommes en raison de la facile mobilité de leurs fluides.

Je dois ajouter aux crises d'éclats de rire, de sanglots et de pleurs qui proviennent parfois de procédés externes, celles de suffocation de poitrine et de provocation aux vomissements. Elles empêchent, comme les précédentes, le développement du sommeil, et exigent aussi la liberté du corps qui leur convient, c'est-à-dire l'état naturel pour respirer et pour évacuer. Ce sont aussi les préventions qui les provoquent, mais en modifiant les fluides internes.

7. — Il résulte aussi quelquefois des procédés externes une clôture d'yeux qui est difficile à régler à volonté; il faut même souvent que le concentrateur emploie le ministère des doigts pour remettre les paupières dans l'exercice de leurs fonctions naturelles. On croit vulgaire-

ment que c'est un effet qui annonce la proximité du sommeil ; dans la réalité c'est un indice qui fait pressentir les entraves qui s'opposent au développement de cette abstraction des sens. Avec le temps on y parvient quelquefois, mais c'est par des raisons que nous avons alléguées haut ; c'est-à-dire, par le déliement du sang que les procédés externes ont le droit d'établir dans le corps.

La clôture des yeux dans la concentration occasionnelle annonce une liquidité du sang dans la région optique, mais non telle qu'il la faut pour l'existence du sommeil lucide ; car elle n'est ni extraordinaire, ni générale dans la majorité de sa masse. Nous avons observé dans l'Introduction qu'il faut du sang extrèmement liquide pour être épopte, et extrèmement épais pour être cataleptique ; et que sa densité chez les premiers, et sa fluidité dans les seconds sont toujours en raison directe de leurs contraires. Si ceux qui dans la concentration occasionnelle éprouvent la simple clôture d'yeux, n'ont qu'une liquidité intermédiaire du sang, il est clair qu'ils n'ont de dispositions ni à être époptes, ni à être cataleptiques.

Les épreuves que j'ai déjà faites sur des cataleptiques, déjà convalescents, mais non tout à fait remis dans leur situation naturelle, appuient complètement ce que je viens de déduire. Ils éprouvent, étant soumis à la concentration occasionnelle, le même effet de clôture d'yeux que ceux dont je viens de parler, et ils ont encore plus de difficulté que les autres à les ouvrir. On ne peut pas soupçonner qu'ils soient des époptes plutôt que des cataleptiques ; parce qu'ils ne transpirent qu'avec beaucoup d'agitation, et qu'ils conservent encore la jouissance d'une intuition légère dans leur état de veille.

C'est que la solution qui détruit la grande densité de leur sang, n'est encore ni assez liquide pour les remettre dans l'état des époptes, ni suffisante pour les détacher tout à fait de la catégorie des cataleptiques. Etant soumis à la concentration occasionnelle, ils en éprouvent quelques effets, mais non tels qu'il convient aux époptes. Ainsi, lorsqu'ils ferment les yeux par ces procédés, ils les tiennent toujours si serrés, qu'ils résistent longtemps aux efforts de tout secours étranger. C'est ce qui précisément fait voir que s'ils coïncident, en raison de la nature de leur sang, avec ceux qui n'éprouvent que la clôture d'yeux par la concentration occasionnelle, ils en diffèrent aussi dans la force de l'effet en raison des degrés de liquidité ou de densité de ce suc vital.

8. — Si les procédés externes consistent seulement dans les attouchements et dans les frictions, ils produisent quelquefois la communication réciproque des mots contagieux, lorsque le concentrateur, ou la personne concentrée, ou tous deux en sont atteints. Cet effet tient à la nature même de la transpiration. Le mécanisme des pores, pour pomper et émettre des corpuscules, est le même que celui de la bouche et des narines pour aspirer et respirer, et il en résulte que si une personne saine et bien portante touche un malade contagieux ou même se place à côté de lui pendant sa transpiration, elle se trouve toute préparée à pomper ses humeurs malfaisantes.

C'est la raison pour laquelle la prudence

recommande impérativement d'empêcher que les enfants ne couchent avec les vieillards. Quoique les premiers soient plus faciles à transpirer que les seconds, néanmoins ceux-ci couvent encore plus d'humeurs morbifiques que ceux-là. Ce que les enfants communiquent aux vieillards n'a donc rien qui ne soit extrêmement salutaire ; parce que telle est essentiellement la nature de l'homme exempt de maux ; mais ce que les vieillards communiquent aux enfants est un poison si subtil, qu'il corrompt immanquablement la masse de leur corps. Aussi il arrive toujours que les uns et les autres troquent réciproquement leur santé : les vieillards se fortifient, et les enfants dépérissent.

L'aspiration des corpuscules ambiants, pendant la concentration, trouve encore une facilité particulière dans les époptes, en raison de leur sensibilité exquise, l'action de l'âme étant immédiate et directe sur toutes les parties du corps pendant le sommeil, les miasmes externes qui se trouvent aspirés, agissent aussitôt sur ce principe moteur ; et, sans avoir besoin d'un temps déterminé pour se développer comme dans l'état de veille, ils font des ravages désastreux. Dans le sommeil naturel, quand même il serait lucide, cet effet n'est pas aussi prompt, parce qu'on n'y a pas la connaissance de la direction, et que la liberté interne y est encore plus restreinte.

J'ai vu de si tristes exemples de ces effets dans plusieurs des époptes que je soignais, lorsqu'il fallait les mettre, d'après leur avis, en contact avec des malades contagieux, que je me suis trouvé forcé de ne plus permettre les attouchements qu'après des précautions rigoureuses, et suffisantes pour parer aux inconvénients. Il est arrivé plusieurs fois dans ce genre de consultations, que des époptes, les uns sont tombés dans des convulsions, les autres ont perdu leur lucidité, et d'autres enfin ont pendant plusieurs mois aggravé leurs maux. Cependant il est certain que le simple contact dans les consultations diffère encore beaucoup des attouchements dans les procédés pour concentrer et en raison de la durée du temps, et en raison de la transpiration qui y est presque permanente.

9. — Le sommeil est le sublime et le dernier effet des procédés externes. Il est toujours plus ou moins lucide et se développe plus tôt ou plus tard. Ceux qui dorment dès la première concentration, quoique d'ordinaire au milieu des agitations, sont toujours plus lucides que les autres qui parviennent à cet état d'abstraction des sens après quelques séances. Ils annoncent des dispositions éminentes qui l'emportent toujours sur les entraves de la crainte et sur d'autres préventions qui en empêchent le développement.

Il ne faut pas pour cela se persuader que leur lucidité soit sans inconvénients ; il faut, au contraire, se mettre dans l'esprit que, dans la condition actuelle de l'homme il est absolument impossible qu'une vérité occulte, inaccessible aux sens, soit jamais un objet exact de l'intuition des époptes. Le plus lucide d'entre eux est celui qui en approche le plus, et s'y trompe le moins. Les obstacles qui s'y opposent tiennent à la manière même dont se développe cette faculté merveilleuse.

Le secret d'en tirer un parti avantageux dépend entièrement de l'adresse du concentrateur, et non du zèle de l'épopte lucide. Le temps met, à la vérité, ce dernier à même de s'améliorer dans l'exactitude de ses annonces ; mais il ne l'éclaire jamais assez pour le rendre infaillible. C'est au concentrateur à prendre les mesures opportunes pour le diriger dans la voie de la certitude : et quel est celui qui peut se vanter de se connaître dans cet inextricable labyrinthe ? Ce qu'il y a d'assuré, c'est qu'un épopte lucide, bien dirigé, est toujours à même de dévoiler une vérité avec tous ses accessoires, quelque épaisse que soit l'enveloppe qui la dérobe à la connaissance humaine ; mais on ne peut nullement espérer que, par ses seules forces, il l'atteigne dans tout son éclat et dans toute sa réalité.

Ceux qui pensent qu'en possédant un épopte lucide ils peuvent faire des prodiges, se trompent donc bien grossièrement. Ils doivent même faire avec lui plus de sottises que d'autres avec un épopte légèrement lucide. Les premiers, en lui inculquant l'idée avantageuse qu'ils s'en forment ne peuvent manquer de flatter son orgueil, vice commun à tous les époptes, et de l'induire à donner dans la solution des questions soumises, comme un objet de son intuition, ce qui n'est qu'un résultat de son raisonnement faux et erroné.

Oui, il faut toujours se prévenir contre le raisonnement de tout épopte, quelque lucide qu'il soit. On ne doit le consulter que sur ce qui tombe sous son intuition et non sur ce qu'il juge. Toutes les idées qu'il a sans la présence de leurs objets, sont toutes originairement sensitives et converties en intuitives. Ce qu'il décide par elles n'est qu'une consultation que tout autre donnerait dans son état de sensations. Si ensuite ces idées ne proviennent que des préjugés, le raisonnement qu'elles établissent ne peut être que faux et erroné.

10. — Le sommeil lucide se développe ordinairement les yeux fermés ; mais il est des personnes qui dorment les yeux ouverts, et mes observations m'annoncent que tous ceux qui dorment de la sorte sont des époptes naturels. Les yeux ouverts chez eux sont toujours immobiles ; ils ont l'apparence d'être cristallisés et ne jouissent point de la vision. Toutefois, il y en a qui les meuvent et voient ce qui se passe devant eux, mais sans en garder la mémoire à leur réveil. Leur nombre est si petit qu'ils peuvent être regardés comme une merveille dans cet espèce de phénomènes.

Il y en a aussi dans cette catégorie qui, sans être cataleptiques, dorment pendant des années entières en remplissant toutes les fonctions qui conviennent à leur âge, à leur état et à leur sexe, au point qu'on a de la peine à croire qu'ils ne sont pas dans leur parfait état de sensations. Etant éveillés au commandement, ils décèlent un état d'imbécillité, ne connaissent rien de ce qui les entoure, et rapportent tout à l'époque qui a précédé leur sommeil. Dans les réveils intermédiaires, ils ne se remettent que ce qu'ils avaient vu dans le temps de leur état habituel de veille.

Parmi ceux qui dorment les yeux fermés, il en est qui dorment aussi les yeux ouverts au gré du concentrateur. Il paraît qu'ils n'ont pas naturellement l'habitude de cet espèce de sommeil, parce qu'ils disent souffrir dans la prunelle, et demandent qu'on leur ferme les paupières s'ils sont retenus quelque temps dans cette situation curieuse. La singularité de cette manière de dormir dépend sans doute du défaut d'élasticité des fibres qui se tendent dans la région optique, défaut qui expose la contexture des yeux à une détérioration graduelle. La clôture des paupières pendant le sommeil où l'homme, en perdant la liberté de régler les fonctions des organes, se trouve hors d'état de les défendre, est un bienfait de la nature, d'autant plus précieux que l'organe visuel plus que les autres a besoin d'une surveillance toute particulière.

Il arrive aussi que des personnes qui tombent une fois dans le sommeil sous l'influence des procédés externes ne dorment plus dans les tentatives postérieures. Cette particularité vient du changement survenu dans la liquidité du sang ; changement qui sert d'obstacle au développement du sommeil suivant. Le sang varie souvent avec une telle rapidité que l'on voit quelquefois des époptes, chez qui ce principe vital est en grande partie extraordinairement liquide, passer tout à coup aux évanouissements et même à la catalepsie, et, quelques minutes après, revenir une seconde fois à l'aptitude du sommeil lucide. Nous avons remarqué que ces crises ne sont que des résultats de la densité du sang. Il est certain aussi que des personnes qui ont éprouvé momentanément la liquidité du sang retombent après dans un état ordinaire de sa densité.

11. — Le sommeil lucide n'est qu'un état de songes, et conséquemment il se fait connaître pour ce qu'il est à toute personne... qui est susceptible de songer. Toutes les fois qu'on grave la mémoire des époptes de ce qui se passe dans le sommeil, ils le rapportent géné-

ralement à leur réveil, comme un songe qui leur a représenté une scène. Aussi les anciens caractérisaient justement de songe le sommeil lucide, en raison de l'identité de leur nature, quoiqu'ils diffèrent dans leurs nuances de netteté et d'exactitude.

Il est donc clair que l'intuition des époptes est la même que l'intuition de ceux qui songent, et que, conséquemment, elle ne peut leur présenter les objets que sous les *espèces ;* c'est-à-dire, sous des images qui les peignent et les représentent. Elle est donc justement appelée *mixte ;* parce que, tenant lieu de sens, elle est très éloignée de se confondre avec *l'intuition pure*, qui n'est qu'une propriété des esprits, indépendants de la matière, quelque inconcevable que soit la manière dont elle se développe.

Il est donc clair aussi qu'il est impossible que, la pensée d'autrui, qui d'elle-même n'a aucune forme sensible, puisse être l'objet de l'intuition des époptes, quoi qu'il soit indubitable que quelques-uns d'entre eux en aient souvent atteint les objets, et dévoilé ce qui est le secret du seul esprit. Ce qu'on débite vulgairement à ce sujet n'est qu'un paradoxe qui a tout le caractère d'une absurdité. C'est un phénomène qui a besoin de développement, et qui sera expliqué dans la suite d'une manière satisfaisante.

Il est donc clair aussi que si les songes, par la représentation des objets qui n'agissent pas sur les sens, produisent des sensations réelles et effectives, correspondantes à chaque sens, à plus forte raison le sommeil lucide, qui est le complément du songe, doit produire sur les époptes des sensations réelles et effectives, correspondantes à tous les objets des cinq sens qui, sans agir physiquement sur les organes respectifs, ne sont représentés à leur esprit que par le concentrateur. Ce qui y paraît inconcevable, quoique physiquement explicable, comme nous le verrons, confirme donc la bonne foi du concentrateur.

Il est donc clair enfin que si les sourds, les muets et les aveugles, sont susceptibles de songer, ils doivent de même entendre, parler et voir, et que, dans l'état du sommeil lucide, ils doivent tous remplir toutes ces fonctions avec une facilité plus merveilleuse encore, en raison de la perfection que donnent à cet état les dispositions physiques. Ce sont des conséquences de principes évidents, et non les résultats des expériences. Toutefois je suis persuadé que ces déductions ne peuvent pas manquer d'être justifiées par le succès. Il n'y a donc pas d'impossibilité que les époptes soient susceptibles de guérison de toute espèce de maux, sans aucun traitement effectif.

12. — Mais on m'objectera que le sommeil lucide ne laisse pas au réveil la mémoire de son développement comme le songe, et que par conséquent on ne peut pas raisonnablement confondre l'un avec l'autre, même quant à la nature.

Cette différence apparente provient de toute autre cause que de la différence réelle de ces états. Il est constant chez les psychologistes que la vie de l'âme gît dans la pensée, et que conséquemment elle pense nuit et jour, pendant qu'elle songe et pendant qu'elle ne songe pas. Il est certain, si l'on y réfléchit bien, que l'homme même dans son état naturel, n'a la mémoire que de ce qui attire son attention, et que plus cette attention est repliée sur son objet, plus la mémoire est fidèle et a de la durée. La mémoire, par elle-même, n'est donc que le repli de l'attention sur son objet.

Nous avons déjà observé plusieurs fois que dans les personnes qui dorment la restriction de la liberté interne est extrême, c'est-à-dire, qu'elles peuvent s'en servir par une impulsion spontanée, mais non par l'habitude, comme dans l'état de veille, par le défaut d'en sentir l'existence. Le plus souvent on y pense sans aucun égard ni à l'objet de chaque idée, ni à la liaison de toutes. Elles se suivent plus par l'analogie d'une idée à l'autre que par une analogie de toutes les idées à la principale. On y pense conséquemment sans aucune attention.

La portion de la continuité de la pensée se convertit en songe dès quelle attire l'attention de l'âme ; et cette attention ne tombe d'ordinaire que sur les simples objets des idées, rarement sur la liaison des idées, car il est des personnes, comme les époptes chez qui la restriction de la liberté est moins gênante, et qui songent souvent conséquemment et décèlent avec exactitude des vérités occultes. Voilà la raison pour laquelle les songes laissent dans l'état de veille la mémoire de ce qu'ils représentente, et sont ordinairement décousus dans la contexture de leurs éléments.

Les époptes mêmes, qui étant éveillés ne se rappellent rien de ce qui s'est passé dans leur sommeil, confirment cette théorie. Ils gardent la mémoire, de tout ce qu'on désire dès qu'on leur enjoint dans le sommeil d'y replier leur attention pour s'en rappeler au réveil. Cette expérience n'a plus lieu ordinairement sur les nouveaux époptes; parce que se trouvant dans une très grande restriction de leur liberté interne en raison surtout de l'engourdissement de leurs membres, ils ne sentent pas le poids des injonctions et l'obligation de l'obéissance. Toutefois il y en a qui replient leur attention sur ce qu'on leur recommande; et tous sont également aptes à la replier spontanément lorsqu'une impulsion interne les y pousse, ainsi qu'il arrive dans les songes.

13. — Cette observation redresse l'erreur de ceux qui pensent qu'un épopte ne dort pas profondément, lorsqu'à son réveil il se rappelle ce qui a été dit ou fait pendant son sommeil. Tout épopte, dès qu'il est épopte, c'est-à-dire, dès qu'il jouit de l'intuition, dort plus profondément que ceux qui sont dans le sommeil ordinaire de la nuit. Cependant il est incontestable que ceux-ci ne se rappellent point ce qu'ils ont répondu aux questions qu'on leur a adressées. Donc il est certain que la mémoire de ce qu'on dit dans le sommeil n'en prouve pas plus la légèreté que l'oubli n'en prouve la profondeur.

Les époptes dans leurs premiers sommeils dorment ordinairement avec une sorte d'inquiétude sur leur état; et tout en dormant profondément, ils conservent, par ce motif, un plus ample exercice de leur liberté interne que ceux qui dorment sans aucun souci. Cet exercice facilite le repli de leur attention sur tout ce qui se passe autour d'eux pendant leur sommeil, et leur en laisse la mémoire au réveil. L'habitude les rassure sur ce point ; ils dorment ensuite

avec calme; le repli de leur attention n'a plus
de sujet, et au réveil la mémoire n'y trouve
plus la trace des impressions.

Tout épopte qui dort avec la connaissance
de son sommeil (et il y en a, quoiqu'ils soient
rares), conserve aussi la faculté de replier son
attention sur tout ce qu'on lui dit et en garde la
mémoire. J'ai dit que ces époptes sont rares,
parce qu'en dormant avec calme ils deviennent
en général étrangers à leur état de sensations,
et regardent leur situation présente comme un
état habituel. La mémoire que gardent les époptes à leur réveil dans les commencements de
leurs sommeils, ne prouve donc pas qu'ils ne
dorment que légèrement.

C'est par cette raison que, sans être épopte,
on se réveille la nuit ou le matin à point nommé,
lorsqu'en se couchant on se livre au sommeil
avec la crainte de manquer à l'objet de son idée.
Toute personne a pu faire cette épreuve, et a
dû trouver que le succès répondait constamment à son attente. Une idée ruminée avec zèle
et intérêt, dans l'état de sensation passe toujours
en intuition, et fait à l'esprit un devoir de contribuer de son mieux à y répondre malgré toute
la restriction de sa liberté interne. Cette liberté
se prête dès lors à l'exercice de tous les moyens
nécessaires à l'exercice du projet, et reste subordonnée à l'impulsion qu'il y donne.

Ainsi ce que nous avons appelé impulsion
interne n'est qu'un effort de l'âme qui, sans
songer à la gêne de sa liberté, tâche de ployer le
corps à atteindre le but de sa conception. Elle
ne l'y ployerait pas si elle avait une pleine connaissance de sa situation : elle n'en surmonte
les obstacles que par l'habitude. Ainsi l'impul-

sion interne, qui étend la restriction de la liberté, doit toujours être mesurée sur l'intérêt que l'âme attache au projet qu'elle veut exécuter.

14. — Une réflexion importante se présente ici relativement à l'influence de la densité et de la liquidité du sang sur la nature de la mémoire. C'est qu'elle n'a pas le même siège chez toutes les personnes, et que dans la même personne, elle varie suivant la disposition de son sang. La mémoire n'a d'existence que dans les lieux où le sang est extrêmement liquide, et ce fluide pouvant être disposé de la sorte en plusieurs fois, elle peut aussi exister à la fois dans plusieurs lieux de l'enveloppe humaine.

Ces lieux sont la glande pinéale, les deux tempes, la descente de l'os frontal sur le nez, le diaphragme, le cœur, et peut-être aussi d'autres parties qui nous sont inconnues. Les pieds entrent aussi dans ce recensement, mais ils sont les seuls presque constants dans cette fonction, et ne varient pas ; par là ils présentent un siège qui est commun à tous les époptes. En touchant tous ses membres, avant d'apprendre de chaque épopte le lieu précis de ce siège, on lui grave dans la mémoire ce qu'on veut qu'il se rappelle de son sommeil.

La densité du sang qui survient n'efface pas tout à coup les traces des impressions reçues, mais elle les altère graduellement et engendre l'oubli. Il paraîtrait, d'après ces observations, que ce n'est pas le cerveau qui donne l'existence à la faculté de la mémoire, ainsi que le pensent généralement tous les physiologistes, mais tout autre principe qui n'y a aucune analogie. Je n'oserais taxer d'erronée une opinion générale ;

mais je ne puis non plus la regarder comme une vérité constante, dès qu'elle est en opposition avec l'évidence de l'expérience et des observations. La lésion du cerveau altère à la vérité la mémoire, mais elle altère aussi toutes les facultés de l'âme.

Il est indispensable de faire à cette occasion une distinction entre la mémoire et le souvenir, quoique dans l'acceptation commune ces deux mots semblent être parfaitement synonymes. Nous appellerons *souvenir* ce rappel d'idées qui est indépendant de toute trace des impressions, et *mémoire* ce rappel d'idées qui est absolument subordonné à un tableau de représentations d'images. Le premier est celui qui convient aux seuls époptes dans le rappel d'idées d'un sommeil à un autre, parce qu'il regarde le seul esprit indépendamment de tout intermédiaire et n'a nul exercice dans l'état de sensations. La seconde est celle qui convient à l'homme dans son état naturel ; et étant purement matérielle, elle suit toujours les dispositions de son état physique. Cependant les époptes sont aussi sujets à l'oubli dans leur sommeil ; mais l'étant également dans l'état de sensations relativement à ce qui se passe dans leur abstraction des sens, ils se distinguent aussi, à cet égard, des autres hommes dans leur état naturel.

Ceux qui ont contribué au perfectionnement des langues par leurs écrits et par leurs ouvrages, n'admirent pas cette différence entre le souvenir et la mémoire, parce qu'ils ne connurent pas la nouvelle idée que présente le phénomène du sommeil. De nos jours cette distinction devient une nécessité pour préciser le rappel des idées des hommes et celui des époptes dans leur état d'intuition.

SÉANCE VIII

DES DEUX PRINCIPALES SOURCES D'OU DÉCOULENT LES PHÉNOMÈNES DU SOMMEIL LUCIDE

I. — Nous avons fait dans l'Introduction une esquisse de tous les accessoires du sommeil lucide. Les principaux phénomènes dont il s'agit ici concernent l'aptitude à la provocation des sens donne au corps et à l'esprit. C'est pour cette raison que nous avons substitué au mot *somnambule* celui d'*épopte*, parce que notre but tend à développer son état réel et physique, et non à considérer seulement son état apparent et sensible. Toutefois nous nous réservons de n'en donner la clef qu'en donnant la définition précise de la concentration occasionnelle.

Le sommeil lucide dans les époptes n'est qu'un songe en action, mais plus parfait que le songe ordinaire en raison de la grande liquidité de leur sang. C'est dire que cet état est susceptible, par la direction, de développer des vérités occultes, inaccessibles aux sens, mais c'est dire aussi qu'il est par sa nature un état d'aberration et d'extravagance. Nous avons dit plusieurs fois que ce désordre dérive de la restriction de la liberté interne qui cependant a plus de latitude dans les époptes que dans ceux qui songent simplement.

Nous disons aussi que le sommeil lucide est un songe en action ; en effet. les époptes expriment ce qui se passe dans leur corps et dans leur âme ; au lieu que ceux qui songent simplement ne font qu'éprouver les effets de la scène qui se montre à leur esprit, sans pouvoir l'exprimer dans le sommeil. Ainsi tout en ayant la faculté de communiquer aux autres ce que les premiers sentent en eux-mêmes, ils ne sont pas moins exposés que les seconds à dévier de la justesse et de la liaison de leurs idées, toutes les fois qu'ils parlent sans une impulsion interne, ou sans une direction externe, sage et éclairée.

Cependant on ne doit pas confondre cette impulsion interne avec une résolution prise après un examen réfléchi de tous les moyens utiles à adopter et pernicieux à éviter. Il faut se rappeler que la liberté interne dans le sommeil n'a jamais sa latitude naturelle et convenable : elle est toujours restreinte, quoiqu'avec une plus ou moins grande abstraction des sens d'après la nature du sommeil. Dans les songes ordinaires les idées se suivent d'après leur analogie, sans égard à l'idée principale ; et néanmoins il est des songes où il y a l'unité dans les scènes, mais une unité qui s'allie toujours à des ramifications qui ne lui sont pas propres. On doit sentir d'après tout ce qui a été dit sur le sommeil lucide, que cette différence tant dans les songes que dans les époptes naturels occasionnels, provient toujours de la différence de la liquidité du sang, qui étend ou restreint l'usage de la liberté interne.

2. — Quoique tous les époptes occasionnels soient originairement des époptes naturels, néanmoins s'il ne sont pas du nombre de ceux qui se lèvent la nuit, qui marchent, en un mot qui exécutent une scène complète, ils n'ont jamais une impulsion interne aussi conforme à son objet que les derniers. En effet, ce que ceux-ci ont quelquefois spontanément développé, est si supérieur à tout ce qu'on obtient des autres par la direction, que ceux qui ne connaissent pas l'économie du sommeil lucide ont de la peine à le croire. Préciser les événements passés, éloignés ou possibles, parler avec aisance des langues dont ils n'avaient pas dans leur état naturel la moindre notion, dévoiler les intentions d'autrui qui n'étaient connues de personne, n'a été pour eux que ce qui est familier à tout homme dans tout ce qui lui est habituel.

Cependant il est constant que ces impulsions internes ont quelquefois été chez eux si défectueuses qu'elles les ont menés à des actes que la brute même ne ferait pas dans sa stupidité. Se jeter par les fenêtres du second et du troisième étage, croyant sortir par la porte ; voir dans une plaisanterie un coup mortel et succomber ; se porter à assassiner l'ennemi dans un lit où il n'était pas, ce sont des faits qui sont à la connaissance de tout le monde et qui sont reçus comme des vérités communes. L'impulsion interne est toujours l'effet d'une délibération de l'âme, mais d'une âme qui, ne jouissant point de toute la latitude de sa liberté interne, a encore le malheur d'adopter comme un motif réel ce qui n'est qu'une prévention.

La direction même n'a souvent aucune prise sur ces époptes naturels, lorsqu'ils deviennent occasionnels et qu'ils suivent leurs mouvements spontanés. Elle fait tout dans les cas singuliers où ils en sont maîtrisés autrement leurs décisions, qui malgré ce correctif, sont le plus souvent équivoques, seraient encore tout à fait inadmissibles. Aussi il est de ces époptes qui, tout en étant dirigés le jour dans leur sommeil, tant pour ce qui concerne leur santé que celle des autres, se lèvent la nuit et font les extravagances les plus blâmables.

On se persuade vulgairement que tout épopte doit, dans les consultations, se souvenir naturellement de tout ce qu'il a dit dans les consultations précédentes. Il s'en souvient parfois, il en fait même des applications à d'autres malades ; mais on ne doit pas toujours attendre ces résultats de la direction externe. Dès qu'il dort, il devient étranger à tout ce qui l'entoure, et souvent à lui-même. Si l'on néglige dans chacun de ses sommeils de le mettre sur la voie de ce qu'il doit faire, on s'expose à n'en obtenir que des décisions erronées, imputables à la seule négligence du concentrateur.

3. — L'état, soit de songe, soit de sommeil lucide, quelle qu'y soit l'aberration de l'esprit donne toujours à celui qui dort, la faculté de maîtriser... le mouvement nécessaire d'après les degrés de la liquidité du sang. Voilà le principal phénomène qui concerne le corps dans le sommeil lucide. Cet exercice n'est sûrement pas absolu à cause des entraves inséparables de la constitution du corps ; mais l'existence en est si évidente qu'on peut affirmer qu'elle ne peut être

révoquée en doute que par celui qui n'a jamais songé.

On s'est contenté de dire que le songe n'était qu'un délire de l'imagination ; mais on ne s'est jamais avancé à démontrer que l'imagination avait le pouvoir de produire les sensations. Pourquoi donc n'en produit-on pas à volonté, puisque cette faculté est une propriété essentielle de l'homme ? On croit communément que les sensations de dégustation, d'odeur et de sons, qui au réveil ne laissent dans l'esprit que la mémoire de leur existence pendant le songe, n'y ont produit que de simples idées, comme on en a dans l'état de veille, des objets qui ne sont pas présents aux organes respectifs. Mais les sensations des couleurs, des distances et des quantités d'objets qui ont été réellement vus ; mais les sensations des émotions qu'on éprouve encore dans l'état de veille, ou de contentement, ou de peine, provenant d'une action réelle des objets qui y sont relatifs, peuvent-elles être de simples idées que reproduit la mémoire, comme appartenant à la pure conception ?

Dans l'état de sommeil lucide cet exercice est encore plus parfait que dans celui de songe ; le premier est le complément du second. Voilà conformément à ce qu'éprouve tout individu de l'espèce humaine dans le songe, ce qui paraît inconcevable dans les époptes ; c'est-à-dire la guérison de toutes les maladies par les seuls attouchements, la vision, le goût, l'odeur, le son des objets qui ne sont que nommés. C'est de l'exercice du mouvement nécessaire que résultent tous ces effets, qui pour paraître incroyables, n'en sont pas moins positifs, et non de l'action de l'imagination, gratuitement compromise dans ce qui est tout à fait étranger à sa juridiction idéale.

La cause de cet exercice mérite d'être approfondie, pour faire connaître pourquoi ce pouvoir n'existe que dans une certaine abstraction des sens et non dans celle de toute espèce, et pourquoi l'homme y est étranger dans son plein état de sensations. C'est précisément ce qui sera développé en détail dans la suite ; et cette cause semblera du moins avoir l'éclat d'une vérité démontrée.

4. — En attendant, remarquons ici que cet exercice du mouvement nécessaire dans le corps n'est que le développement de cette action immédiate de l'âme, qui a lieu, pendant le sommeil dans toutes les moindres parties de cette enveloppe, avec la restriction de la liberté interne dont nous avons déjà parlé minutieusement plus haut. L'extrême sensibilité des époptes dans le sommeil, qui résulte de cette action immédiate, est si exquise que personne ne les touche sans leur causer des crispations et même des convulsions, s'ils ne sont pas prévenus du besoin d'être en contact avec eux. Le concentrateur seul les touche impunément sans les incommoder ; mais il lui arrive de leur causer de la surprise, parce qu'il n'est pas toujours présent à leur esprit. Etant prévenus, ils se familiarisent avec tout le monde, à l'exception des malades contagieux ; encore ils en touchent avec certaine mesure de précaution, ils les affectionnent, ou du moins s'ils ne réfléchissent pas sur les suites de leurs miasmes.

Si on les habitue dès le commencement à ce commerce d'attouchements, on les voit traiter avec tout le monde, comme s'ils étaient dans leur plein état de sensations, ce que nous allons voir incessamment.

Les crispations qu'ils éprouvent à un attouchement inattendu sont plutôt l'effet d'une surprise réelle que de leur sensibilité exquise : néanmoins, celle-ci contribue toujours à l'intensité de celle-là. Toute surprise est proportionnée à la distraction, et cette distraction étant beaucoup plus profonde dans la concentration que dans toute autre circonstance de l'état naturel de l'homme, la surprise qui y répond y développe aussi un caractère beaucoup plus effrayant qu'ailleurs. Nous avons déjà observé que l'état de songes où se trouvent les époptes, les rend étrangers non seulement à ce qui les entoure, mais aussi quelquefois même à leur propre existence.

Si l'on joint à cette considération de la nature de la surprise celle de l'extraordinaire liquidité de leur sang, qui en rendant l'action de l'âme immédiate par toutes les parties du corps, et en donnant aux nerfs la facilité de s'engager à la moindre impression, produit dans cette enveloppe une sensibilité extrême, on trouvera sans peine que les crispations et les convulsions qu'éprouvent les époptes dans leur sommeil aux attouchements imprévus, sont des effets inséparables de la singularité de leur état. Ces effets sympathisent même quelquefois avec leur état de veille, parce que dès qu'ils s'isolent un peu de ce qui les entoure, ils se plongent dans une concentration quelconque, et se trouvent distraits même de ce qui a l'apparence d'attirer leur attention.

5. — Il arrive même, mais bien rarement, que lorsque leur distraction est aussi profonde qu'elle peut l'être, loin d'éprouver des crispations et des convulsions de surprise aux attouchements inattendus, ils sont inaccessibles aux plus légères sensations dans de graves incisions, blessures et amputations. Mais ces efforts deviennent généraux et communs à tous les épopptes, dès qu'on prend la précaution de *paralyser* le membre ou la partie du corps qui doit être assujettie à une opération pénible et douloureuse. Cette mesure les rend tout à fait impassibles, et les éloigne même parfois à leur réveil de l'idée de l'opération subie. Ainsi la sensibilité exquise, qui chez eux dépend du repli de leur attention sur ce qu'on leur fait, se convertit en une impassibilité stupide, dès qu'on a soin d'entraver chez eux tout moyen de réflexion.

Il est aisé maintenant de comprendre que la gravité des sensations que cause la surprise à des impressions· même légères, dépend plus souvent du genre de leurs préventions que de la délicatesse de leur sensibilité exquise. S'ils se mettent dans l'esprit qu'on les blesse pendant qu'on ne fait que les toucher légèrement ; ou qu'on les touche légèrement pendant qu'on les blesse, ils éprouvent les sensations correspondantes aux préventions, et non aux impressions : telle est la nature de leur position, en raison de la faculté de maîtriser leur mouvement nécessaire au gré des circonstances et non au gré de leurs désirs.

Nous avons déjà observé qu'ils méconnaissent tout à fait la dépendance de cette faculté de leur arbitre, et qu'ils en attribuent tout l'honneur à l'empire de celui qui les dirige. Il est conséquent que, lorsqu'ils ne sont naturellement prévenus par le concours des circonstances, ils agissent d'après l'impulsion du préjugé du moment, et que, quand ils sont dirigés par une indication externe, digne de leur confiance, ils conforment leurs opérations intellectuelles et leurs actions corporelles à l'exacte précision du commandement.

Il ne faut pourtant pas croire qu'on soit si absolu dans l'exercice de ce pouvoir, qu'on n'éprouve jamais de résistance dans les époptes. Nous avons déjà dit plusieurs fois que les concentrateurs ne les maîtrisent souverainement qu'autant que ces êtres intuitifs ignorent ce qu'ils peuvent et valent ; et il est certain qu'ils ne parviennent jamais à acquérir une pleine connaissance de leur état. Toutefois par l'habitude d'être dirigés, ils sentent dans des cas singuliers qu'ils sont poussés à faire des actions qui ne dépendent que de leur arbitre, et nullement de l'influence d'un autre. Dès lors, non seulement ils n'obéissent pas à ce qu'on leur inculque, mais même ils font quelquefois le contraire pour narguer le concentrateur.

6. — Il reste à savoir maintenant pourquoi, dans la distraction profonde qui suit la concentration occasionnelle, le concentrateur seul reste présent au souvenir des époptes, au point qu'il leur parle et les touche en toute occasion sans leur causer de surprise, ni même la moindre commotion. Nous avons dit que les idées sensitives qui ont attiré une profonde attention, passent facilement dans les idées intuitives, et deviennent même habituelles, si elles ont mérité un itératif rempli de l'attention sur leurs objets.

De ce nombre est l'idée de la prétendue puissance des concentrateurs sur l'esprit des époptes.

Ignorant la source de leur sommeil et des effets merveilleux qu'ils éprouvent sur eux-mêmes à l'ordre de ces directeurs, ils sont profondément pénétrés de l'empire magique de leur volonté, et ne perdent jamais de vue leur personne, en passant de l'état de veille à celui du sommeil. Par la répétition des actes de l'attention sur les concentrateurs, les époptes les ont aussi présents à leur souvenir, que tout homme dans son état naturel a présent à son esprit tout ce qui tombe sous ses sens. Il est donc très naturel que les concentrateurs parlent à leurs époptes et les touchent quand il leur plaît de le faire, sans leur causer la moindre sensation désagréable.

Je dis que les concentrateurs ne peuvent agir de la sorte qu'avec leurs propres époptes ; c'est-à-dire avec ceux dont ils ont provoqué le développement. A l'égard des autres époptes, ils leur sont aussi étrangers que toute personne qui leur est inconnue à moins que quelqu'un d'entre ces directeurs, par la célébrité de son nom et de ses actions dans la carrière du sommeil lucide, n'ait frappé leur esprit d'une admiration au moins égale à celle dont ils sont pénétrés pour leurs propres concentrateurs. Cette exception existe ; mais elle est rare.

Cependant il est des époptes qui sont apathiques sur le mérite de leurs concentrateurs. Ils passent de l'état de veille à celui du sommeil sous leur influence, sans aucune réflexion sur la métamorphose qu'ils éprouvent, ou du moins il en est qui deviennent insouciants à la longue. Ceux-là sont aussi susceptibles de crispations et de surprise aux attouchements de leurs concentrateurs qu'aux attouchements de toute personne étrangère. Toutefois dans ces circonstances ils se calment plus facilement de leurs crises en apprenant qu'elles dérivent seules de leurs propres concentrateurs.

Quoique invétérée et érigée en aphorisme, c'est donc toujours une erreur grossière de penser que les concentrateurs ne jouissent auprès de leurs époptes d'un certain droit de *franchise* et *d'immunité*, qu'en raison du pouvoir de leur volonté. La cause de cette exemption n'est que la confiance même qui leur est accordée, foncièrement basée sur l'admiration de leur mérite à endormir et à développer les époptes.

7. — Mais cette distraction qui accompagne la concentration occasionnelle peut aussi être compatible avec le son de voix de quiconque voudrait se faire entendre des époptes, et conséquemment avec ses attouchements, si dès le premier sommeil on les familiarise avec la conversation générale de ceux devant lesquels ils s'endorment. Ce n'est pas dire qu'ils prennent toujours part à ce qui s'y dit ; le plus souvent ils aiment mieux vivre isolés dans leur sommeil : c'est dire seulement qu'ils y sont toujours prêts à répondre à toute question qu'on leur adresse.

L'idée du cercle, au milieu duquel ils se livrent au sommeil ; leur reste présente à peu près de la même manière que celle de leurs concentrateurs. Celle-ci leur reste présente, parce qu'ils s'endorment avec elle ; et celle-là parce que, par la répétition des actes de la direction, ils apprennent à penser qu'ils ne sont pas seuls. Par cette habitude, ils répondent non seulement à ceux qu'ils ont vus en dormant, et se laissent toucher par eux sans inconvénient ; mais aussi à toute autre personne qui surviendrait durant leur sommeil.

Il est aussi des époptes qui, sans aucune habitude acquise, se familiarisent constamment avec tout le monde ; et il en est d'autres qui ne se livrent à ce commerce que par moments et par circonstances. Les nuances du sommeil lucide sont si nombreuses qu'elles ne pourront jamais être assujetties à des données générales et constantes.

Toutefois la liberté interne étant dans l'abstraction des sens en raison inverse de la liberté externe, il faut établir que ces derniers époptes dorment très profondément, s'ils sont lourds dans les mouvements de leurs membres, ou qu'ils ne dorment pas assez s'ils y sont souples. On ne doit pas conclure de cette dernière alternative qu'ils en imposent dans leur intuition et dans leur lucidité. Nous avons déjà remarqué que, dans un certain degré de sommeil difficile à déterminer, on devient apte à jouir de l'intuition et à développer de la lucidité. Ils ne disent donc rien qu'ils n'atteignent lorsqu'ils sont connus pour parler de bonne foi, mais leur intuition est équivoque.

Cette espèce d'époptes ne peut être consultée qu'avec beaucoup de précautions. Il y a beaucoup plus de sûreté à se passer de ses décisions et de ses ordonnances qu'à les suivre. Avant d'avoir fait de sérieuses réflexions sur leur état et sur la différence de leur manière de voir, je croyais à leur avis, et je manquai plus d'une fois d'en être victime. L'état de tout épopte veut une attention réfléchie sur ses consultations ; mais celui de ces derniers en exige encore davantage.

8. — Un des principaux phénomènes qui accompagnent le sommeil lucide est l'intuition ; elle embrasse tous ceux qui concernent l'esprit des époptes. Nous ne nous proposons pas d'envisager cette faculté ici, en ce qu'elle est dans sa nature : nous remplirons cette tâche en particulier. Nous ne considérons que la manière dont elle se développe pour former une juste idée, quoique toujours négative, de cette âme à qui elle appartient, comme l'une de ses propriétés essentielles, et pour expliquer une foule d'effets qui, au premier coup d'œil, semblent être inconcevables dans les époptes.

Nous avons dit que tout ce qui est dans les distances des temps et des lieux est l'objet de l'intuition ; c'est-à-dire, ce qui s'est passé, ce qui doit arriver un jour, et ce qui est bien loin des sens, par l'interception des obstacles matériels. Nous n'entreprenons de considérer ici que cette dernière propriété de la faculté intuitive : c'est elle qui se manifeste la première dans le sommeil lucide, lorsque des malades présents et éloignés, les uns par le contact, les autres par les tactiles, se soumettent aux consultations des époptes. Nous nous entretiendrons plus amplement des autres propriétés de l'intuition, lorsque nous examinerons la nature de l'intuition mixte.

Tous les époptes disent *voir* ce qu'ils atteignent à travers les obstacles même éloignés ; et ceux d'entre eux qui ne voient pas ce qui leur est soumis, disent le *sentir*, tout en l'analysant aussi bien que les autres. Nous verrons ailleurs la différence entre ces mots : *voir* et *sentir*, en parlant de ce que c'est que la lucidité. En attendant il suffit d'observer que cette vision qu'embrasse l'intuition des époptes, est à peu près semblable à celle des yeux, puisque d'après ce que nous avons déjà insinué, elle est la même que celle qui se développe dans les songes.

J'ai dit que cette vision est à peu près semblable à celle des yeux et non la même ; parce qu'elle pénètre les obstacles et ne connaît pas de bornes en raison de la simplicité de l'âme. Mais en l'envisageant comme vision ordinaire, abstraction faite de ce qu'elle a de commun avec l'intuition mixte, on est forcé d'établir qu'elle circonscrit les distances qu'interceptent les obstacles.

Mais l'homme est présent réellement à tout ce qui atteint son organe visuel. Donc l'âme est présente de même à tout ce qui atteint sa vision intuitive. Donc si cette vision intuitive n'a pas de bornes dans l'espace, l'âme circonscrit tout l'espace, de même que l'homme circonscrit la portion de l'espace qui embrasse sa vision sensible. L'âme humaine doit donc être considérée sous un tout autre point de vue que celui qui a été adopté par les philosophes pour nous en donner la notion. Quoique définie en elle-même, elle peut être par tout l'espace, et conséquemment elle est toujours indéfinie au génie de l'homme.

9. — L'homme n'est présent, dans la rigueur du terme, qu'à l'espace qu'occupe son corps, toutefois il se dit présent aussi à des distances inégales que ses sens circonscrivent inégalement. Il se dit présent aux objets par la vision à quel-

ques centaines de pas, tant qu'il en distingue clairement les quantités et les couleurs ; il s'y dit présent par l'ouïe à plusieurs lieues tant qu'il entend le son ; il s'y dit présent par les narines à quelques pas, tant qu'il en sent l'odeur, quoique les marins la sentent aux approches de terre à de grandes distances. Mais il n'est jamais présent aux objets des sens de goûter et de palper que par un contact avec eux. Ainsi l'homme qui est présent à l'une des propriétés des corps, n'est jamais présent à toutes à la fois, et encore il n'y est présent qu'à des bornes fixes, dont le transit marque toujours son absence, quoiqu'il puisse y être présent sous d'autres rapports.

Il faut ajouter à ces considérations que la présence de deux personnes ne leur offre ni ne peut jamais leur offrir la même idée de la propriété du corps qui répond au même sens : elle doit différer chez eux, du moins en nuance. Les idées répondent aux sensations, les sensations aux impressions, et les impressions à l'organisation ; c'est-à-dire à la plus ou moins grande solidité des parties, à leur contexture, à leurs proportions, d'où résultent les différentes espèces de surfaces planes ou courbes, unies ou scabreuses, et mille autres détails essentiels, plus faciles à concevoir qu'à exprimer. Il est constant chez tous les philosophes qu'il n'existe pas dans la nature physique deux objets les mêmes ou identiques : tout varie entre eux de la même manière que les physionomies humaines. Les impressions d'un objet donné sur le même organe de deux personnes doivent donc être différentes, et conséquemment les sensations et les idées le sont aussi.

Chaque personne porte un type radical auquel

se conforment toutes les idées que lui transmettent les sens, et ce type varie toujours suivant la différence des personnes. Il se détériore par l'âge et les infirmités ; mais il donne toujours à ses résultats les proportions qui lui conviennent essentiellement, et ne change jamais de nature au point de se confondre avec le type d'une autre personne.

Cette présence, dont la certitude paraît à l'homme la plus juste mesure de ses actions, n'est donc qu'un témoignage fort équivoque, non seulement en raison des différentes distances qu'elle détermine, mais plus encore en raison de la constante inexactitude des idées qu'elle y puise. Cette certitude lui suffit bien pour la conduite de sa vie, mais non pour la découverte des vérités dont il a besoin, et que pour admettre il prétend soumettre à la conformité avec elle.

10. — L'intuition mixte des époptes donne, à la vérité, l'idée de l'actualité ou du moins de la possibilité de la présence de l'âme dans toute la capacité de l'espace, même pendant son union avec le corps. Il ne suffit pas de dire que les époptes atteignent les objets à des distances imaginables : on ne peut le concevoir qu'en en supposant la présence. Atteindre un objet, surtout immédiatement, ainsi qu'il arrive aux époptes, de la manière que l'on conçoit l'action directe de l'esprit sur la matière, c'est le circonscrire, le contenir, le *comprendre*, pour ainsi dire dans sa capacité ; autrement c'est une contradiction puérile d'avancer qu'une substance agit sur une autre, et d'assurer en même temps que celle-ci est hors de la sphère d'activité de la première.

Toutefois l'actualité ou la possibilité de la présence de l'âme dans tout l'espace (ce que je n'ose pas déterminer), est attestée par la considération même de la nature de la pensée. Nul effet n'a de propriétés essentielles qu'il ne tire de sa cause. La pensée est, sans contredit, un effet de l'âme, et quoi qu'en disent les matérialistes, nous prouverons victorieusement qu'elle ne peut nullement convenir à la matière. Il est donc évident que, si la pensée n'a dans l'espace aucune borne qui puisse la circonscrire, l'âme humaine n'en a aucune qui puisse la circonscrire.

La pensée n'est que la mémoire du passé, et une conjecture de l'avenir et de tout ce qui n'est jamais tombé sous les sens. Telle est la condition de l'homme : il est condamné à n'avoir de connaissances positives que celles qu'il puise dans ses organes sensoriaux ; et dans cet état il fait voir qu'il jouit d'une esquisse de cette faculté dont son âme est douée, d'être présent du moins au passé, s'il ne peut pas l'être à l'avenir. La mémoire du passé n'est pas seulement un rappel des idées qu'il a eues : en cela, elle est commune avec le rappel de toutes les idées qui concernent l'avenir. La mémoire du passé n'est pas seulement un rappel des idées qu'il a eues : c'est aussi la présence de l'esprit à ce qui existe toujours pour lui, mais qui n'est plus pour l'homme qu'il informe.

Ce vague de la pensée, qui fait l'objet de la conjecture de l'homme, peut aussi ne pas être un pur rappel d'idées. Il n'a connaissance que de ce qu'il sait concevoir : il ignore tout à fait l'état intuitif de l'âme, qui, ayant essentiellement la faculté de planer sur le passé et sur l'avenir comme sur le présent, n'a pas toujours des idées justes des objets qu'elle y conçoit. Ainsi la considération même de la nature, de la pensée confirme ce que dévoile l'examen du développement de l'intuition, c'est-à-dire que l'âme humaine jouit de l'actualité, ou du moins de la possibilité de sa présence dans toute la capacité de l'espace.

II. — Il ne faut pas croire que cette présence de l'âme, actuelle ou possible dans l'espace, lui donne une connaissance suivie de tout ce qui s'y passe. L'état naturel de l'âme dans la condition actuelle de l'homme n'est que son état de sensations. Elle est si intimement unie au corps qu'elle ne peut dans son union avoir d'individualité sans lui. Il faut que ce que l'une conçoit, influe ou sensiblement ou imperceptiblement sur l'autre, et que ce que celui-ci éprouve soit sensiblement ou intuitivement aperçu de celle-là, sans cependant lui en donner toujours une idée juste.

L'âme, dans l'état de densité du sang, n'a qu'une intuition stupide, telle qu'elle se développe dans les songes ordinaires. Elle y combine des idées si disparates qu'elle semble y être en délire plutôt que dans la lucidité. Elle ne peut avoir une intuition plus exacte que dans la liquidité extraordinaire du sang du corps qu'elle anime. Lorsqu'elle y agit par une impulsion spontanée qui n'a jamais lieu que dans cet état, et qui n'est qu'un repli de son attention sur les objets qu'elle atteint, elle se fait connaître comme apte à déceler tout ce que la nature cache, et ce que l'espace enferme.

Voilà la source des pressentiments et des *pressensations*. Il faut remarquer que, quoique l'intuition soit absolument indépendante du corps, néanmoins celui-ci, en raison de son intime union avec l'âme, en partage sensiblement l'action lorsque cet esprit se livre à des conceptions vives et énergiques. On peut présumer que toute intuition mixte influe de même sur le corps, et conséquemment sur l'homme ; mais les impressions n'en sont pas assez profondes pour que l'homme en trouve des traces qui lui montrent ce qui se passe chez lui.

Cet état de l'âme humaine paraît inconcevable mais il y a un exemple beaucoup plus inconcevable encore dans l'union hypostatique du Verbe avec Jésus-Chrit. Ce dogme fondamental du christianisme montre du moins la possibilité de l'union d'un corps organisé avec une substance spirituelle, définie en elle-même ; mais indéfinie devant la raison humaine. Celle ci primordialement destinée à faire une seule unité avec la matière, est soumise à ses influences ; au lieu que le Verbe divin, inaltérable dans ses perfections infinies, et uni gratuitement à un homme dont le corps était aussi parfait qu'il pouvait l'être, était essentiellement exempt d'être déprécié pas ses influences. Jésus-Christ tenait son individualité d'un être infini, à plus forte raison le corps humain peut tenir la sienne d'un être borné quoique indéfinissable. Si l'union du premier est un mystère qui ne doit être qu'adoré, celle du second est pour le moins une énigme qui ne sera jamais déchiffrée.

12. — La présence de l'âme dans toute la capacité de l'espace suffit donc pour comprendre et expliquer ce que c'est que l'intuition mixte considérée comme une jouissance simul-

tanée de fonctions semblables à celle des cinq sens et au delà. Cet esprit, en circonscrivant tout l'espace, contient, comme dans son sein, toute la nature physique ; et il la contient d'une telle manière qu'elle ne présente à la simplicité de cette substance intelligente aucun de ces obstacles par lesquels elle intercepte les lieux et divise l'espace.

L'âme, en contenant la nature physique, est toute dans l'espace, et toute dans chacune de ses moindres parties ; c'est ce qui fait sa simplicité inconcevable, elle se trouve tout entière dans chacune de ses parties idéales, étant indéfinissable devant la raison humaine dans les bornes de sa substance. Ainsi elle est simple, non par défaut de substance, comme les éléments de la matière, mais par son surcroît et par sa surabondance, à l'instar de Dieu lui-même, en ce qu'elle lui est comparable. La matière, dans toutes ses combinaisons possibles est donc devant cet esprit comme si elle n'existait pas pour entraver sa présence et son inspection.

L'âme humaine, pour prendre connaissance de chaque propriété de la matière, n'a donc pas besoin de bornes déterminées des distances, mais seulement d'une attention sur ce qu'elle veut connaître, et ces notions peuvent être simultanées d'après ses désirs, et non soumises à une nécessité de succession, comme chez l'homme. L'âme est, pour ainsi dire en contact avec la matière : et par sa perspicacité elle se trouve être un témoin constant de tout ce que renferme cette substance divisible.

Les idées qu'elle puise dans son intuition ne sont pas soumises aux impressions et à la contexture des organes ; néanmoins elles ne peuvent pas répondre avec exactitude aux objets externes. Nous en expliquerons la cause ainsi que la raison pour laquelle les époptes varient toujours entre eux dans les expressions, et doivent même y varier.

En attendant, observons ici que ces idées, qui sont chez les époptes les mêmes en nature, diffèrent toujours dans leurs accessoires, et souvent chez le même épopte suivant les temps : elles concernent ordinairement celles qui sont analogues à la vision sensible, comme les idées de quantité, de distances, de lieux relatifs et absolus des objets. Elles ne sont pas puisées certes dans les organes, mais elles s'offrent à l'esprit par l'intermédiaire du sang, et subissent les variations que ce fluide vital éprouve dans les degrés de calme ou d'agitation. Le sang est à l'intuition mixte ce qu'est une lunette à la vision sensible. Comme celle-ci, d'après la disposition de sa surface, rapetisse ou agrandit, éloigne ou rapproche les objets sans en défigurer la nature ; de même celui-là, d'après son mouvement intestin, a l'apparence de changer les accessoires précipités des objets.

13. — On m'objectera que si l'espace est infini, ainsi que le prétendent plusieurs savants, l'âme humaine, qui est produite comme y étant présente, ou du moins comme pouvant y être présente, ne peut plus être considérée comme un être défini en lui-même, et que conséquemment il faut établir ou qu'elle est universelle d'après l'opinion des Romains, ou qu'elle n'est présente que là où se trouve l'enveloppe qu'elle informe.

Nul raisonnement, et moins encore des conjectures vagues ne peuvent détruire la réalité d'un fait. La présence actuelle ou possible de l'âme dans l'espace est une vérité physiquement évidente ? Nulle opinion ne peut donc l'affaiblir.

Toutefois, la raison même n'est pas dépouillée des moyens de révéler l'absurdité de la conjecture puérile de l'infinité de l'espace. L'énumération de toutes les propriétés connues de la matière et de celles qui sont dues à l'esprit, donne pour résultat que rien de ce qui convient à l'une ne peut convenir à l'autre. Ces deux substances sont si diamétralement opposées entre elles, qu'elles se font une guerre mutuelle dans toutes attributions essentielles.

La propriété d'infini est un attribut de l'esprit, à plus forte raison elle ne peut donc pas convenir à la matière et à tout ce qui en a les attributs. On ne prétend pas dire que tout ce qui convient à un esprit convient aussi à tout esprit, mais que rien de ce qui tient à l'esprit ne convient à la matière. Cependant tout esprit a quelque chose qui le rapproche de l'esprit infini, et qui ne peut nullement convenir à la matière : c'est d'être indéfini pour la conception humaine. C'est sans doute ce qui fait la gradation des ordres intellectuels, comme d'autres différences font celle des ordres matériels ; au lieu qu'on ne peut concevoir la matière, sans la concevoir circonscrite et conséquemment définie et déterminée.

L'espace est étendu, divisible, commensurable. Donc il ne peut pas être infini, qui est une propriété simple, indivisible, incommensurable. L'infini est tout en tout et en chacune de ses parties, ce qui ne convient nullement à l'espace.

Qu'y a-t-il donc hors de l'espace ? La raison humaine, habituée à ne concevoir que par l'intermédiaire des sens, ne peut se former l'idée d'un séjour que par l'espace ; mais cette raison, s'apercevant que tout esprit circonscrit l'espace, est forcée de conclure négativement que le séjour des esprits n'est point l'espace.

Quoique les anciens n'eussent aucune idée juste de la spiritualité, et surtout les Romains, comme on le voit d'après la manière de penser de Cicéron, néanmoins, il peut se faire que quelque tête bien organisée eût formé l'idée de l'âme humaine, et que, faute d'avoir l'idée exacte de l'individualité, elle en eût établi une universalité indéfinie. Mais on sent que c'est une hypothèse bizarre qui avait eu le mérite de sourire à ce peuple exalté en tout, comme sourient tant d'autres erreurs grossières à tant d'autres hommes extravagants.

14. — Nous finirons cette séance en prouvant ce que nous avons promis, c'est-à-dire que la pensée ne peut pas être une propriété de la matière. Les arguments que les philosophes ont produits, basés sur la nature même de la pensée, pour consolider ce dogme naturel, sont péremptoires pour subjuguer un esprit ami de la vérité. Les raisons sont les mêmes, en ce qui regarde ce sujet, que celles que nous avons données pour prouver que l'espace ne peut pas être infini. Néanmoins voici une démonstration expérimentale qui ne laisse plus rien à désirer, si l'on ne cherche pas à rendre problématique par des subterfuges une vérité évidente.

Toute matière étant circonscrite par l'espace, se trouve définie dans un lieu, au point qu'il lui est impossible de se trouver ailleurs en même temps. Il est donc hors de toute discussion que s'il est des substances qui se trouvent en même temps ailleurs que là où elles sont, elles n'appartiennent pas à la nature de la matière, mais à une autre nature qui est précisément ce qu'on appelle l'esprit.

Un épopte, placé à Paris, par exemple, voit ce qui se passe à plusieurs lieues, et s'y trouve assez présent pour rapporter verbalement la conversation des personnes sur lesquelles on l'interpelle. Ce fait n'est pas commun à tous les époptes ; mais dans notre cas, il suffit d'un seul qui soit exact pour en faire connaître la possibilité. La raison pour laquelle il ne convient pas à tous sera exposée ailleurs, elle résulte de la nature même de leur situation singulière.

Le corps de l'épopte en question n'est pas dans le lieu indiqué au loin ; cependant ce qui pense en lui est intelligent, s'y trouve et se rend témoin de ce qui s'y passe. Qu'est-ce donc ? Est-ce une chimère qui jouit de la faculté de flairer, de goûter de voir, et peut-être même de palper mais dans un mode convenable à sa nature ? Peut-on remplir toutes ces tâches sans la présence ?

Il faut donc irrévocablement établir que ce qui pense et a l'intelligence dans l'homme, n'est ni ne peut être de la matière ; que cet être pensant, étant ou pouvant être présent dans tout l'espace, annonce en lui une nature aussi particulière qu'inconcevable : et que par le développement de toutes ses propriétés ineffables, il se fait connaître comme un esprit simple, intelligent et indéfini devant la raison humaine.

Les matérialistes, en s'arrogeant le droit de

tout dire sans preuves, croient avoir assez fait pour saper dans leurs fondements les vérités qui font le bonheur de l'homme. Mais les absurdités qui flattent une raison perfide ne sourient pas à une raison saine et juste ; et si quelquefois elles parviennent un moment à égarer la bonne foi, elles ne jouissent pas longtemps de leur triomphe : tôt ou tard elles déposent leur masque, et décèlent leur hideuse perspective.

SÉANCE IX

DE LA NATURE INDIVIDUELLE DE L'HOMME, ET DES DIFFÉRENTS MOTIFS QUI DÉTERMINENT L'AME A AGIR

1. — Le développement de la cause du sommeil lucide et de ses accessoires exige des notions préliminaires qui puissent le rendre intelligible. A cet effet, nous nous arrêtons ici pour approfondir ce que c'est que la nature individuelle de l'homme, et pour former des idées précises du mode de ses opérations internes.

Le mot *nature* est très vague dans presque toutes les langues de l'Europe. Sans entrer dans le détail des acceptions dont ce terme est susceptible, nous établissons que la nature individuelle n'est qu'un principe intelligent qui veille et contribue à la conservation et à la propagation de son être, en agissant dans chaque individu plus par instinct et par habitude que par réflexion et par l'exercice de toute sa liberté interne ? On peut sentir par cette définition que ce que nous avons exposé ailleurs de l'état intuitif de l'âme, n'est qu'un aperçu de la condition de la nature individuelle de l'homme.

Ce que nous disons ici de cette nature, par rapport à l'homme, est, proportion gardée, la même chose que ce qui doit en être pensé par rapport à la brute. Toute la différence entre l'une et l'autre ne consiste que dans la dégradation de l'homme et dans l'intégrité primordiale de la brute comme nous le verrons plus tard. En attendant nous observons que ce que les philosophes ont enseigné de leur prétendu mécanisme, prouve plutôt la profondeur de leur génie pour soutenir un paradoxe, que pour éclaircir une vérité aux prises avec l'erreur. Dès la plus haute antiquité, la raison a toujours reconnu dans la brute non seulement une âme intelligente, mais même une âme spirituelle et immortelle, conséquence nécessaire de son intelligence.

Il en est autrement des êtres purement sensitifs et insensés. Quoique les naturalistes, sous la dénomination d'*intus susceptionem*, et sous celle de *juxta positionem*, placent dans différents règnes les végétaux et les minéraux ; néanmoins les observations microscopiques décèlent que les corps stupides ont leur végétation, tout aussi bien que les plantes. Il est très présumable que le mode de la croissance et de la conservation des uns tient à d'autres lois que le mode de la croissance et de la conservation des autres ; mais quoi qu'il en soit, il est certain que leur nature individuelle dépend d'une disposition des parties internes à convertir en un mouvement spécial et singulier, le mouvement général de l'ordre physique. Ce sujet est étranger à notre travail : il nous suffit d'établir que la croissance et la conservation des végétaux et des minéraux dépendent de causes aveugles, et celles des animaux de causes réfléchies et habitueiles, susceptibles de direction.

2. — Ce qui a été dit dès le commencement sur l'état sensitif et sur l'état intuitif de l'âme, suffit pour faire apercevoir que ce principe intelligent a une modification différente, étant dégagé des sens, de celle qui accompagne les fonctions des sens. Nous établissons ici que l'état intuitif de l'âme est ce qui forme la nature individuelle de l'homme. Pour sentir tout le poids de cette vérité, on n'a besoin que de se rappeler tous les efforts qui se développent chez les époptes au commandement des concentrateurs, contre et outre la tendance du mouvement appelé nécessaire, et dont nous avons fait un succinct recensement dans l'Introduction. Il est incontestable que ce mouvement appartient exclusivement à la nature de l'homme. Celui qui le maîtrise à son gré ne peut donc être que la nature même de l'homme.

L'abstraction des sens, où cette nature développe son travail intérieur n'est pas nécessaire pour qu'elle s'en occupe : elle s'y livre sans cesse, mais d'une manière tout à fait étrangère à la connaissance de l'homme, soit qu'il dorme, soit qu'il veille ; et elle n'est apte à faire connaître son industrie que dans une certaine disposition de la liquidité du sang de l'homme qu'elle constitue. Les époptes donnent une preuve irrécusable de cette économie de sa conduite. Lorsqu'on leur recommande dans le sommeil de découvrir ce qu'ils ne voient pas dans leur état de veille, on les trouve ponctuels dans le sommeil suivant à remplir exactement la tâche imposée, en ajoutant que, sans s'en douter nullement, ils s'en sont occupés après leur réveil. Ils éprouvent de même dans leur état de veille, à point nommé, l'effet déterminé pendant leur sommeil, comme l'évacuation menstruelle, les vomissements, les selles et autres semblables.

Toutefois cette nature individuelle, en exprimant par la bouche des époptes ce qu'elle exécute d'après l'injonction, n'en connaît pas ordinairement la cause, et ignore ce qui fait le travail de ses occupations continuelles. Elle y agit comme par une nécessité fatale, et non par une option d'arbitre. Ainsi les époptes non seulement ne la maîtrisent pas spontanément sans un commandement externe, mais même dans ce qu'ils exécutent par cet effort, ils reconnaissent dans un autre l'empire qu'ils exercent eux-mêmes.

Voilà comment elle agit plus par instinct et par habitude que par réflexion et par l'exercice de toute sa liberté interne. Sa conversation et sa reproduction sont les seuls buts où elle vise, et encore elle y est souvent indifférente, faute de savoir en sentir et peser toutes les suites funestes. Les moyens propices qui y conduisent, et qui sont étrangers à sa marche ordinaire, lui sont si inconnus par défaut de réflexion nécessaire, qu'elle adopte sans répugnance les bons pour les mauvais, et les mauvais pour les bons. Ainsi à la seule parole, on peut rendre malades les époptes bien portants, et rendre bien portants les époptes malades.

3. — Mais qu'est-ce que l'instinct et l'habitude ? Voilà deux points qui demandent à être éclaircis.

L'instinct n'est qu'une impulsion interne de

l'âme qui conduit l'homme à une action, avant toute réflexion. Il faut donc établir que celui qui est susceptible d'instinct est susceptible de réflexion. En général, c'est une voix de la nature qui tend à la conservation de l'être, premier but de ses soins et de son travail. Elle est presque infaillible toutes les fois qu'elle n'est point suggérée par une cause externe, et elle est toujours suivie avec satisfaction et sans répugnance.

Si l'instinct est susceptible de réflexion, il est clair que l'homme l'a en partage plus particulièrement que la brute. C'est donc bien à tort qu'on dit vulgairement que les brutes n'agissent toujours que par instinct. En voulant par là déprimer leur intelligence, on fait entendre qu'elles sont susceptibles de réflexion, et par là on reconnaît en elles une intelligence supérieure à celles qu'elles développent dans la conduite de leur existence.

Cependant l'instinct peut exister chez les brutes ; parce qu'elles sont douées comme l'homme, d'une âme intelligente, modifiée d'un état sensitif et d'un état intuitif, ce que nous verrons dans la suite. Il est hors de doute que toutes actions apparentes sont les résultats d'une délibération réfléchie. Ces preuves de leur attention ont sans doute une circonscription marquée par la restriction de leurs idées ; mais ces bornes n'empêchent pas que ces êtres ne se livrent à combiner, à conjecturer et à déduire. Pour peu qu'on fasse attention à la fidélité des chiens, à l'adresse des chats, à la prudence des castors, aux pièges des araignées, et aux différents caractères des autres espèces de brutes, on reconnaîtra dans leur conduite une profonde réflexion et une juste combinaison d'idées.

L'instinct chez l'homme est une routine tout à fait réfléchie. L'âme la suit dans son état intuitif par la première impulsion, reçue de l'auteur de son être, à veiller sur l'homme qu'elle informe ; elle y tient si étroitement, que si cet esprit appréhende seulement qu'une surprise puisse déranger sa marche habituelle, elle lui suffit pour provoquer sur son enveloppe des secousses pénibles et même mortelles. Voilà la source de la frayeur à une explosion inattendue et même prévue ; de la pâmoison devant un meurtre barbare et cruel ; de l'horreur devant des ossements humains qui attestent sensiblement la certitude de la destruction de l'homme. Toutefois cet instinct est susceptible de réflexion ; mais non autrement que dans une grande liquidité du sang. C'est par cet instinct que des malades ont vu parfois dans les songes les remèdes précis dont ils avaient besoin contre leurs maux c'est par cet instinct que les femmes grosses annoncent dans leurs envies ce qui est indispensablement utile à leur état. La nature individuelle se sent, dans des occasions singulières assez libre pour reconnaître l'insuffisance de ses soins, et pour inculquer ce qui peut l'aider à remplir sa tâche de surveillance.

4. — Il est aisé maintenant de comprendre ce que c'est que l'habitude. On l'appelle une seconde nature, parce qu'étant un résultat qui devient naturel par la répétition des actes, elle se confond avec l'instinct et devient indépendante de toute réflexion. Nous avons dit maintes fois que les idées sensitives passent plus aisément dans les idées intuitives que les intuitives dans les sensitives, lorsque l'âme s'en pénètre

vivement et y attache de l'importance. Par la répétition des actes, elles se rangent enfin sur la ligne d'idées naturelles et infuses ; et l'âme, dans sa marche ordinaire de nature individuelle, étant inhabile à réfléchir, adopte les unes et les autres, sans reconnaître entre elles aucune différence.

Il est donc dans l'ordre que l'habitude soit regardée comme une seconde nature. Travestie en nature, elle en exerce toute la puissance et n'en diffère que dans la dénomination, en raison du surcroît de charge qu'elle ajoute à ses fonctions ordinaires.

S'il est difficile de détourner la nature de la marche qui l'entraîne, on doit sentir qu'il est également difficile de déraciner une habitude contractée. La force des moyens pour l'acquérir ou pour la détruire n'est pas la même. Ordinairement on ne répète que les actes qui flattent le penchant, et dès lors cet exercice devient une satisfaction agréable plutôt qu'un travail repoussant. L'entreprise de la destruction d'une habitude est un effort pour détacher l'esprit de ce qui le séduit : c'est une fatigue qui est dépouillée de tout aiguillon pour être soutenue.

Toutefois on y parvient par la répétition des actes contraires ; mais cette exécution demande plus de temps que celle dont on veut détruire le résultat. L'histoire est pleine d'exemples qui attestent non seulement qu'on est souvent parvenu, après s'être plongé longtemps dans la fange du vice, à devenir un modèle de vertu, mais même quand on a réussi à détourner la nature individuelle de sa marche régulière pour l'assujettir à des régimes effrayants qui ont dû, au premier abord, lui répugner vivement. L'expérience montre toujours qu'une autorité même absolue peut moins qu'une volonté dûment efficace.

Je n'ai pas besoin d'approfondir ici la cause pour laquelle cette nature individuelle, n'étant douée que d'une raison juste et éternelle, est sujette aux aberrations les plus honteuses et les plus disparates. Le peu que nous avons dit de la restriction de sa liberté interne suffit pour faire connaître qu'elle accueille toujours comme un bien tout ce qu'on lui inculque sous son apparence, et qu'étant d'ailleurs un résultat de l'âme et du corps, elle n'est pas dans la pratique, exempte des influences de la matière.

5. — Si elle est équivoque, cette raison intuitive qui à tant de titres jouit du droit d'être juste et éternelle, que doit-on penser de la raison sensitive, connue sous le nom de raison humaine, pour nous dévoiler cette prétendue loi naturelle, gravée dans le cœur des hommes ? Nous avons déterminé ailleurs la confiance qu'elle peut mériter dans ses dogmes : remarquons ici que ces préceptes éternels, auxquels, malgré eux, les hommes se trouvent intérieurement enchaînés, n'existent dans leur esprit que par le commerce social.

Nous avons dit que l'âme humaine jouit d'une science infuse et universelle ; mais nous avons ajouté que ces connaissances ne viennent jamais dans l'usage de la vie, et que lorsqu'elles deviennent sensibles par les songes, les pressentiments, les *pressensations*, elles ne sont considérées que comme les résultats d'une imagination en délire. L'homme n'a de lumière que par les sens, et quoique intérieurement les individus de tout âge et de tout sexe soient également savants, néanmoins sensiblement il n'y a de savants que ceux qui se sont le plus livrés à l'étude et à la méditation.

La raison humaine, équivoque en elle-même, peut cependant parvenir par ses efforts à la connaissance des vérités éternelles. Toutefois, la ligne de démarcation entre la vertu et le vice, le bien et le mal, le juste et l'injuste, n'est qu'une vérité décelée par la pratique et l'expérience, et non par une loi naturelle. La raison chez les hommes est essentiellement différente : il n'est pas du ressort d'établir parmi eux une vérité pratique universelle.

La vertu, outre son état naturel, présente à la société une utilité réelle, de même que le vice, outre sa difformité, lui présente aussi des malheurs sans fin. Les hommes ont sans doute fait des épreuves pour prescrire à chacun, sous des peines sévères, la place qui lui est convenable, lorsque surtout après avoir repoussé les préceptes positifs de la révélation primitive, ils en connurent l'utilité par leur propre expérience. Voilà la source de ce qui est appelé la loi naturelle, source devenue sacrée en raison de l'utilité publique et privée qui en résulte.

Croit-on de bonne foi qu'un enfant abandonné dès son bas-âge dans une forêt, saurait parvenir à l'âge de raison, distinguer la vertu et le vice, le juste et l'injuste, le bien et le mal ? Il ne connaîtrait de mal que ce qui pourrait porter atteinte à la conservation de son être : du reste il ne verrait de vertu, de justice et de bien, que dans la mesure de ses forces pour satisfaire ses goûts et ses penchants.

6. — Cette observation fournit une réponse péremptoire à une objection solide contre la spiritualité de l'âme humaine et en faveur du matérialisme, qui a échappé à son défenseur. Voici l'objection. Une substance spirituelle jouit essentiellement, entre autres propriétés, de celle de pénétrer les corps. Il est concevable que les yeux, par lesquels l'homme voit, ne puissent pas atteindre l'intérieur des objets matériels en raison des entraves qui l'obstruent. Mais comment expliquer que l'âme, qui doit être un esprit intuitif, ne connaît pas l'intérieur du corps qu'elle informe ? Pourquoi cette âme n'a-t-elle pas la moindre idée de sa nature, tandis qu'elle en donne de celle des objets qui tombent sous les sens? Qui sait le plus, doit savoir le moins. Connaître ce qu'on est, est beaucoup plus facile que connaître ce que sont les autres. Il faut donc convenir que l'intelligence que l'homme développe est plutôt une modification de la matière que la propriété d'une substance simple et spirituelle.

Nous avons répété plusieurs fois que l'homme n'a l'idée que de ce qui est entré par les sens. Il est donc clair que n'ayant jamais vu son intérieur, il ne peut en avoir l'idée. Toutefois, l'âme voit tous les plis et replis, non seulement du corps qu'elle informe, mais aussi de toute espèce de matières étrangères, dès que les sens de l'homme deviennent inhabiles à exercer leurs fonctions ordinaires. L'intelligence qui se développe dans l'homme, loin de déceler comme une modification de la matière, fait donc au contraire connaître que c'est la propriété d'une substance simple et spirituelle.

Cependant cette âme, tout en jouissant d'une

intuition dans l'abstraction des sens, ne connaît pas encore sa pure nature. C'est que cette
intuition dans son union avec le corps, n'est
que mixte, c'est-à-dire, une intuition qui, tout
en perçant les distances de temps et de lieux ne
présente les objets que par les *espèces*. C'est un
résultat inexplicable du spirituel et du sensible,
et insuffisant pour atteindre un pur esprit inaccessible à toute image ; néanmoins, un résultat
qui décide qu'il ne peut nullement être une
modification de la matière toujours sensiblement bornée et circonscrite.

L'âme humaine ne se verra telle qu'elle est,
que lorsque, séparée de son enveloppe, elle
sera affranchie de tout intermédiaire entre elle
et les objets. Dans son union mystérieuse avec
le corps, elle y est si irrévocablement assujettie
qu'elle semble différer d'elle-même et former
un autre être, qui est toujours l'homme en apparence dans l'abstraction de ses sens, et intelligent dans son état de sensations. L'âme est
aperçue dans ses opérations, mais elle n'est pas
connue.

17. — Revenant maintenant au sujet dont
nous nous sommes écarté, nous remarquerons
que la nature individuelle, qui s'occupe sans
relâche de son travail ordinaire dans toute disposition quelconque du sang, fléchit plus ou
moins d'après la force des différents motifs qui
captivent l'adhésion de l'esprit. Sa marche, d'où
provient dans l'homme le mouvement nécessaire, indépendant de tout pouvoir de la volonté
sensitive, se dérange de sa régularité ou par un
ralentissement, ou par une accélération, ou
même par une suspension absolue, devant tout

ce qui lui donne une conviction contraire à celle qui règle et dirige son travail.

Le pouvoir d'agir plus ou moins énergiquement sur le mouvement nécessaire, n'est donc que l'apanage de la conviction d'après la force du motif qui la provoque. C'est pour ne l'avoir pas distinguée de la persuasion, qu'il est résulté sans doute dans l'étude et dans la connaissance de l'homme des entraves chimériques qui ont rendu cet être plus énigmatique encore qu'il ne l'est en réalité. Nous allons, pour l'intelligence du sujet, fixer la différence caractéristique de l'une et de l'autre, et distinguer en même temps dans la conviction ses différentes espèces.

En nous réservant de dire plus tard ce que c'est que la persuasion, nous établissons que la conviction est ou *intime*, ou *instinctive*, ou *sensible*, ou *habituelle*, ou *démonstrative*. Nous allons nous occuper de chacune de ces convictions en particulier : nous relèverons ensuite la différence entre elles et la persuasion ; et nous finirons cette séance en donnant des notions précises de la confiance et de la prévention, qui se lient au présent développement par une analogie intime.

On verra par cette doctrine que la nature individuelle qui est vulgairement regardée comme un être tout à fait étranger à l'homme, s'occupe de son ouvrage, tantôt d'accord avec lui, et tantôt malgré lui et malgré tous les obstacles que celui-ci présente ; qu'elle est, dans une certaine disposition physique du corps, souple et flexible sous la direction de quelqu'un qui jouit de sa confiance ; que cette impulsion par laquelle elle se maîtrise est toujours en raison inverse de la solidité de sa cause ; et qu'enfin ce qui, d'après les lumières de la raison humaine, n'est que le partage de l'intelligence dépend beaucoup de la liquidité extraordinaire du sang.

Cette dernière observation mérite d'être approfondie plus particulièrement. Je ne veux relever par là que la grande influence du corps, pour développer ou pour obstruer la pénétration des facultés spirituelles, malgré la grande distance qui existe entre l'âme et la matière. Si le fait ne prouvait évidemment que l'homme dans la densité de son sang n'a pas le même pouvoir sur son mouvement nécessaire que dans la liquidité extraordinaire, on aurait droit de penser qu'une supposition semblable ne peut être que le partage d'un esprit ami des paradoxes.

8. — La conviction, en général, est l'adhésion de l'esprit à un motif puisé dans une vérité réelle ou crue telle. La conviction intime est l'adhésion de l'esprit à un motif puisé dans sa propre conscience. Cette conviction est la plus puissante de toutes, parce que nulle vérité n'a plus d'empire sur l'esprit de l'homme que celle qu'il voit ou croit voir gravée en lui-même. Toutefois, dans son espèce elle a des nuances, d'après les degrés de la liquidité du sang, et d'après la quantité de sa masse. Les époptes seuls en sont susceptibles au plus haut degré, mais non tous en mesure égale.

On doit sentir qu'une vérité puisée dans sa propre conscience peut n'être qu'une erreur ; conséquemment le motif de la conviction intime est, en général, moins solide que celui de toute autre conviction. Ainsi les époptes éprouvent, à l'ordre du concentrateur, tout ce qu'il leur annonce capricieusement ou par plaisanterie, parce qu'ils sont intimement convaincus et qu'ils sentent dans leur conscience qu'il a, lui seul, le pouvoir de provoquer sur eux de pareils effets au gré de sa volonté. Il n'est pas difficile d'apercevoir que la vérité sur laquelle ils basent le motif de leur conviction, n'est que relative, quoique parfois elle puisse être généralement exacte.

Dire que la conviction intime s'accommode à la fluidité du sang, c'est reconnaître qu'elle peut plus ou moins complètement être le partage de toute personne. Tout individu de l'espèce humaine songe, et le songe n'est qu'un produit de la conviction intime. C'est ce qui dépose qu'il n'est personne qui ne recèle dans son corps une portion quelconque de sang extraordinairement liquide. Toutefois cette espèce de conviction a un caractère distinctif, et elle est comprise sous la dénomination de conviction instinctive, comme nous allons le voir, quoiqu'elle reconnaisse sa tige dans la conviction intime.

Toute conviction a prise sur le mouvement nécessaire ; toutefois la conviction intime peut maîtriser au gré et au caprice, mais par une direction extérieure, parce qu'elle ne donne pas la connaissance de son existence à celui qui la possède : elle ne se développe qu'à son ordre. C'est pourquoi on peut ériger en principe que la conviction intime est la seule autorité qui puisse régler, entraver et même suspendre la marche de nature individuelle, et qu'elle n'est que l'effet d'une disposition du sang, indépendant de tout effort de l'état sensitif de l'homme. C'est donc une erreur irréfléchie de penser qu'on peut acquérir la conviction intime par des soins et des recherches. On n'y acquiert que la persuasion plus ou moins solide, si l'on n'a pas la condition requise.

9. — La conviction intuitive est l'adhésion de l'esprit à un motif puisé dans une impulsion interne. C'est dire que celui qui la possède, en use sans connaître la cause qui le pousse à agir. Il est aisé de voir qu'elle provient toujours de la nature individuelle, lorsque par une voix sourde elle dit au cœur ce qu'elle veut qu'on fasse. Le possesseur de cette conviction y obéit même avec une espèce de volupté, sans avoir l'idée de cette puissance impérieuse qui le subjugue malgré lui.

Cet ordre que la nature individuelle a de la durée, lorsque par un repli de l'attention sur elle-même, elle inculque à l'homme quelque chose qu'elle décèle dans son intuition, soit pour la conservation de son être, soit pour l'avantage de sa tranquillité. Tel est celui auquel obéissent les femmes enceintes par leurs envies, et tel aussi celui qui pèse sur la tête de quelques malades qui disent spontanément ce qui leur est nécessaire pour leur complète guérison. Les songes aussi entrent en grande partie dans cette catégorie, lorsqu'ils se tiennent dans leurs éléments, soit qu'ils annoncent les vérités claires, soit qu'ils les enveloppent de figures difficiles à déchiffrer.

La conviction instinctive n'est d'autres fois que passagère, comme lorsqu'elle est provoquée par une crainte ou fondée ou panique. La réflexion en mitige ou dissipe la continuité ; mais il en résulte quelquefois des suites très fâcheuses. La nature individuelle s'alarme dans ces circonstances pour la conservation de l'être qu'elle surveille, et lui fait souvent plus de mal par la force de son appréhension, qu'elle ne veut lui faire de bien par le zèle de sa précaution. Toutes ces crispations, ces attaques de nerfs, ces pâmoisons et ces évanouissements qui se développent à la vue d'un spectacle affligeant, sont les produits de cette conviction instinctive qui n'est que passagère.

Cette conviction, qui n'est que la voix de la nature individuelle, coïncide avec la conviction intime ; toutefois l'une diffère de l'autre, en ce que celle-ci n'est commune rigoureusement qu'aux seuls époptes, et est de sa nature susceptible de direction, et que celle-là est le partage de tout individu de l'espèce humaine, quoique avec plus ou moins d'intensité, et est toujours rebelle à un pouvoir externe.

Ce que les Anglais appellent le *spleen*, et les Français la maladie du pays, et en général tout ce qui est caractérisé par les médecins de maladie imaginaire, minant réellement les malades et les menant graduellement à la tombe, appartient à la puissance de cette conviction instinctive, lorsqu'elle a un peu de permanence. Ces maux sont réels et proviennent d'un sentiment intuitif qui a le pouvoir de provoquer tout ce qu'on appréhende dans une certaine disposition du sang ; et ils ne peuvent se guérir que par une conviction contraire. Il peut se faire que la conviction intime en soit plutôt la cause que la conviction instinctive : l'on peut souvent confondre l'une avec l'autre en raison de leur grande analogie.

10. — La conviction sensitive est l'adhésion de l'esprit à un motif puisé médiatement ou immédiatement dans l'action des objets sensibles. Telle est celle qui résulte de l'existence des corps, et conséquemment de toute démons-

tration physique. Quoique la certitude qui en résulte soit plus solide que celle de la conviction intime, elle n'a pas autant de prise sur le mouvement nécessaire que cette dernière. L'âme humaine ne se subjugue complètement devant le motif qu'elle embrasse que lorsqu'elle exerce du pouvoir absolu sur tous les plis et replis de l'enveloppe qui contribue à son individualité; et il est certain que la conviction intime qui ordinairement a une base solide, l'emporte de beaucoup sur la conviction sensitive, qui a une plus grande consistance, quoique parfois équivoque; mais celle-ci surpasse encore la conviction démonstrative, qui résulte toujours des vérités éternelles. L'homme, dont l'orgueil exige dans le développement de ce qui est obscur et surtout inaccessible aux sens, une démonstration rigoureuse, n'a donc pour guide des opérations de son esprit que la versalité de ses préjugés plutôt que la justesse de ses idées.

Toutefois la conviction sensitive agit aussi sur le corps, mais seulement pendant le temps que la cause qui la provoque est présente aux sens, ou est censée y être présente. La vue d'un meurtre, même commandé par les lois pour la sûreté sociale, suffit souvent pour soumettre un individu à des commotions pénibles, dans les parties du corps qu'il n'a jamais pu maîtriser au gré de sa volonté. Il suffit pour exciter de pareilles sensations, de la description éloquente d'une scène horrible, qui la retrace avec les nuances et les détails de toutes ses circonstances.

Les secousses que ces différents tableaux produisent ne proviennent pas des impressions matérielles qu'ils font sur les organes externes: cette action a lieu également sur tous les spectateurs présents, et l'effet n'en est pas le même. Ces agitations dépendent tout à fait des sentiments que réveillent les sensations, et qui sont faciles à se développer dans les personnes qui joignent à la délicatesse de la complexion l'habitude de réfléchir sur les maux qu'entraîne à sa suite la fragilité humaine. Personne ne pense en être la cause soi-même, parce que la rapidité avec laquelle ces opérations de l'esprit se succèdent, en cache à la raison effarée la source légitime; et l'on croit ne pouvoir être à l'abri de ces émotions douloureuses qu'en s'éloignant des lieux où les sens se trouvent être forcés d'être les témoins de la scène.

11. — La conviction habituelle est l'adhésion de l'esprit à un motif puisé dans l'expérience par la répétition des actes. Cette conviction précède toujours la réflexion, et conséquemment elle est à la conviction sensitive ce que la conviction instinctive est à la conviction intime. Telle est celle qui préside au mouvement des membres externes. Comme conviction dont la puissance s'étend toujours au delà des bornes du mouvement libre elle subjugue aussi une partie du mouvement nécessaire, mais précise et proportionnée au motif sensible qui la provoque. Telle est celle qui excite à l'amour, à la colère, et d'autres affections de ce genre. Une beauté accomplie produit le premier, la présence d'un ennemi dont on a à se plaindre produit la seconde : il en est de même du reste.

Je n'ai pas besoin de m'arrêter ici pour faire sentir que l'effet de ces passions ne se manifeste que sur la circulation du sang, et conséquemment sur un mouvement qui est tout à fait indépendant du pouvoir de la volonté sensitive. On sait par expérience que leur action n'a d'autre but que l'accélération, ou le ralentissement, ou l'extravasation de ce fluide vital, et que de ce dérangement organique il résulte quelquefois des suites qui, pour être réparées, exigent les secours de l'art médical.

J'ai dit que la conviction habituelle précède toute réflexion ; cependant on l'acquiert quelquefois en ruminant dans l'esprit le motif qui peut la provoquer. Ainsi, on s'enflamme d'amour, de colère et d'autres passions, en se représentant vivement dans l'esprit leurs objets, quoique absents et éloignés des sens. Il peut se faire que ces effets appartiennent plus à la conviction sensitive qu'à la conviction habituelle. L'une et l'autre ont entre elles une telle affinité, qu'elles peuvent facilement se confondre.

La conviction habituelle se convertit en une conviction habituelle opposée, toutes les fois que le motif en disparaît et qu'il est remplacé par un motif contraire. Il faut dès lors que, pour rétablir la première conviction, le premier motif existe et ait la force de subjuguer l'esprit en sa faveur. Il n'est pas difficile d'obtenir ce but, parce qu'on aime en général à se flatter du motif d'une habitude, si elle a été utile ou agréable.

Ainsi une personne, qui par les entraves d'un rhumatisme, aurait été quelque temps privée de l'exercice de ses jambes, ne s'en servira qu'après que l'expérience l'aura convaincue de leur aptitude à leurs fonctions ordinaires. L'assurance seule du médecin qui la soigne ne lui suffira pas pour lui rendre sa conviction habituelle, si elle ne trouve pas par elle-même que l'exécution réponde à l'annonce. Le motif de cette conviction appartient essentiellement à l'expérience et non à la foi d'autrui, quelque digne de confiance qu'il soit.

12. — La conviction démonstrative enfin est l'adhésion de l'esprit à un motif puisé dans une vérité éternelle, susceptible de développement. Telle est celle qui résulte d'une démonstration mathématique. Cette conviction, purement spéculative, ne peut agir que sur l'esprit et non sur le corps. La raison en est claire ; les vérités sur lesquelles les mathématiques s'établissent, ne sont point réelles mais supposées. L'esprit en sent toute la justesse, mais il n'a pas le pouvoir d'en faire rejaillir l'influence sur le corps ; parce que, par leur constitution, elles n'ont d'autres aptitudes qu'à le subjuguer lui seul.

Ces vérités mêmes réduites à une démonstration physique, n'ont pas la force de provoquer une conviction qui maîtrise la moindre portion du mouvement nécessaire. Du moins elles ne la produisent pas sur la généralité des individus de la masse humaine.

On démontre avec une évidence qui doit rassurer la raison, qu'avec un parachute on peut tenter les sauts les plus périlleux. Néanmoins, personne n'oserait, muni d'une semblable garantie se jeter du haut des tours de l'église de Notre-Dame. Lorsque des personnes assez courageuses se détachent d'un aérostat à une hauteur réellement effrayante, on ne cesse d'admirer cette action, regardée comme insensée et téméraire. Je pense que ceux mêmes qui s'y exposent sont plus soutenus par l'intérêt que rassurés par la conviction. Cependant rien n'est aussi certain que la démonstration qui fait voir qu'il y a moins de danger dans cette tentative qu'à se faire traîner dans une voiture assujettie à mille et un accidents inaccessibles à la prévoyance. Tant il est vrai que la certitude qui règle les actions de l'homme est toujours en raison inverse de la solidité de ses bases !

Dans la pratique, il est si loin de sa pensée de chercher plutôt que de trouver la conviction démonstrative de la justesse de ses actions les plus liées à la sécurité de sa conservation, qu'il y a tout lieu de penser que, lorsqu'il demande une démonstration mathématique des vérités positives, quoique abstraites, qui ont le droit de régler sa moralité, il ne cherche qu'à s'affranchir de tout joug qui pourrait le gêner dans la satisfaction de ses penchants. Ce n'est pas en lui l'ardeur de connaître une vérité obscure mais l'envie de rendre du moins problématique une vérité connue qui lui reproche l'irrégularité de sa conduite. Il est plus facile de penser qu'il n'y a rien à craindre ou à espérer après la mort, que de justifier devant la raison la satisfaction de la pente au vice. Un Dieu indolent lui conviendrait certes beaucoup mieux qu'un Dieu juste.

13. — Il est temps d'expliquer la différence de la conviction et de la persuasion. La persuasion est aussi une adhésion de l'esprit, mais à la foi d'autrui. Quelque grande que soit notre confiance dans la véracité d'une personne, elle est toujours moins grande que celle que nous sommes forcés d'accorder au témoignage de notre conscience. La différence entre la conviction et la persuasion consiste en ce que la première est fondée sur notre propre témoignage,

et que la seconde résulte du témoignage d'autrui.

La persuasion n'offre à l'esprit qu'un motif externe et la conviction toujours un motif interne. Si pour agir sur le mouvement nécessaire, il faut un motif qui s'y lie, la persuasion dont le motif est tout à fait étranger, ne peut jamais comme telle, en maîtriser l'impulsion. L'exercice de la liberté interne, à laquelle est subordonnée cette impulsion, ne dépend que des individus : nulle force externe n'y a d'influence. Le pouvoir de la volonté propre qui le règle n'a pour guide que le motif qui subjugue l'entendement.

La persuasion se convertit toutefois en conviction de toutes espèces, d'après les dispositions internes, dès lors, la persuasion agit en conviction, et parvient à maîtriser le mouvement nécessaire. Lorsque les motifs de la persuasion, qui d'ordinaire sont intrinsèquement plus solides que ceux de la conviction, parviennent à force d'être médités, à s'emparer de l'esprit, ou lorsque ces motifs trouvent dans le cœur de l'auditeur des sentiments habituels qui y sont analogues, la persuasion se présente toujours sous l'aspect de la conviction, et n'est réellement que la conviction même qui triomphe d'une partie du mouvement nécessaire.

Voilà pourquoi le discours d'un orateur sacré, qui n'a que la force de persuader, émeut aussi le corps, et provoque dans l'esprit la conviction ; parce que tout chrétien est nourri de la pensée de l'existence d'un Dieu témoin des actions les plus cachées, de sa justice terrible, de sa clémence miséricordieuse, et de son ineffable munificence. Ce sont ces sentiments, assoupis dans le cœur, qu'une éloquence mâle réveille par la force de ses raisonnements ; et, au lieu de s'en servir pour persuader, elle s'en sert pour convaincre.

La persuasion suit, dans ces motifs externes, la même marche que la conviction démonstrative dans ses motifs internes. L'une et l'autre subjuguent l'esprit d'après leur nature particulière ; mais comme telles, elles ne parviennent jamais à dominer le mouvement nécessaire. Ainsi les effets de la persuasion ne sont pas aussi généraux que ceux de la conviction : tous ceux qui écoutent un orateur ne cèdent pas de même à la force de son éloquence.

14. — Nous avons promis de nous occuper de la nature de la confiance et de la prévention : nous allons tenir notre parole en peu de mots, pour terminer cette séance.

La confiance est l'abandon de l'esprit à la discrétion d'autrui, en raison d'une certitude relative de la justesse de ses sentiments. La même personne ne jouit pas de la confiance de tout le monde, par ce que ses sentiments ne sont pas appréciés de la même manière par tout le monde. Lorsque quelqu'un la lui accorde dans toute l'étendue de la signification du mot, il se met à sa disposition sans réserve et se soumet entièrement à ses avis et à son influence.

La confiance chez les hommes en général est soumise à des restrictions, parce que en se jugeant d'après l'instabilité de leurs propres sentiments, ils se défient toujours les uns des autres. Néanmoins, il y en a qui sont si aveugles sur la foi de ceux auxquels ils s'en rapportent, que, malgré de tristes épreuves, ils sont encore assez faibles pour continuer de s'abandonner à leur discrétion. Il est présumable que la complexion est chez eux la première cause de ce désordre, plutôt que la faiblesse de leur esprit ; ou pour mieux dire, la faiblesse de leur esprit provient d'une certaine complexion déterminée.

Du moins la confiance dont tout concentrateur jouit dans l'esprit de ses époptes, et qui est telle dans toute la rigueur du terme, ne reconnaît sa source que dans une disposition précise du sang. Ils passent par les épreuves les plus dures sous ses ordres, sans jamais retrancher, du moins ordinairement, le moindre degré de leur confiance ; et toute cette confiance si étendue s'évanouit tout à fait, dès qu'ils cessent d'avoir l'aptitude au sommeil lucide et à ses accessoires.

La prévention est une disposition de l'esprit pour ou contre quelqu'un ou quelque chose. Sans correctif elle exprime ordinairement une disposition défavorable.

Des défauts réels et positifs qu'on remarque dans les autres, sont ordinairement la cause de la prévention, même contre leurs actions les plus recommandables ; parce qu'assuré de ce qu'ils ont de blâmable, on ne prend pas la peine de réfléchir à ce qu'ils ont de vertueux. Parfois on se prévient aussi contre quelqu'un seulement pour un geste, pour une parole, pour une opinion qui ne cadre pas avec notre manière de penser. On se prévient de même contre les choses, par la seule raison qu'elles n'ont pas répondu à notre attente. La prévention, soit en faveur, soit en défaveur, annonce toujours un faux jugement ou une faiblesse d'esprit.

Toutefois ce qui est prévention dans les autres est une conviction intime dans les époptes et dans toute personne qui a le sang extraordinairement liquide. Dès lors il y a de leur part adhésion de l'esprit à un motif puisé dans leur conscience, pour influer sur le mouvement nécessaire. Nous expliquerons plus tard la cause du passage de cette espèce d'adhésion de l'esprit à l'action sur le mouvement nécessaire. En attendant, nous observerons que ces époptes occasionnels et naturels éprouvent sensiblement et réellement devant les personnes et les choses contre lesquelles ils se préviennent, tous les maux qui répondent à cette préoccupation de leur esprit.

SÉANCE X

DE L'INTUITION DES ÉPOPTES

Tout épopte, étant abstrait des sens, a une manière singulière de former les idées des objets, différente de celle qui est propre à l'homme dans son état naturel de sensations. Il voit, mais sans le ministère des yeux ; il flaire sans celui des narines ; il goûte sans celui du palais ; il écoute sans celui de l'ouïe ; il palpe sans celui du tact. Voilà pourquoi nous avons dit que dans cet état un aveugle peut voir, un sourd entendre, et un muet parler. Lors donc qu'on raconte qu'un épopte s'isole de tout commerce social, soit naturellement, soit par ordre du concentrateur, on ne peut que dire que dans le premier cas il est tout à fait abstrait d'attention, et que dans le second il s'accommode à la précision du commandement, en s'en abstrayant par obéissance.

Cette manière de former les idées des objets, qui ne convient nullement à l'homme dans son état de veille, ne convient pas non plus à un pur esprit dans l'exercice de ses fonctions spirituelles. L'homme les remplit avec les *espèces* et avec les bornes que lui prescrit la circonscription de ses sens : l'esprit les remplit sans *espèces* et sans bornes ; mais l'épopte les remplit avec les *espèces* et sans bornes, en se plaçant comme un être moyen entre l'homme et l'esprit.

L'intuition qui en résulte n'est donc que *mixte,* c'est-à-dire, une intuition qui participe de l'universalité des connaissances de l'esprit et des erreurs des connaissances de l'homme, et par là même elle rend toujours équivoques toutes ses idées. La certitude de la possibilité des erreurs est un vernis qui masque l'éclat même des vérités exactes.

Dire aussi que l'intuition mixte n'atteint les objets que par les *espèces*, c'est annoncer que sa juridiction n'embrasse que les objets relativement concrets et abstraits de leurs espèces, pour l'intelligence de cette doctrine.

En attendant, nous observons que ce que les philosophes ont caractérisé de sens interne de l'homme, et les *magnétiseurs* d'un sixième sens qui *englobe tous les autres sens,* n'exprime que des mots, sans aucune idée admissible. Le sens interne des premiers n'est, pour ainsi dire, qu'un dépôt de combinaisons d'idées acquises par les sens externes et nullement la science infuse et innée de l'âme, qui n'éclate jamais dans l'usage de la vie. Le sixième sens des seconds n'est qu'une logomachie ridicule et puérile. Le sens est un organe qui suppose un arrangement déterminé de ses parties, et marque des bornes précises dans l'espace. Cette construction particulière n'existe pas chez l'homme, parce que l'intuition se manifeste dans toutes les parties du corps, et change de place d'après la densité du sang ; elle n'a de plus aucune circonscription dans l'ordre physique. Quoique cette faculté ait pour intermédiaire un sang liquide, néanmoins elle ne se développe que comme une propriété essentielle de l'âme, c'est-à-dire, aussi indéfinie que son principe. L'idée de celui qui avait le premier reconnu chez l'homme un sens interne, ne paraît avoir été que d'annoncer qu'il a intérieurement l'aptitude à la jouissance des fonctions des organes externes et au delà, ainsi qu'il le montre par le fait même dans l'état d'épopte ; que ce sens est privé de tout mécanisme propre aux organes externes, puisqu'il se développe dans toute partie donnée du corps, à l'exception de celles qui recèlent du sang épais ; et qu'enfin ce sens n'a pas de circonscription fixe et déterminée comme les organes externes, étant susceptible d'atteindre son objet analogue à toute distance de temps et de lieux, et à travers tous les obstacles, comme la vision intuitive. Il n'a été caractérisé sans doute d'un seul sens interne que parce qu'embrassant la jouissance des cinq sens externes et au delà, il ne fournissait pas une nomenclature propre à les désigner suivant leur nature. Toutefois pour éviter les néologismes, nous conserverons la dénomination plurielle de *sens internes*, et non la singulière de *sens internes* qui *englobe les autres sens*, quoique l'une et l'autre soient également insuffisantes pour exprimer cette prérogative du corps.

2. — Le *concret*, dont nous avons parlé, s'oppose à l'*abstrait :* la représentation de leurs objets est ce qui est appelé idée concrète et idée abstraite. L'objet concret est celui qui a une existence réelle, et l'objet abstrait est celui qui

n'existe que dans la conception. Dans cette acception naturelle, le *concret* et l'*abstrait* sont absolus. Ainsi, la matière et l'esprit sont des objets absolument concrets ; et l'humanité, la bonté, etc., sont des objets absolument abstraits ; les premiers existent réellement, et les seconds n'existent que dans la conception.

Tout ce qui est inaccessible aux sens et inconcevable, quoique ayant une existence réelle, est appelé aussi abstrait ; mais dès lors il n'est qu'un abstrait relatif, parce qu'il n'est imperceptible qu'à l'homme. Il en résulte que l'esprit, qui est un concret absolu, devient un abstrait relatif, parce qu'il n'est imperceptible qu'à l'homme. Il en résulte que l'esprit, qui est un concret absolu, devient un abstrait relatif, et prend dans la conversation vulgaire la dénomination générique de simple abstrait. Le sensible ensuite, qui étant séparé du spirituel, n'exprime plus tout ce qui est sous la compréhension du concret absolu, se trouve nécessairement rangé sous la dénomination de concret relatif.

L'intuition mixte, qui ne donne les idées des objets que par les *espèces*, ne peut donc atteindre que le concret relatif. Ainsi donc les époptes, lorsqu'ils disent voir des êtres surnaturels, comme les anges, les démons, ne les voient que de la manière qu'ils se les représentent, ou dans la forme sensible sous laquelle ces esprits s'offrent à leur intuition.

Il s'ensuit que la pensée d'autrui, qui ne peut avoir aucune forme sensible, ne peut jamais être l'objet de l'intuition des époptes. C'est le seul réceptacle où la nature a permis à l'homme de cacher à ses semblables tout ce qu'il veut dérober à leur connaissance. Les purs esprits seuls peuvent le pénétrer : parce que dans l'ordre intellectuel, la seule conception est l'expression du sentiment, un langage sonore et intelligible ; et conséquemment lire la pensée d'autrui dans tous ses plis et replis est une faculté aussi conforme à un être surnaturel que celle de la parole à l'homme.

Cependant il est constant que des époptes ont dévoilé et dévoilent encore tous les jours les sentiments internes de leurs semblables. Cette faculté n'est pas commune à tous, mais elle n'est pas tout à fait étrangère à tous. S'ils y mêlent des erreurs incompatibles avec le fond de la pensée, il est certain qu'ils en dévoilent avec justesse une bonne partie.

Ces faits sont exacts et ne s'opposent pas au principe par lequel nous établissons que l'intuition mixte ne peut atteindre la pensée. Tâchons maintenant d'en relever la connexion et la différence.

3. — Celui qui le premier a avancé que des époptes lisent la pensée d'autrui a peut-être eu moins de tort que ceux qui se sont prévalus de son témoignage pour répandre sans restriction l'existence de ce phénomène. Est-ce que tout homme ne lit pas la pensée de ses semblables, lorsqu'elle est exprimée par une combinaison de mots ? L'épopte n'en fait pas davantage lorsqu'il dévoile une pensée non exprimée. Une pensée bien gravée dans le sens de la mémoire est aussi accessible à l'intuition de certains époptes qu'une pensée exprimée par les mots l'est à ceux qui ne sont pas sourds, ou tracée par l'écriture l'est à ceux qui ne sont pas aveugles. Nul épopte ne lit donc dans la pensée

comme telle, mais seulement les empreintes des idées qui la composent suivant notre manière d'entendre.

Pour bien saisir ce que nous venons d'exposer, il faut remarquer que la pensée qui fait la vie de l'âme, ne peut jamais s'interrompre ; toutefois, elle ne peut pas invariablement s'arrêter sur le même objet dans une créature intelligente. Penser constamment et varier successivement, c'est le seul genre de vie qui lui soit accordée par la nature. Elle doit donc à chaque instant changer l'objet de sa pensée, et en embrasser simultanément plusieurs autres à la fois. Tandis qu'elle en change un, elle s'occupe des autres, pour les abandonner aussitôt à leur tour ; de sorte que pour un seul instant, même des plus imperceptibles, elle ne peut cesser ni de penser ni de varier.

La pensée n'est point un résultat de la succession des idées, mais une agglomération de toutes ensemble. Elle s'agrandit de nouvelles idées, qui entrent toujours dans son tout mais qui n'en font point la suite. Ainsi l'on est toujours embarrassé d'en trouver le commencement et la fin, parce qu'elle ne se présente à l'esprit que comme un cercle dont on chercherait en vain les deux bouts. Les paroles et l'écriture ne la rendent jamais : elles ne font que l'esquisser par des similitudes, des comparaisons et des métaphores, en donnant à entendre plus qu'elles n'expriment. Les nuances du sentiment sont si imperceptibles et si nombreuses qu'elles dépassent toutes les combinaisons possibles de mots : celui qui l'exprime par des paroles ou par l'écriture, ne le rend jamais tel qu'il le conçoit : il le défigure toujours en l'accommodant aux règles de la grammaire, c'est-à-dire à la manière de s'énoncer, adoptée par les hommes. Ainsi il arrive qu'une pensée devient moins énergique par l'énonciation qu'elle ne l'est par la conception, de même que parfois elle devient plus brillante par l'énonciation qu'elle ne l'est par la conception. Ainsi le même fait n'est jamais tracé par les mêmes idées, et la pensée d'un écrivain exprimée dans une langue n'est plus la même, étant traduite verbalement dans une autre ; c'est parce que les mots ne répondent jamais complètement aux idées, ni leur combinaison, ni la pensée d'un homme à celle d'un autre.

Lors donc que Rivarol a dit que la langue française est plus parfaite que les autres langues, parce qu'étant assujettie à tracer, sous peine d'être inintelligible, d'abord le sujet ensuite le verbe, et enfin ses régimes et le reste, elle suit l'ordre naturel de la pensée, il s'est montré peu versé dans la connaissance de l'idéologie. Si c'est une perfection elle est commune à toutes les langues. Mais celles-ci ont encore en général une autre perfection plus ou moins caractérisée que n'a pas la langue française, c'est la transposition de l'ordre grammatical sans engendrer la confusion des idées. Le sujet de la pensée est le premier qui s'offre à l'esprit, et il est aussi le premier qui demande à être exprimé : et ce sujet n'est souvent que le régime du verbe et même d'une préposition de la phrase. La langue qui ne peut pas rendre sans confusion, tel qu'il est dans la conception, ne suit donc pas l'ordre naturel des idées. La grammaire analyse la pensée pour faire entendre les hommes entre eux : elle ne règle ni ne peut régler le mode des conceptions. La langue qui s'y accommode le mieux est la plus parfaite de toutes.

4. — Il faut donc distinguer dans la conception humaine la pensée permanente et stable de la pensée fugitive. La première est celle sur laquelle l'homme revient toujours, malgré le croisement des autres qui s'y entremêlent et qui constituent la seconde. Celui qui écrit une lettre a devant l'esprit non seulement le sujet dont il veut rendre compte, mais aussi le choix des mots, la combinaison des expressions, les règles de la grammaire, l'élégance de la diction et la connexion des parties du sujet. D'autres idées aussi qui s'y mêlent par des analogies relatives, et qui sont étrangères au but, sont si nombreuses que l'écrivain même chez qui elles se reproduisent est un instant après hors d'état de s'en rendre compte. Il arrive même fréquemment qu'une idée utile qui s'est présentée à l'esprit comme un éclair, pendant qu'il s'occupait d'une autre, devient inaccessible un instant après à l'homme même qui l'avait conçue.

Les époptes qui dévoilent la pensée ne lisent que les traces d'une pensée stable et permanente, de la même manière à peu près qu'un homme lit la pensée d'un autre homme par son écriture, ou qu'il garde la mémoire des idées qu'il a eues autrefois. Ces traces étant plus profondément gravées dans le siège de la mémoire, par la répétition des replis de l'attention, que les traces d'une pensée fugitive, dévoilent devant l'intuition des époptes l'objet qu'elles représentent, et rendent inconcevable à la raison, une exécution qui est toute naturelle à l'état des époptes. Aussi toute pensée fugitive qui, sans contredit, s'y est entremêlée leur est inconnue; parce que leurs traces ou s'effacent aussitôt ou sont donc trop imperceptibles pour être lues.

Ainsi toutes les fois qu'on exige des époptes qu'ils dévoilent la pensée, on s'efforce à la répéter et à la ruminer cent fois dans l'esprit ; et les époptes ne l'atteignent que lorsque les images des idées dont elle résulte, sont déjà bien imprimées dans le tableau de la mémoire. Si l'on réfléchit bien, on trouvera que c'est la même route que suit celui qui rappelle à la mémoire les idées passées. La différence en mieux est en faveur de ce dernier ; parce que la connaissance d'une seule idée lui suffit souvent, en raison de son analogie avec les autres, pour connaître la pensée entière ; au lieu que les époptes ont besoin d'étudier chaque trace pour cette exécution merveilleuse ; et ils perdent le mérite de l'exactitude si par inattention ils en négligent quelqu'une.

Cependant il est des cataleptiques qui lisent quelquefois des pensées fugitives ; mais ils n'annoncent par là qu'une extrême lucidité qui atteint les traces même légères et superficielles. La pensée comme telle ne peut jamais être accessible à l'intuition mixte, parce qu'elle est dépourvue de toute forme sensible.

5. — Ces époptes qui annoncent à quelqu'un, sans l'avoir appris, sa profession, ses projets, ses opinions, et d'autres opérations de l'esprit assujetties à une habitude, ne dévoilent pas sa pensée, mais en lisant seulement les traces, qui par la répétition des actes, sont profondément gravées dans le tableau de la mémoire. Mais autant cette classe d'époptes est lucide, autant est stupide la classe de ceux qui dans le sommeil lisent un livre ouvert et répondent dans leur langue maternelle aux langues étrangères. Leur lucidité

ne s'étend, en général, qu'à ce qu'atteignent les sens, et non à ce qui leur est caché.

Cette exécution a sans doute de quoi frapper l'esprit d'étonnement ; mais elle ne dépose pas en faveur d'une intuition étendue. L'expérience m'a démontré que ces époptes n'ont jamais été aptes à analyser le plus léger des maux, ou à y appliquer le plus petit médicament propice. Ils jouissent certes de l'intuition ; mais d'une intuition si bornée qu'ils méritent à peine d'être placés dans la catégorie des époptes. J'ai mes raisons pour parler si sévèrement sur leur compte : leurs avis ont manqué plus d'une fois de faire des victimes dans les malades.

Il n'est pas difficile de trouver la raison de cette circonscription si étroite. Il est constant qu'une intuition complète doit fournir à l'épopte d'autres idées que celles qu'on acquiert par les sens. Il ne lui suffit pas, pour être censé en jouir, qu'il atteigne ce qui ne tombe pas sous ses sens ; il faut aussi qu'il atteigne ce qui naturellement ne tombe pas sous le sens de ses semblables. La connaissance de ce qui oppose des obstacles à la pénétration de ces organes sensoriaux est précisément ce qui forme l'un des caractères précis de l'intuition.

En lisant dans le sommeil un livre ouvert, et en répondant aux langues étrangères, ces époptes ne font que ce que d'autres font naturellement. Ils jouissent certes d'une intuition quelconque, puisqu'ils voient les yeux fermés, et entendent ce qu'ils n'ont jamais appris ; mais cette intuition ne s'étend qu'à ce qui est subordonné à l'action des organes externes, et conséquemment elle n'a pas le caractère qui la rend supérieure et étrangère à la sensation.

L'intuition n'est complète que dès qu'elle perce ce qui est naturellement impénétrable aux organes externes, quoique ayant la possibilité d'y pénétrer. Ainsi c'est une intuition complète que celle des époptes par laquelle ils lisent un livre fermé ou une lettre cachetée ; parce que les sens trouvent une barrière qui les empêche d'y pénétrer, et non autrement . lorsque nous appelons complète une intuition, nous n'entendons pas dire qu'elle est parfaite, mais seulement qu'elle entre de rigueur dans la catégorie d'intuitions des degrés propres.

6. — Lors donc qu'on a dit que les époptes qui répondent aux langues inconnues ne font que lire la pensée de leur interlocuteur, on n'a cherché qu'à éluder une difficulté par une autre difficulté encore plus insoluble. On ne conçoit pas certes, comment une ouvrière ou une servante, qui sait à peine la langue maternelle, peut, dans un sommeil, répondre à un Chinois ou à un Iroquois. Mais conçoit-on comment cet être sensitif peut atteindre la pensée ; c'est-à-dire un objet immatériel, qui, n'ayant point de forme, devient inaccessible à l'esprit humain ? Du moins on parle, quelque part parmi les hommes le chinois et l'iroquois, quoique tout à fait inconnus dans son état de veille à l'épopte en question. Mais quels hommes ont déjà atteints ce qui par sa simplicité est au dessus de la conception humaine ?

Ajoutons à cela une autre réflexion qui dérive de la nature même de la pensée ; c'est qu'ordinairement la pensée qu'on exprime n'est pas la même que celle qui existe dans la conception. Elle a existé, et pendant qu'on la rend sensible par des mots, elle est remplacée par une autre qui doit la suivre. Si l'épopte qui répond aux langues étrangères ne lit que la pensée de son interlocuteur, il doit plutôt atteindre celle qui existe dans l'esprit que celle qui est exprimée.

Mais en admettant, même contre le sens commun, que les époptes qui répondent aux langues inconnues, ne font que lire la pensée, pourrons-nous expliquer comment il s'y prennent pour les parler comme s'ils étaient des indigènes? Il est certain qu'il y en a surtout parmi les époptes naturels, qui en ont parlé tant bien que mal. Comment savent-ils la signification des mots et leur emploi opportun, qui sont tout à fait indépendants de la pensée de l'interlocuteur? Sans en garantir la véracité, je puis assurer que des époptes qui répondaient dans leur langue maternelle, et que j'ai eus sous ma direction, m'ont dit plusieurs fois qu'en raison de l'embarras de la prononciation, ils n'osaient pas parler la langue précise dans laquelle on leur adressait des questions.

Ce n'est donc pas par la lecture de la pensée proprement dite que ces êtres intuitifs répondent aux langues étrangères ; mais par un autre principe qui a déjà été entamé dans l'une des séances précédentes, et qui sera plus amplement développé dans la suite. En attendant il est bon d'observer que les époptes n'atteignent que ce qui est possible aux sens, quoique ceux-ci ne l'atteignent jamais et que chez eux cette jouissance des fonctions soit beaucoup plus parfaite que chez les hommes ? Les hommes n'ont jamais les sens aussi parfaits qu'ils doivent l'être par leur constitution primitive. L'organisation à laquelle ces messagers sont subordonnés, a toujours un dérangement interne, qui provient de la dégradation de la nature humaine. Toutefois ils ont la possibilité de jouir de leurs fonctions, du moins en partie sans en avoir jamais l'actualité. Les sens peuvent, par exemple, atteindre l'intérieur des corps mais en surmontant par l'art des obstacles qui s'y opposent. Ils peuvent de même découvrir à des lieux les objets qui échappent à leur action, mais en se transportant sur le théâtre même de la scène qui doit être découverte. Toutefois ils n'atteindront jamais, quoiqu'en ayant la possibilité, les subtiles émanations des corps et d'autres propriétés semblables qui leur conviennent.

Ce qui ressemble aux sens est indépendant de toute organisation chez les époptes. Ce n'est que la différence du sang qui fait la différence de leurs connaissances. L'intuition mixte n'a de ressemblance avec les sens que dans la représentation des objets par *espèces*. Du reste, la première diffère des seconds par sa source, par son mode et par son développement, comme l'esprit diffère de la matière.

Avant de passer outre, je ne puis pas négliger de remarquer ici l'inconcevable économie de la nature dans le mode et l'ordre de ces traces, dont la lecture décèle aux époptes la pensée d'autrui. Qui pourra expliquer comment ces empreintes se gravent, et comment, étant si nombreuses et susceptibles à chaque instant d'être accrues, elles restent connexes entre elles et n'engendrent point de confusion ?

7. — Nous avons dit que l'intuition est une jouissance simultanée de fonctions semblables à celles des cinq sens et au delà, sans distance

de temps et de lieux. Il faut remarquer ici que ce que nous appelons une jouissance simultanée des fonctions n'est point un exercice actuel, mais seulement une possibilité de cet exercice. Les époptes habitués dans l'état de veille à ne se servir des sens que successivement, agissent de même, en général, dans leur sommeil. Toutefois étant dirigés, ils sont susceptibles de répondre à tous ensemble.

Il faut remarquer aussi que l'intuition est une *jouissance simultanée de fonctions semblables à celles des cinq sens*, et non les mêmes: parce que ces fonctions chez l'homme sensitif dépendent d'une organisation, et chez l'épopte de l'âme même, mais par un simple intermédiaire du sang. Elles ont une ressemblance dans la forme des idées par les *espèces*, et non une identité dans leur mode et dans leur développement.

Il faut remarquer de même que ce qu'exprime la préposition *au delà*, ne concerne que l'actualité des sens à l'atteindre, et non la possibilité. Nous avons assez répété de fois que l'intuition mixte ne se porte que sur les objets qui sont sensibles, et que conséquemment elle ne vise que les mêmes objets que les sens ont la possibilité d'atteindre.

Nous avons déjà expliqué ce que c'est que l'intuition *sans distance de lieux*, lorsque nous avons parlé de la possibilité de la présence réelle de l'âme dans tout l'espace. Nous ajoutons ici que cette expression implique aussi l'aplanissement de toutes les entraves et de tous les obstacles. Il n'est pas difficile de comprendre en repliant l'attention sur la simplicité de l'âme, et sur la possibilité de sa présence dans tout l'espace. Néanmoins il reste à donner la raison pour laquelle tous les époptes, sans exception, disent et ne le prouvent que trop par l'expérience, qu'ils voient plus clairement et plus distinctement dans l'intérieur des corps animés que dans celui des corps insensés. L'incrédulité n'y voit qu'une évasion de la part des époptes, tandis que la philosophie y découvre une raison évidente et péremptoire.

Il reste de même à expliquer ce que c'est que l'intuition *sans distance de temps*. Ce développement va jeter un jour lumineux sur beaucoup de phénomènes du sommeil lucide qui paraissent au premier coup d'œil mystérieux et indéchiffrables. Nous allons nous occuper de tous ces détails, en cherchant à y mettre toute la clarté dont ils sont susceptibles.

Avant que d'entrer en matière, il faut ici donner l'idée exacte de l'intuition, autant qu'elle peut l'être chez l'homme sensitif. L'intuition chez les époptes n'est qu'une conception, mais avec la présence des objets. C'est dire que c'est un assemblage confus d'idées sans ordre : c'est dire que ces idées ont besoin d'une direction externe pour être réglées, par défaut de liberté chez les époptes ; c'est dire que chez eux toute idée qui est absolument ou relativement abstraite appartient à leur raisonnement et non à leur intuition ; c'est dire enfin que s'ils peuvent se tromper dans la connaissance des objets relativement concrets, à plus forte raison ils doivent se tromper dans la connaissance des objets absolument et relativement abstraits.

8. — Nous avons remarqué que tous les époptes disent qu'ils voient plus distinctement dans

les corps inanimés que d'autres dans les corps animés.

Tous les corps de l'une et de l'autre espèces sont également diaphanes au pur esprit ; parce qu'il les pénètre par lui-même sans aucun intermédiaire, en les circonscrivant dans tous leurs plis et replis. On doit sentir que ce genre de diaphanéité n'a point d'identité avec la diaphanéité des corps vulgaires, mais seulement une similitude. Celle-ci est un intermédiaire qui présente aux sens une entrave réelle au lieu que celle-là n'est que l'expression de la présence de l'esprit qui pénètre les corps.

Mais l'âme humaine, dans son union avec l'enveloppe qu'elle informe, ne pénètre les corps et ne peut les pénétrer sans intermédiaire. Elle n'y atteint rien par elle-même comme pur esprit ; il faut qu'elle agisse dans cette opération à travers le sang, et s'en serve comme un homme de courte vue se sert de lunettes. Les objets qui y reflètent ne peuvent donc être conçus que d'après la nature de cet intermédiaire.

L'âme, comme nature individuelle, pénètre tous les plis et replis du corps qu'elle informe, et par là le rend apte à l'inspection d'une autre âme ou d'un épopte. Elle le rend même parfois plus propre à l'inspection d'une autre âme ou d'un épopte. Elle le rend même parfois plus propre à l'inspection d'un autre épopte qu'à la sienne propre comme il arrive lorsque plusieurs de ces êtres intuitifs qui guérissent d'autres malades, ne voient pas assez pour se guérir euxmêmes. On n'en peut pas dire autant des corps inanimés, parce que privés d'organisation et d'animation, ils ne lui offrent qu'une diaphanéité terne et obscure, qui est plutôt une opacité réelle. L'intermédiaire du sang qui, pour ainsi dire, en reçoit les effets, ne présente à l'âme qu'un amas confus de matières sans ordre. Il est donc très naturel que ceux des époptes qui pénètrent clairement l'intérieur des corps inanimés et bruts ; et que ceux d'entre eux qui voient clairement dans ces derniers, pénètrent encore plus distinctement dans les premiers.

Il est évident que, puisque les distances n'obstruent en rien l'intuition considérée en elle-même, les époptes qui, ayant la faculté de voir clairement et distinctement dans l'intérieur des corps animés qui sont présents, trouvent de l'obscurité à donner des consultations par des tactiles aux malades éloignés, rencontrent d'autres obstacles que ceux que le vulgaire imagine. La connaissance précise des individus absents est le but que se proposent les époptes dans les tactiles, et ces moyens deviennent équivoques devant leur esprit, dès qu'imbibés de miasmes étrangers, ils leur présentent encore d'autres personnes que celles qui doivent être les objets de leurs consultations.

9. — Il faut maintenant nous occuper de développer ce que c'est que l'intuition sans distances de temps. Ce n'est rien moins que dire que les époptes dévoilent le passé et prévoient l'avenir, parce que tout est présent devant eux. Il est donc conséquent qu'ils ne déterminent jamais les époques précises des événements, à moins qu'ils n'aient devant l'esprit l'échelle de mesure du temps. Ainsi ils peuvent fixer dans les malades qu'ils soignent les heures précises de leurs crises et de la gradation croissante ou décroissante de leurs maux, parce qu'ils voient

sans calcul dans les périodes de la circulation de leur sang la mesure nécessaire du temps, mais jamais dans les événements qui sont indépendants d'une semblable échelle. Toutes les fois donc que, dans de pareilles annonces, ils prononcent avec précision des époques, il est certain qu'ils se trompent, entièrement fondés sur des données purement arbitraires. Le hasard seul peut en réaliser quelqu'une et non leur connaissance.

Cependant cette précision du temps n'est pas si supérieure à leurs forces qu'il leur soit impossible de l'atteindre, étant aidés et dirigés par les concentrateurs. Mais cette tâche exige de la part de ces derniers un travail si pénible qu'on doit penser qu'ils ne parviendront jamais à la remplir.

Il y en a qui ont quelquefois réussi heureusement, mais ils doivent attribuer ces succès aux moyens suggérés par eux plutôt fortuitement qu'avec connaissance de cause. La seule lucidité des époptes, quelque grande qu'elle soit, est toujours insuffisante pour couronner cette espèce d'entreprise.

Il est aisé maintenant de comprendre pourquoi les numéros de la loterie, dans lesquels des époptes ont quelquefois réussi, sont, en général inaccessibles à leur intuition. Ils en atteignent certes toutes les séries ; mais ils en voient les sorties toujours présentes et les combinaisons toujours confuses ; de sorte qu'ils sont toujours étrangers et aux époques, ce qui regarde les distances de temps, et à l'ordre, ce qui regarde les distances de lieux.

Les numéros que donnent les époptes sortent pour le moins dans l'année. Ainsi ils ne sortent que par hasard aux époques déterminées. Ils ne sortent tous non plus ni dans les lieux nommés ni dans l'ordre indiqué ; et dans cette dernière circonstance les unités sont souvent comptées pour les dizaines, et les dizaines pour les unités ; et d'autres fois, de deux numéros combinés, les dizaines sont comptées ensemble et les unités ensemble, sans parler du renversement des unités lorsqu'elles en sont susceptibles. Ainsi 24 et 36 sont comptés comme 42 et 63, et d'autres fois comme 23 et 46 de même que 9 pour 6 et *vice versa*. C'est que les époptes ne connaissent point de distances de lieux, réunissent en tous sens les deux extrêmes suivant le motif qui détermine leur attention.

10. — Pour comprendre comment les distances des temps se confondent devant l'intuition des époptes, il faut se rappeler ce que nous n'avons qu'effleuré en parlant de la différence qui existe entre l'esprit et la matière. Nous avons dit que rien de ce qui convient à l'esprit ne convient à la matière et *vice versa*. Ainsi la simplicité, la spiritualité, l'incirconscriptibilité, et d'autres propriétés de ce genre, ne conviennent point à la matière, de même que la divisibilité, l'étendue, la destructibilité, la circonscriptibilité, et d'autres propriétés de ce genre, ne conviennent point à l'esprit.

La simplicité que les philosophes accordent aux éléments de la matière ne coïncide avec la simplicité qui convient à l'esprit que dans l'identité du mot et non dans celle de l'idée. C'est un défaut d'expression dans la langue et non une dénomination d'uniformité dans la chose. Nous avons déjà exposé amplement que le simple spirituel est tel par surabondance de substance, et que le simple élémentaire n'est tel que par défaut de substance. Le premier circonscrit l'espace, et le second, quoique incirconscriptible, est toujours contenu dans l'espace. La différence entre l'un et l'autre est donc si grande qu'elle y établit une opposition diamétrale.

Or, l'éternité ou l'immortalité est une des propriétés de l'esprit ; elle ne peut donc pas convenir à la matière. De même, le temps est une des propriétés de la matière, donc il ne peut pas convenir à l'esprit. L'âge naturel de l'esprit est donc l'éternité, de même que le temps est l'âge naturel de la matière. Donc rien de ce qui convient à l'éternité ne peut convenir au temps, et *vice versa* ; de même que rien de ce qui convient à l'esprit ne peut convenir à la matière, et *vice versa*. Mais pour l'esprit le temps n'est que le passé et l'avenir ; donc l'éternité est le présent.

L'épopte ne forme les idées que d'une manière sensible, néanmoins le développement qu'il y donne annonce en lui un pur esprit : dévoiler le passé, découvrir à distance malgré les obstacles les plus impénétrables, prévoir l'avenir, jouir de l'exercice des fonctions de tous les sens indépendamment de leur ministère, ce sont des propriétés qui ne conviennent qu'à un pur esprit. Donc tout épopte dans son sommeil lucide se trouve dans l'éternité. Mais si l'éternité n'est que le présent, elle ne peut plus être soumise aux distances des temps qui ne consistent que dans le passé et l'avenir. Donc nul épopte ne peut dans son intuition connaître les distances des temps.

11. — De ce développement naissent plusieurs réflexions dignes de la plus haute attention. D'abord, ainsi que nous venons de le remarquer, les anachronismes doivent, par des parachronismes, être les époptes inséparables des annonces des époptes. Les synchronismes n'y sont compatibles que lorsqu'une échelle de mesure du temps ramène leur attention aux usages de la vie sensitive. Il n'est pas difficile de saisir cette déduction, lorsqu'on réfléchit qu'où tout est présent nulle distance de temps ne pourra jamais être déterminée.

Ensuite c'est une erreur de dire que la prévision de l'avenir contingent est une propriété exclusive de Dieu seul. La considération de la nature de l'éternité démontre évidemment que cette propriété est aussi essentielle à tout esprit que la simplicité, la spiritualité et l'immortalité. Cependant il est indubitable qu'il doit y avoir une différence extrême entre la cause infinie et les effets bornés entre le créateur et la créature. Elle existe, certes, sans controverse : même il doit en exister une, entre les différents ordres d'esprits, d'après l'opinion générale des théologiens qui pensent que la ligne de démarcation entre un ordre et un autre n'est précisément que la différence de cette connaissance.

La prévision de Dieu est sans bornes : de plus elle s'accorde avec la division du temps ; de sorte que non seulement il existe ensemble devant lui ce qui fut, ce qui est, et ce qui sera ; mais tout cela existe devant lui en précisant le temps où il fut, et celui où il sera. Ainsi Dieu voit dans l'éternité les choses et les événements avec toutes leurs circonstances successives et graduelles, avec la mesure du temps et sans aucune distance du temps.

La prévision dans les esprits subalternes, quoique plus ou moins étendue dans les uns que dans les autres, a toujours des bornes déterminées que le génie de l'homme ne pourra jamais définir : elle a de plus le caractère d'être intrinsèquement inaccommodable à la division du temps, à moins que Dieu ne le permette autrement. Ainsi ces esprits, tout en vivant dans l'éternité, ne voient pas tout ce qu'il est possible de voir, et dans ce qu'ils voient, ils n'en voient point les circonstances successives et graduelles : ils voient le tout ensemble sans distance de temps, mais aussi sans aucune de ses mesures.

Il paraît même que la liberté interne dont ils jouissent amplement ne les affranchit pas des bornes de leurs conditions respectives, pour calculer le temps d'après les méthodes des hommes. L'idée de la succession du mouvement doit leur être tout à fait inconnue ; et lorsque des esprits infernaux ont rendu des oracles sur la terre, ils ont fait assez voir, en se trompant sur les circonstances et sur les époques de leurs annonces, qu'ils étaient tout à fait étrangers aux lois de l'ordre physique, comme nous le verrons dans la suite.

12. — Cette intuition, telle que nous venons de l'exposer, est incompatible avec le parfait état de sensations : elle ne se développe que dans le sommeil. Elle se fait reconnaître aussi, quoique bien faiblement, dans l'état de veille, lorsqu'elle est soumise à une concentration occasionnelle quelconque. C'est dire que, dans

les dispositions requises au sommeil, on est entraîné dans l'état intuitif dès qu'une abstraction des sens comprime l'attention sur les objets externes et internes. Dans l'exécution on ne provoque pas cet effet généralement sur tous les époptes ; mais il est intrinsèquement commun à tous, et se développe sensiblement sur beaucoup d'entre eux ; car il y en a qui donnent aussi des consultations dans leur parfait état de veille, sans aucune apparence de sommeil. De cette source provient un phénomène qui confond la raison de tous ceux qui le voient, et qui est commun à tous les époptes sans exception ; c'est de leur montrer dans le sommeil, à plusieurs centaines de lieues, un objet qui leur est connu, et devant eux à leur réveil, le même objet sur un autre objet analogue. Voici comment on s'y prend pour provoquer cet effet. On engage l'épopte endormi à voir au loin une personne qui lui est connue, ou qu'il puisse connaître par un tactile ; on le force ensuite à le voir dans une glace du lieu ou sur l'un des spectateurs du même sexe, placé devant lui ; on lui recommande ou en pressant légèrement le siège de la mémoire, ou simplement sans aucun attouchement, de replier son attention sur l'objet en question pour l'avoir devant ses yeux à son réveil, comme il l'a devant son intuition pendant son sommeil, et on le rappelle aussi à l'état de veille.

Tant que l'épopte, en ouvrant les yeux, ne détourne pas son attention et sa vue, il voit la scène de la même manière que dans son sommeil, et aussi longtemps qu'il veut s'y fixer. On ne prétend pas insinuer ici que cette vision répond toujours avec exactitude à son objet : des raisons décisives, que nous produirons dans la suite, y mettent quelquefois des obstacles insurmontables. Néanmoins vérification faite, on la trouve souvent aussi exacte qu'elle doit l'être.

Cet effet qui paraît chimérique se lie parfaitement aux principes que dévoile le sommeil lucide. L'âme, par sa présence réelle dans l'espace, n'a besoin que de replier son attention sur la personne connue pour l'atteindre ; et étant en raison de cela étrangère à toute distance de lieu, elle est devant son objet comme si l'objet était devant son individu. L'intuition et la mémoire n'existent dans l'épopte, à son réveil, qu'autant qu'il se conserve dans une concentration quelconque et qu'il replie son attention sur la scène. Ainsi quoique la mémoire en reste, en raison de l'impression des traces de l'objet, l'intuition disparaît aussitôt que la concentration est remplacée par le libre exercice des sens.

13. — Nous avons dit que dans la provocation de ce phénomène, il faut que l'objet qu'on expose à la vue de l'épopte éveillé soit analogue à celui de son intuition ; parce qu'il est des époptes qui, n'étant pas éminemment disposés au sommeil lucide, ne se pénètrent pas facilement de la conviction intime de ce qu'on leur inculque, et pensent à leur réveil à ce que leur offre leur vision, et non à ce que leur a offert leur intuition. Dès lors l'expérience ne réussit pas, et l'on a l'air d'avoir promis plus qu'on est en état de tenir. Voilà pourquoi nous avons dit que tout épopte est intrinsèquement disposé à être entraîné par une concentration quelconque à l'état intuitif, mais qu'il ne s'y entraînait pas toujours au commandement.

Cependant il est des époptes qui en raison de leurs dispositions éminentes, et de la conviction intime qui en résulte, voient à leur réveil ce qu'ils ont vu dans leur intuition, non seulement sur tout objet quelconque de quelque nature qu'il soit, mais même sur parole sans la présence d'aucun objet effectif. Ainsi si c'est une femme qu'ils ont vue dans leur sommeil, ils la voient de même à leur réveil sur la présentation d'un homme, et même sans aucun objet qui tombe sous les sens. Etant engagés dans cet état de sensations à en parcourir les détails, ils y démêlent le sexe du modèle, ses traits, sa coiffure et son habillement, et ne s'aperçoivent de leur bévue que lorsque par un geste de la main sur leurs yeux, on semble les rappeler à l'exercice de leurs visions naturelles.

C'est ce qui fait connaître que cette prétendue illusion des sens n'existe point dans chaque épopte, mais dans la vision des spectateurs. Ces époptes tout en étant rappelés à l'état de veille, se trouvent encore par la concentration dans l'intuition qu'ils avaient dans leur sommeil, et ils ne voient dans l'objet présent qui frappe les yeux des spectateurs que le modèle sur lequel ils ont été dirigés dans l'abstraction de leurs sens. Aussi il disparaît aussitôt que leur attention se replie sur les impressions des objets externes, et ils pensent eux-mêmes être induits en erreur par l'illusion de leur vue.

Cette expérience fait connaître qu'un épopte n'est éminemment disposé au sommeil que, lorsque après avoir dormi du moins une fois par la concentration occasionnelle, il éprouve au commandement du concentrateur les effets analogues sur tous les organes externes, sans en

excepter un seul. Cette épreuve décèle en lui la
facilité de sa conviction intime, et conséquemment l'aptitude à provoquer tous les effets dont
est susceptible l'état d'un parfait épopte. Cependant nous prévenons ici que c'est être un parfait
épopte dans la certitude de son intuition comme
nous le verrons dans la suite. Parfois celui-ci
est plus exact dans ses annonces que le premier.

14. — L'intuition se manifeste aussi par
l'instinct, sans être nullement à la connaissance
de celui qui s'y trouve. Nous avons répété plusieurs fois que ce développement des facultés
spirituelles de l'âme n'est nullement compatible
avec la densité du sang ; il n'a lieu que dans sa
liquidité extraordinaire ; ainsi toute personne
qui en jouit, dépose en faveur de son aptitude
au sommeil lucide.

C'est de cette source que proviennent ces
pressentiments et ces *pressensations* dont nous
avons déjà parlé. Quoique confusément, ces
impulsions ne sont présentes à l'homme que
lorsque les impressions que l'âme reçoit au loin
par son intuition sont vives et énergiques. Elles
passent dans les pressentiments, si l'âme ne s'en
affecte que légèrement ; autrement elles se convertissent en *pressensations ;* c'est-à-dire que
dans le premier cas elles ne donnent que des
idées vagues d'hilarité ou d'inquiétude d'après
la nature du sujet, et que dans le second elles
ajoutent aux idées une agitation interne qui y
répond.

Il est encore une autre espèce de pronostics
qui dérivent de cette intuition d'instinct ; c'est
la manifestation précoce de ce qu'on doit devenir un jour sur le théâtre de la vie ou par l'éclat

ou par l'infamie de ses actions. Ces annonces spontanées sont rarement claires et littérales : elles s'enveloppent ordinairement de figures le plus souvent indéchiffrables. Ce sont comme dans les songes, des énigmes, des emblêmes ou des allégories. Nous examinerons ailleurs pourquoi le langage figuré a toujours été adopté dans la prévision de l'avenir, dans la découverte à distance, et dans le dévoilement du passé, plutôt que le langage littéral.

C'est aussi de cette espèce même d'intuition qu'il arrive que parfois on parle des personnes comme absentes, au moment même où elles se présentent devant les yeux. Le vulgaire ne pouvant pas se rendre compte de cette rencontre synchronique d'idées crues étrangères les unes aux autres, a consacré le proverbe trivial pour exprimer ce qu'on n'a jamais compris en disant : *Quand on parle du loup on en voit la queue.* Cependant il fait entendre beaucoup plus qu'il ne dit ; parce qu'il présente un sens plutôt mystique que naturel en raison de la figure avec laquelle plus de choses symbolisent que les paroles.

Lorsque par un gros bon sens, on a trouvé quelquefois une conformité frappante entre cette espèce de prévision et les événements, on n'a fait que s'en étonner stupidement, si on ne l'a pas attribuée aussi à quelque heureux hasard au lieu d'en chercher avidement la cause dans le sein de la nature, et de la consigner dans les fastes de la philosophie. On doit voir que l'intuition seule, étant envisagée sous son point de vue, explique tous ces effets, et l'on en cherchera vainement la cause ailleurs, si on la cherche hors de sa sphère.

SÉANCE XI

DE LA LUCIDITÉ DES ÉPOPTES

La lucidité diffère de l'intuition comme la raison des sensations. La raison est une faculté d'appliquer conséquemment à un but les connaissances fournies par les sens : de même la lucidité est une faculté d'appliquer conséquemment à un but les connaissances fournies par l'intuition. La lucidité est donc à l'intuition ce que la raison est aux sens. Aussi dans le langage médical, un fou lucide par moments, n'est qu'un homme qui par intervalles, jouit de la plénitude de sa raison.

Cependant cette raison intuitive dans les époptes n'est pas la même que la raison sensitive dans l'homme. Celle-ci, quoique non exempte d'erreur, a encore naturellement la faculté de combiner les antécédents avec les conséquences et avec tous les accessoires qui contribuent à la liaison des idées et des sentiments. Celle-là que nous avons aussi appelée *mixte*, est intrinsèquement affranchie de tout frein de connexion. Elle s'améliore avec l'exercice et le temps ; mais elle ne parvient jamais à ce degré de perfection qui a le droit d'inspirer de la sécurité. L'épopte qui s'en sert, étant plus ou moins privé de la liberté de replier son attention sur l'objet de son intuition, en use toujours d'après ce qui le frappe dans le moment, sans aucun égard aux circonstances.

La raison intuitive n'est exempte de tout défaut que dans les purs esprits ; parce qu'elle s'allie à la latitude de toute leur liberté interne, et n'est influencée par aucun intermédiaire.

Tout épopte dans ses premiers sommeils, pour être mis au nombre et dans la classe de parfaits époptes, doit donc éprouver des aberrations d'aliéné. L'utilité qu'il offre en cet état gît seulement dans son aptitude à atteindre, par la direction, des vérités occultes. Il n'en est pas de même de ceux qui dès la première fois raisonnent avec suite et connexion. L'usage qu'ils font d'une grande partie de leur liberté interne, annonce clairement que leur concentration n'est pas profonde, conséquemment que l'intuition qui en suit les degrés n'est pas bien étendue.

Dire qu'un épopte est parfait n'est pas annoncer un épopte infaillible. Il arrive même que des époptes d'une classe subalterne décèlent plus exactement des vérités cachées que les époptes parfaits ; mais l'expérience prouve que cette exactitude précaire et passagère ne leur donne pas droit à toute la confiance, en raison de l'étroite circonscription de leur intuition. Espérer trouver dans les annonces de ces oracles une certitude sans mélange d'erreurs, c'est se bercer d'une attente vaine qui ne se réalise jamais. On inculque ici ce que dicte la raison et non ce que produit le hasard.

2. — **Mais il faut remarquer aussi que nul**

épopte, à quelque classe qu'il appartienne, ne peut être le même dans toute circonstance et à toute heure. L'intuition qui règle la lucidité dépend essentiellement d'une certaine disposition du sang, et cette disposition ne peut pas être toujours la même. En admettant que sa masse ne varie qu'imperceptiblement dans sa liquidité et dans sa densité, nous ne pouvons pas disconvenir que son calme du moins ne soit assujetti dans la journée aux différentes affections de l'esprit. Quelle est la personne exempte de ces secousses de joie ou de chagrin ? Si l'intuition, et conséquemment la lucidité, dépérissent toujours devant l'agitation du sang, il est clair que nul épopte ne peut être le même dans toutes circonstances et à toute heure du jour.

On doit s'attendre donc que dans certaines occasions, qui ne peuvent pas toujours être prévues, la lucidité des époptes doit être beaucoup plus équivoque que dans d'autres. Dans les jugements sur la nature de la lucidité, il y a toujours à calculer, outre les dispositions exquises des époptes et les insinuations d'une direction sage et éclairée, la tranquillité de leurs fluides internes et conséquemment celle de leur esprit. Les expériences prouvent jusqu'à satiété que si les agitations dans le sang ne les empêchent pas toujours de dormir au commandement, elles influent du moins très vivement sur l'obstruction de leur lucidité.

On ne peut donc pas raisonnablement, sur une seule consultation satisfaisante, s'autoriser à accorder aux époptes toute l'étendue de sa confiance. Cependant, abstraction faite de ces variations passagères, les époptes qui méritent d'être écoutés avec attention sont ceux qui extra-vaguent facilement parce qu'ils montrent par là qu'ils sont extrêmement restreints dans l'usage de leur liberté interne par la profonde abstraction des sens, et que leur intuition pour ainsi dire, sans bornes, n'a besoin que d'une insinuation opportune pour dévoiler la vérité qu'on cherche. Aussi ils ne préviennent jamais les questions : souvent même ils n'en résolvent que la moitié, et l'on a de la peine à les leur inculper toutes à la fois sous toutes leurs faces. C'est que leur esprit, qui flotte dans un vague d'idées, est hors d'état de s'assujettir à l'enchaînement d'une série d'objets précis et déterminés.

Ceux des époptes qui, sur une seule question développent plus qu'on ne veux savoir, étonnent à la vérité, tant que leurs annonces sont hors d'état d'être vérifiées ; mais celui qui connaît la nature du sommeil lucide, trouve dans cette facilité même de parler et d'enchaîner les idées la preuve d'un sommeil sans grande profondeur, et conséquemment de l'exercice de leur pleine liberté interne, qui ne s'associe jamais avec l'intuition mixte.

3. — La lucidité est incalculable dans ses variations comme l'intuition dont elle suit les nuances. Toutefois elle peut être réduite à quatre principaux chefs, de même que l'intuition. La lucidité est ou *absolue*, ou *relative*, ou *conjonctive*, ou *fictive* ; division qui convient également à l'intuition.

La lucidité *absolue* et celle qui atteint les objets sans aucune erreur : elle n'est que le partage des purs esprits parce qu'elle est indépendante de toute entrave d'enveloppe hétérogène. C'est une copie de la raison éternelle, toujours étayée de l'exercice de la pleine liberté interne. Elle ne dévie dans les esprits malfaisants de la justesse de sa marche que par leur obstination dans le mal. Elle est incompatible avec l'état de la pérégrination de l'homme, dans quelque situation qu'il se trouve.

Toutefois, sous une certaine restriction, elle convient aussi aux cataleptiques. Leur concentration, qui peut être appelée extra-naturelle parce qu'elle franchit en certaine façon la barrière du domaine de la nature individuelle les rend presque étrangers à eux-mêmes, et augmente l'usage de leur liberté interne. Aussi il est très ordinaire chez eux lorsqu'ils sont chroniques et invétérés dans leur état, de plier et de replier avec facilité leur attention sur les moindres détails de la question qu'on leur adresse. Il est des moments où l'on peut les considérer comme des êtres inspirés plutôt que comme des êtres concentrés, tant ils ont de facilité à varier conséquemment dans leurs idées, en planant sur le passé, sur le présent, sur l'avenir et à distance, sans éprouver la moindre aberration.

Sous une restriction plus bornée encore, la lucidité *absolue* peut convenir aussi aux époptes, lorsque étant profondément endormis, ils prennent spontanément toutes les mesures nécessaires pour atteindre le but qu'une impulsion interne leur indique ou leur commande. On peut croire que dans ces circonstances ils y parviennent moins par la recherche des moyens que par l'analogie des idées. Profondément imbus de ce but où ils visent, ils sentent naturellement s'y lier tout ce qui est nécessaire pour l'obtenir. Ces résultats sont plus usuels chez les époptes naturels que chez les époptes occasionnels. Aussi il y en a qui se lèvent la nuit, s'habillent, cherchent les clefs de la chambre dans les lieux précis où elles sont cachées, ouvrent et ferment la porte, font le chemin jusqu'à la rivière en suivant toútes les sinuosités des rues, s'y déshabillent, s'y baignent, se rhabillent et reviennent se coucher, en évitant soigneusement tous les inconvénients qui peuvent les détourner de leur but. Cependant, il est hors de doute qu'il se trouveraient fort embarrassés dans l'exécution de leur plan, si une seule de leurs mesures se trouvait entravée par un nouvel obstacle ; parce que leur intuition ne leur a montré que ce qui existait par l'analogie des idées qu'ils avaient ; elle ne leur montre pas ce qu'il existe dans le moment même, par le défaut d'exercice d'une liberté suffisante.

La lucidité *absolue*, sous cette restriction même, ne peut jamais être le partage des époptes occasionnels : elle ne peut leur appartenir que dans quelques détails. Nulle direction externe ne peut leur inspirer autant d'intérêt pour obtenir un but que celui que leur inspire la nature par ses impulsions internes. Ils ne peuvent donc s'abandonner à l'analogie de leurs idées, pour trouver les moyens d'y répondre que dans quelques circonstances qui s'allient avec la restriction de leur liberté interne. Néanmoins ils peuvent spontanément faire autant et plus que les époptes naturels, en raison de l'exercice qu'ils ont de leurs facultés intellectuelles, et conséquemment de leur liberté, quoique la lucidité absolue, circonscrite sous cette restriction, soit plus usuelle chez ces derniers.

4. — La lucidité *relative* est celle qui atteint les objets par les sensations internes. Elle ne convient qu'à une certaine classe d'époptes et non indistinctement à toutes. Ces époptes disent toujours qu'ils *sentent* ; mais qu'ils ne voient pas, tout en indiquant les couleurs, les distances et les quantités des objets. Ils éprouvent en général, les maux d'autrui, toutes les fois qu'ils s'en occupent. Il est présumable que l'exquise sensibilité dont ils sont doués momentanément, est la cause de ce qu'ils appellent *sentir*.

Quoique tous les époptes, en général, soient susceptibles de *sentir* plus vivement, d'après les degrés de leur conviction intime, que l'homme dans son état naturel ; néanmoins cette classe d'épopte l'emporte sur eux par une disposition précaire de leur complexion qui ne dure pas toujours. Aussi après un certain laps de temps indéterminé, ils passent de cette lucidité à une autre, de même qu'il y en a qui, après avoir été lucide autrement, tombent dans la lucidité *relative*. Le temps, les observations et les expériences découvrent, découvriront peut-être un jour ce qui donne lieu à cette cause singulière.

La lucidité *relative* est digne de toute confiance, si l'épopte qui en jouit ne se prévient pas contre ou pour ce qu'il entreprend de décider. Les sensations internes sont chez lui une juste mesure de son jugement ; mais il faut que cet acte de l'esprit, pour être conforme à son objet, ne soit point influencé par une force étrangère. Mais peut-on, ou doit-on le présumer ? Ce que nous dirons dans la suite des entraves qui empêchent toute espèce d'époptes d'être constamment exacts dans leurs annonces fera voir que leurs décisions ne portent le cachet de justesse que lorsque les succès les justifient.

Cette lucidité est la plus aisée à être démêlée des autres espèces de lucidités. Les époptes qui en sont doués ne s'expriment qu'en disant qu'ils *sentent* et qu'ils ne voient pas, comme si cette dénomination était consacrée par la voix même de la nature. Néanmoins on peut quelquefois la confondre avec la lucidité stupide de ces époptes qui étendent par la lecture des écritures ouvertes et par l'intelligence des langues étrangères. Ils ne disent pas clairement qu'ils *sentent* et ne voient pas, mais ils s'expriment toujours d'une manière très équivoque sur le caractère de leur intuition.

Nous n'avons caractérisé cette lucidité de *relative* que pour l'opposer à la lucidité *absolue*. Il est certain que la dénomination de *sensitive* lui aurait convenu avec plus d'exactitude d'après l'idée des époptes ; mais ce terme, étant une fois consacré pour exprimer l'état de veille, ne peut plus être employé pour signifier l'une des modifications du sommeil.

5. — La lucidité *conjonctive* est celle qui trouve à côté de l'objet de la question la solution qui le concerne. Par elle, l'épopte revit à côté du mal, qu'il découvre par la direction le remède propice qui doit le détruire, et à côté d'une affaire douteuse la décision qui la rend positive. Cette lucidité est l'apanage de tous les époptes qui ont des dispositions éminentes et exquises au sommeil. Ce n'est pas dire que tout ce qu'ils annoncent est toujours marqué au coin de l'exactitude ; c'est dire non seulement qu'étant bien dirigés ils ont l'aptitude à y parvenir mieux que tous les autres.

Il est à la vérité inconcevable, que l'objet d'une question et la solution qui la décide, se trouvant en général éloignés l'un de l'autre par la distance de temps ou de lieux, se présentent ensemble à l'intuition de ces époptes. La raison humaine se refuse à admettre comme une vérité ce qui répugne aux principes fondamentaux qui la dirigent ; elle ne voit pas facilement les rapports qui lient ensemble les deux extrêmes de l'espace qu'interjettent les différents temps et les différents lieux.

Mais nous avons déjà amplement développé que l'esprit vivant dans l'éternité et circonscrivant l'espace ne peut ni ne doit connaître par lui-même les distances de temps et de lieux. La raison qui ne conçoit que ce qui tombe sous les sens, n'y trouve que des mots sans idées. Faut-il en conclure qu'il n'existe rien au delà de la sphère du sensible. La raison l'entrevoit, si elle ne le conçoit pas.

L'homme ne conçoit les distances de temps et de lieux que parce qu'elles circonscrivent les sens ; c'est-à-dire, parce qu'elles leur présentent des entraves qui leur dérobent ce qu'elles contiennent et enferment. L'esprit, qui circonscrit l'espace de temps et de lieux, atteint du même coup, comme étant ensemble, ce qui pour l'homme est séparé par les distances ; parce que pénétrant tout, il y est plus présent que l'homme n'est présent aux objets par un contact immédiat. Pouvant voir simultanément les objets où ils sont et où ils peuvent être, il ne doit donc pas trouver d'entraves dans l'espace de temps et de lieux. L'homme ne rencontre ces intervalles que parce qu'il les contemple d'un point où ils ne sont pas.

On peut comprendre maintenant la raison pour laquelle un épopte voit souvent les parties détachées de leur tout, et le tout détaché de ses parties. C'est que lorsque son attention ne se porte que sur les parties que son esprit circonscrit dans le moment même, il ne voit que les parties sans aucun égard à leur tout ; et lorsque son attention se porte sur le tout que son esprit circonscrit, il ne voit que le tout sans aucun égard à ses parties. Ainsi il dit presque toujours qu'une personne malade se porte bien, si l'on ne le dirige pas précisément sur l'endroit lésé et souffrant.

6. — La lucidité *fictive* est celle qui voit les objets d'après une prévention et non d'après la réalité. Voici la lucidité la plus dangereuse de toutes, et qui pouvant être commune à toute classe d'époptes, rend leur état équivoque et inspire de la défiance sur leurs décisions. Il ne faut pas croire qu'ils y mettent de la mauvaise foi, lorsqu'ils ne veulent pas abuser de leur sommeil : ils s'y trouvent entraînés avec violence par une faiblesse naturelle de l'esprit, qui cependant n'est pas également et constamment commune à tous. Il y a toujours de plus et de moins, ce qui dépend et du caractère des époptes et des sentiments que leur inspirent ceux qui cherchent à les consulter.

Nous avons remarqué que la prévention n'est chez eux qu'une conviction intime, et que cette conviction dispose tous leurs fluides internes suivant ses degrés et sa force. La restriction de leur liberté interne ne leur permet pas de la maîtriser toujours. Ils sont entraînés à suivre le cours et l'ordre des sensations internes qu'elle commande impérieusement. Ce sont les idées qui y répondent avec la présence de leurs objets, qu'ils regardent comme un résultat de leur inspection, tandis qu'elles ne sont rien moins que correspondantes aux objets réels et effectifs, qui seuls, dans l'état naturel de l'homme, ont la puissance de les exciter.

Cependant il est bien rare qu'une consultation entière soit fictive dans tous ses chefs et circonstances ; elle ne l'est en général que dans quelques-unes de ses branches ; parce que la direction par les questions que de temps à autres on adresse aux époptes, pour connaître ce qu'ils pensent de leur sujet, les empêche de se livrer entièrement à leurs idées capricieuses et arbitraires ; et si le concentrateur est assez adroit pour les conduire par la filière précise des objets qui ont besoin de leurs décisions, il est à présumer que leurs jugements sont exacts et que leurs avis répondent complètement au but de la consultation.

Mais quel est le concentrateur qui peut se promettre de diriger les époptes avec toute l'exactitude que demande cette fonction. Il faut donc s'attendre toujours que leur lucidité *fictive* supplée au défaut de questions suffisantes, et qu'ils prennent souvent pour la cause ce qui n'en est qu'un effet ou une circonstance, et quelquefois même ce qui n'y a aucun rapport. Ces écarts dans le traitement des maladies n'ont en général aucune suite fâcheuse ; parce que ce qui est appliqué à la guérison d'un effet du mal, pris comme cause ne peut pas ordinairement aggraver la cause réelle. Néanmoins ils peuvent être pernicieux, surtout si les époptes prononcent sans être dirigés ; parce que dans ce cas ils peuvent se régler par une lucidité tout à fait *fictive*.

7. — Une considération importante se présente ici ; c'est la nature du jugement qui doit être porté sur une lucidité qui ne prononce qu'hypothétiquement sur la solution d'une question proposée. Il arrive souvent que les époptes disent dans les consultations que si l'on prend une mesure qu'ils indiquent, on obtiendra le résultat qu'on désire, et qu'autrement il sera contraire aux espérances. Ce qu'il y a de plaisant, c'est que lorsque tout en suivant les avis reçus on ne voit pas le succès couronner l'assurance, on remarque avec étonnement que ces êtres intuitifs produisent, pour excuser leurs bévues, les entraves qui sont survenues aux secondes causes, et qui avaient échappé à leur attention.

Des conseils conditionnels ne peuvent intrinsèquement être donnés que par les personnes qui conjecturent, faute de connaître à fond le sujet proposé. Si ce qui est voilé à la vision sensible se trouve déroulé devant l'intuition des époptes par l'affranchissement des distances de temps et de lieux, comment peuvent-ils envelopper d'hypothèses ce qui est en lui-même exactement positif ou négatif ? Toute vérité cachée aux sens doit être aussi présente à l'esprit que l'est aux yeux tout ce qui est matériel : elle doit s'y offrir comme excitante, indépendamment de toute cause qui la produit soit primaire, soit secondaire. Cette prévision exige un autre repli de l'attention de leur part pour la déceler, et les engager à coordonner et à parcourir toute la filière des causes qui sont pêle-mêle devant l'intuition.

Il faut donc établir que nul épopte qui raisonne sur la solution d'une question proposée, ne jouit de la lucidité nécessaire, et qu'il ne veut que passer pour ce qu'il n'est pas. Quelquefois ce qu'il annonce peut ne pas être faux : parce que l'intuition lui donne toujours une supériorité décidée sur tous les hommes dans leur état de veille ; mais aussi tout ce qu'il dit, doit ne pas être toujours exact, parce que par la combinaison même de ses idées il fait voir qu'il parle d'après ce qu'il pense et non d'après ce qu'il voit ; et il est constant que ses opinions ne sont pas toujours conformes à la réalité.

Il n'est permis à l'épopte de raisonner dans ses décisions que pour en justifier l'exactitude, lorsqu'elle est controversée par le concentrateur ou par les assistants. Des discussions pareilles n'ont plus l'inconvénient d'une prévention : elles partent toujours des bases certaines de ce qui tombe sous son intuition. Mais par malheur dans cette sorte de rencontre les époptes ne s'embarrassent pas toujours de l'opinion d'autrui, et ils ne se donnent la peine de disserter que lorsqu'ils annoncent sous des hypothèses des vérités cachées qu'ils n'atteignent pas.

8. — La lucidité qui se développe tout à coup, comme l'intuition, est toujours préférable à celle qui se développe successivement. Celle-là fait voir qu'elle est l'ouvrage de la nature même : celle-ci n'appartient qu'à l'art, qui ne peut jamais, ni ne doit même égaler la nature.

La lucidité qui se développe tout à coup est ordinairement très étendue et annonce toujours une extrême pauvreté dans la masse du sang. C'est donc un effet de l'état de maladie que la nature a été forcée de provoquer, faute de moyens d'y pourvoir. La lucidité qui se développe par degrés est l'effet de l'usage de la concentration qui, dégagée des préventions et de l'apathie, a essentiellement la vertu de procurer du bien-être. Elle peut élaguer du sang les humeurs hétérogènes, mais jamais l'appauvrir. Si l'intensité de la lucidité et en raison directe de la pauvreté du sang il est clair que la lucidité qui provient de la nature même est préférable à celle que provoque l'art.

Toutefois il faut savoir distinguer l'une de l'autre. Souvent des craintes paniques, que l'exercice et le temps dissipent, servent d'obstacles au prompt développement de la lucidité qui appartient à la seule nature. Dès lors elle ne se fait connaître qu'après quelques répétitions des actes de la concentration. Les époptes qui éprouvent ces affections s'en désabusent par leur propre expérience, et se livrant ensuite au sommeil avec calme et sécurité, il ne se trouvent que dans leur lucidité puremeut naturelle.

D'autres fois la lucidité naturelle, après s'être développée pendant quelque temps, reste pour ainsi dire comprimée par des causes secondes pendant un autre espace de temps, pour se manifester une seconde fois avec le même éclat. Dans ces rencontres, on doit toujours croire qu'il y a ou de la négligence de la part des époptes à suivre leurs propres ordonnances, ou de l'ignorance de la part des concentrateurs à les diriger opportunément sur leurs maux pour y appliquer des médicaments propices. L'action de la concentration, qui essentiellement doit tendre à faire du bien à cette classe d'époptes, ne peut détruire leur lucidité qu'à la suite de leur parfaite guérison.

En disant *qu'il y a de la négligence de la part des époptes à suivre leurs propres ordonnances,* nous nous sommes exprimé ainsi pour nous conformer à l'opinion vulgaire. Nous avons déjà annoncé que nul épopte, de quelque grave maladie qu'il soit atteint, n'a besoin de médicaments ni d'ordonnances qu'il se prescrit et qu'il a dans son sommeil seul, ou même dans ses seules dispositions au sommeil, tout ce qui est nécessaire à son propre rétablissement. Il n'y a donc que la seule ignorance du concentrateur qui soit la cause du désordre dont nous avons parlé.

9. — Nous avons dit que la lucidité ne doit être détruite tout à fait qu'avec la parfaite guérison ; c'est-à-dire, avec la destruction de la faiblesse du sang qui en est la cause. Toutefois on doit se rappeler qu'un parfait rétablissement n'existe pas chez l'homme, parce que le parfait équilibre des fluides et des solides d'où provient la parfaite santé, étant incompatible avec la condition humaine, il faut indispensablement que l'homme se trouve dans l'un des deux extrêmes, de *faiblesse* ou d'*engorgement*. Ce qui est une parfaite guérison dans un malade, n'est donc qu'un passage d'une maladie plus grave à une maladie moins grave.

Lorsque des époptes disent qu'ils doivent jouir du sommeil lucide pendant un laps de temps déterminé, ou même jusqu'au terme de leur existence, ils ne parlent que d'après leur prévention, et non d'après une exacte connaissance de leur situation. Nous avons dit plusieurs fois que dans les époptes qui dorment avec calme et sans secousses, le principal effet du sommeil lucide est l'amélioration de leur santé, et conséquemment de leur état de faiblesse en celui d'engorgement. S'ils ne savent ce que c'est que l'action de la concentration, comment peuvent-ils en décider avec précision la durée ?

Tout épopte doit donc, étant bien dirigé et soigné, perdre sa lucidité au bout d'un certain temps limité par un changement d'amélioration qui doit indispensablement survenir dans son sang ; et ces époptes, qui se conservent lucides ou disent se conserver tels pendant des années entières, en imposent à leur concentrateur, en singeant la lucidité qu'ils ont eue une fois et qu'ils n'ont plus. S'ils ont été soignés, il ne peuvent qu'être améliorés dans leur complexion ; et s'ils ont été négligés, ils sont nécessairement détériorés, du moins pendant quelque temps, dans leurs dispositions au sommeil lucide, parce que, par une surveillance particulière de la nature individuelle, leur sang éprouve toujours des entraves de densité qui l'empêchent de tomber dans son extrême et final anéantissement, par une progression toujours croissante et non interrompue de faiblesse.

Il résulte de ces observations que si les époptes ne connaissent pas l'action de concentration, ils ne savent ce qu'ils disent, lorsqu'ils ordonnent à leurs malades de se faire *magnétiser*, en désignant encore la personne qui doit exercer cette fonction, comme la plus habile, et en précisant les parties qui, plus particulièrement, doivent recevoir cette action. Ce qu'il faut encore remarquer, c'est que beaucoup de médecins emploient la même formule, dès qu'ils ne trouvent plus dans leur science médicale de quoi soigner leurs malades. Que fait-elle cette action, si toutefois elle existe ? Est-ce du bien ? Si l'on consulte l'expérience, on doit s'apercevoir qu'étant considérée sous son juste point de vue, elle a souvent fait du bien et du mal aux personnes aptes, et quelquefois rien à celles qui n'y avaient point les dispositions requises. L'usage de l'action de concentration ne peut être fait que sur certains malades précis, et par les personnes qui en connaissent la nature.

10. — L'ignorance de la disposition du sang n'est même pas indifférente dans le traitement des malades par la marche ordinaire de la médecine pratique. Elle manque son but tout aussi bien que l'ignorance de la nature de la concentration. La nature individuelle qui s'y dévoile est le seul oracle qui doit être consulté pour la réussite des entreprises de ce genre, et non le seul caractère des maux et la seule vertu des médicaments qui y soient propices. L'expérience journalière fait voir assez que les mêmes maladies ne cèdent pas toujours aux mêmes moyens curatifs.

La plus ou moins prompte obéissance des membres aux ordres de ce principe moteur, obéissance qui est toujours subordonnée à la disposition du sang, est ce qui décide l'efficacité des médicaments ou la détérioration des malades, souvent même des simples indifférents, mais pris avec confiance, produisent des effets plus salutaires que les simples reconnus pour être les plus efficaces. C'est ce que la conviction intime, qui enfante la plus haute confiance, règle plus les sucs internes en raison de la grande liquidité du sang que tous les moyens pharmaceutiques. Voilà l'empire de la nature individuelle, lorsque la machine a des dispositions requises à lui obéir sans résistance.

Tous ces élixirs et tous ces remèdes secrets dont l'empirisme propage avec assurance la vertu et l'efficacité contre des maladies singulières et déterminées, ne sont donc que des appâts tendus à la crédulité humaine, quoiqu'ils soient souvent les résultats heureux de longues méditations et de pénibles recherches. Les maladies ne sont les mêmes qu'en apparence ; elle diffèrent toujours entre elles. Il ne peut donc pas y avoir de médicaments généraux qui conviennent à plusieurs d'entre elles, comme faisant une espèce.

On ne prétend pas dire que la nature individuelle peut être indistinctement consultée chez tous les malades pour en provoquer la guérison, elle n'est soumise aux ordres des médecins que chez les personnes qui ont le sang extrêmement liquide. C'est par une conséquence de ce principe que Boerhaave guérit un fou dans l'un des hôpitaux de Hollande, en courant après lui avec une pincette rougie au feu ; qu'un autre médecin fit remonter les hernies à une dame, avec une pelle à feu également rougie ; qu'un troisième procura à une autre dame d'abondantes évacuations, avec du café donné sous la dénomination de *médecine* ; et qu'enfin des paralytiques retenus depuis longtemps dans leurs lits, se sont mis à courir à toutes jambes, pour échapper aux incendies qui réduisaient en cendres leurs domaines.

Les malades chez lesquels le sang est épais n'ont pas la même ressource. Il sont forcés de courir la chance de la science médicale et de l'action des médicaments dont elle leur prescrit l'usage. La disposition de leur sang empêche que la nature individuelle ne soit chez eux aussi souple que chez les autres.

11. — La lucidité varie dans la même personne, et elle varie non seulement dans son éclat, mais aussi dans les bases de ses proportions, comme l'intuition dont elle suit les vicissitudes. Aussi le même épopte ne voit pas toujours les mêmes objets à la même distance, dans la même grandeur et de la même couleur, du moins en nuance. Je crois qu'on doit penser par analogie de même des autres sensations internes qui répondent aux autres sens, lorsqu'elles se produisent naturellement. La tentative des expériences ne pourrait pas éclaircir ce sujet, parce que les idées que les époptes y puisent sont toujours simples, inaccessibles aux expressions, du moins pour être exactement définies.

Il est hors de doute que ces variations dans la représentation des objets externes viennent de la variation qu'éprouve le sang. Il paraît que les agitations qui le troublent, produisent sur l'esprit des effets à peu près semblables à ceux que la concavité et la convexité des verres produisent sur la vision, pour agrandir, rapetisser, approcher ou éloigner, en un mot pour métamorphoser les objets.

Toutefois, dans l'uniformité du calme du sang, l'épopte ne varie pas dans ses sensations internes, à moins qu'un changement de complexion ne donne à ce fluide vital une autre modification permanente. Mais dans tous les cas, les objets externes ne sont point en général, devant son intuition les mêmes que devant ses sens. Ils s'y changent toujours, du moins dans les nuances, et l'on peut présumer que ceux des époptes qui ne trouvent pas de différence dans l'un et l'autre état d'intuition et de sensations, n'appartiennent pas rigoureusement à la catégorie d'êtres intuitifs.

Les variations que les époptes éprouvent dans la connaissance des objets externes pendant le sommeil déposent que leur intuition ne les atteint pas tels qu'ils sont réellement. Néanmoins on peut présumer que cette manière singulière de les connaître, s'approche plus de l'exactitude que celle des sens. L'intuition mixte a, à la vérité, un transparent entre les objets et l'âme : mais elle a aussi un mode spirituel qui franchit toute distance de temps et de lieux. C'est dire qu'elle a un genre devant lequel, dans sa perfection, les choses ne peuvent se présenter que telles qu'elles sont par leur nature. Ce transparent même, qui métamorphose les objets, est si simple qu'il est exempt de toute complication de ressorts.

Les sens, au contraire, sont dépouillés de tous les avantages de l'intuition, et ont contre leur témoignage, une organisation qui, d'après la condition humaine ne peut jamais être exacte et parfaite. Le corps dégradé de sa constitution primitive n'offre plus dans ses membres et ses organes qu'une ébauche de sa nature. Les sens ne peuvent donc exercer leurs fonctions que très incomplètement dans la transmission des impressions des objets externes.

12. — A plus forte raison la lucidité doit varier dans tous les époptes, parce qu'il n'y a pas deux personnes chez lesquelles la disposition du sang, qui sert d'intermédiaire, soit la même. Aussi, ils ne sont jamais d'accord sur les distances, sur la

quantité, sur les nuances des couleurs des objets, ni même parfois sur leur différence spécifique. D'après l'analogie, il faut présumer qu'on doit penser de même de toutes les autres sensations internes qui répondent aux sens externes.

On ne consulte donc pas sagement les intérêts de sa santé, lorsque dans les maladies on veut savoir si dans leurs avis plusieurs époptes sont uniformes. L'accord que parfois on trouve parmi eux sur le même objet, ne gît pas, certes, dans leurs idées, mais seulement dans quelques-unes de leurs expressions, parce qu'elles ne sont qu'arrachées par des questions multipliées, qui y sont analogues.

Ce n'est pas dire cependant qu'il faut les laisser agir sans direction : ce serait s'exposer encore à des inconvénients beaucoup plus graves ; c'est-à-dire seulement qu'il n'existe entre eux aucune base de convention, et que chacun se guide d'après celle que lui fournit ou sa nature ou son caprice. Les mots des langues dont ils se servent pour communiquer avec les assistants renferment souvent d'autres idées que celles qui leur sont propres ; et lorsqu'ils sont interprétés dans le sens qui leur est attaché, ils dénaturent tout à fait ce qui est important de comprendre.

Les idées singulières diffèrent encore beaucoup plus entre elles chez les hommes que la lucidité chez les époptes ; mais ceux-là ont entre eux des bases de conventions qui les rapprochent les uns des autres pour s'accorder dans l'intelligence de ce qu'ils expriment. On pense communément que tout le monde a la même idée d'un objet donné ; mais la raison démontre qu'elle diffère autant d'une autre que les traits d'un visage diffèrent des traits d'un autre visage. On ne se tromperait pas peut-être, si pour juger de la différence des fonctions des organes externes, des sensations qu'ils produisent et des idées qui en résultent, on les comparait à cette forme humaine. Elle est, quant au fond, la même chez tous les hommes, et elle ne diffère chez eux que dans les proportions des traits.

Mais les hommes s'entendent entre eux et ne se trompent pas dans leur commerce mutuel, parce que sans s'embarrasser de l'identité de leurs idées, ils ont établi une identité de dénominations. Toutes les idées sont modelées chez chaque homme sur un type qui existe chez lui et qui n'est commun à personne. Le type de l'un change ses proportions devant le type d'un autre, et tous les hommes pensent persuasivement qu'ils ne se guident dans les opérations de leur esprit que sur un type commun. Ils sont hors d'état de se détromper de cette erreur dans la pratique, parce que le moyen même d'y parvenir est dépourvu de toute certitude absolue.

13. — L'oubli qui suit la lucidité est une preuve de son existence pendant le sommeil, parce que la mémoire, qui est le résultat des impressions des images que laisse dans les parties les plus liquides de la masse du sang la propagation du mouvement, provenant de l'action des objets externes, est inséparable de l'attention qu'ils s'attirent dans l'état de veille. Dans le sommeil la propagation de ce mouvement par les organes ordinaires n'existe pas ; l'âme atteint directement ces objets, quoique ce soit par le transparent du sang, et conséquemment nulle image ne s'imprime sur le corps pour produire la mémoire.

Aussi, plus il y a de distance entre l'état de

veille et celui de sommeil plus la lucidité a d'étendue et devient merveilleuse, de même que l'intuition, comme nous l'avons déjà observé ailleurs. La lucidité est donc toujours et constamment proportionnée dans son intensité à la profondeur du sommeil, c'est-à-dire de l'abstraction des sens ; et lorsqu'elle se développe dans l'état de veille par le moyen d'une concentration faible et légère, elle ne porte jamais l'éclat qui lui est propre dans l'annonce des vérités occultes.

Toutefois la mémoire qui suivrait la lucidité n'est pas toujours une preuve de sa non existence ou de son imperfection pendant le sommeil. Les impressions des images qui produisent cette faculté matérielle sont à leur tour subordonnées au repli de l'attention. Si les époptes dans leur sommeil sont assez avisés pour réfléchir sur ce qu'ils éprouvent, ils font tout ce qui est nécessaire pour en graver les images, et pour conserver à leur réveil la mémoire de ce qui a attiré le repli de leur attention.

La mémoire n'est primitivement que l'enfant de l'attention. Les époptes ne manquent d'en jouir que par un défaut de liberté suffisante pour la replier sur son objet. L'homme, même dans son état naturel, ne conserve pas toujours la mémoire de tous les objets qui tombent sous ses sens, parce que tout en jouissant de toute sa liberté interne, il a négligé de replier sur eux une attention suffisante. Aussi l'on a prêché en tous temps que la mémoire ne devient solide que par l'exercice, c'est-à-dire, par la répétition des actes du repli de l'attention.

Il est aisé maintenant de sentir la raison pour laquelle les époptes, après leur sommeil, conservent, en général, la mémoire de tout ce qu'ils font et disent. Ils dorment avec inquiétude et tout en dormant parfois profondément, ils ne négligent pas de faire attention à tout ce qui se passe autour d'eux. La restriction de leur liberté interne ne dépend que de la paresse à replier leur attention. Aussi il est des époptes qui, à leur réveil, se rappellent habituellement tout ce qui s'est passé dans leur sommeil, parce qu'ils se replient habituellement l'attention sur tout ce qui fait l'objet de leur entretien externe et interne.

14. — C'est de cette lucidité que l'institution de la société connue sous le nom de *rose-croix* et d'*illuminés* a pris naissance. Lorsqu'on entend les récits de tout ce qu'on y opère et de tout ce qu'on y voit, on pense persuasivement que la cause occulte ne peut en être qu'une puissance surnaturelle, tant les choses racontées ont la magie d'embellir l'illusion et les égarements de l'imagination. Mais lorsqu'elles tombent sous le témoignage de la vue, elles sont si éloignées d'avoir le mérite qu'elles empruntent de l'éloquence d'autrui, qu'au contraire elles inspirent plutôt de la pitié que de l'admiration.

Il est très probable que ces associations entourent cette source de mille prestiges inaccessibles à la connaissance des spectateurs ; mais il est certain que la lucidité accompagne le sommeil lucide des époptes, étant considérée en elle-même, a de quoi étonner un œil philosophique ; mais qu'en même temps aussi, elle ne lui présente pas moins une série d'incohérences et d'absurdités. Ce que l'adresse y dérobe à l'indiscrétion des témoins importuns, n'existe pas moins dans la balance d'un jugement impartial.

L'honneur de ces associations ordonne impérativement qu'on y éblouisse les yeux sans éclairer la raison, et que le public croit y trouver le plus souvent ce qui n'existe pas.

Les fondateurs de ces institutions ont sans contredit puisé cette connaissance de leur base dans les mystères des anciens Grecs et Egyptiens ; il est présumable aussi qu'ils faisaient, pour y réussir, usage de tous les moyens d'abstinence, d'ablutions et de nourriture précise, qui contribuent puissamment à la liquidité du sang, et conséquemment au développement de tous les accessoires du sommeil lucide. Aussi les adeptes qui s'exposent aux épreuves publiques, suivent le tour de rôle après les préparations ordonnées par le règlement, pour céder leurs fonctions à d'autres qui les remplacent.

Leur conduite prouve que quand on a des dispositions requises, on a pas toujours besoin de dormir pour éprouver les effets qu'on développe dans le sommeil lucide. Il n'y a que la lucidité qui demande une profonde abstraction des sens pour avoir plus d'exactitude dans ses décisions, quoique avec cette précaution elle ne soit pas toujours exempte d'erreurs. Aussi les membres de ces associations n'en font usage qu'en particulier, loin de la présence des *profanes*, non sans se tromper continuellement dans leurs calculs et dans leur attente.

C'est ce qui me fait penser qu'en empruntant des anciens la connaissance des moyens de provoquer à volonté la lucidité et les autres effets, ils n'ont tâché que de les copier servilement, au lieu d'exploiter cette mine féconde par le secours d'autres lumières que nous avons et que les anciens n'avaient pas.

SÉANCE XII

DE L'INCOMPATIBILITÉ DE L'IMAGINATION AVEC L'INTUITION DES ÉPOPTES

1. — Auprès de beaux esprits, l'imagination est aux actions humaines qui ne s'expliquent pas d'une manière intelligible ce qu'auprès des physiciens le fluide est aux effets de la nature qui ne se lie pas aux causes connues. Ces deux mots magiques développent tout chez les uns et les autres dans les deux mondes intellectuel et sensible.

Les médecins déduisent de l'imagination toute maladie qu'ils ne connaissent pas, et les naturalistes attribuent à un fluide tout effet qui ne se range pas sous les lois ordinaires. On sent très bien que l'ignorance peut se croire éclairée par ces pitoyables subterfuges ; mais entend-on que la science qui n'admet que ce qui est démontré, puisse se payer de cette fausse monnaie ?

Les *magnétiseurs* eux-mêmes sont tombés dans cette extravagance, en rapportant à l'imagination les merveilleux effets qui se développent sur les époptes. Il faut croire ou que ces propagateurs de l'utilité du sommeil lucide ignorent absolument ce qu'est l'imagination, ou qu'ils cherchent à décrier ce qu'ils ont l'apparence de tant défendre.

L'imagination, d'après Wolf, est un acte de l'esprit par lequel il se représente comme actuel ce qu'il a aperçu autrefois. L'imagination n'est donc autre chose que la faculté de reproduire comme présentes à l'esprit les idées des objets et non les objets qui autrefois sont tombés sous les sens.

La mémoire, qui, dans cette définition, semble se confondre avec l'imagination, s'en distingue essentiellement ; parce qu'elle n'est qu'une faculté de reconnaître les idées reproduites, pour être les mêmes que l'esprit a aperçues autrefois. La mémoire peut donc exister sans l'imagination mais jamais l'imagination sans la mémoire.

La faculté de feindre n'est que le pouvoir qu'a l'esprit de combiner et de modifier ce que l'imagination se représente. Elle n'est donc qu'un enfant de l'imagination, et souvent se confond avec elle. Aussi des idées de l'or, des diamants, d'une montagne, que reproduit l'imagination, on peut forger une montagne d'or et de diamants, et considérer cette fiction comme une production de l'imagination.

Voilà ce que c'est qu'une chimère et un fantôme. C'est un être de raison qui, quoiqu'il ne puisse pas, d'après l'ordre de la nature, exister dans son ensemble, existe néanmoins dans ses éléments. Vulgairement on fait une différence entre la chimère et le fantôme. La première n'est qu'une fiction inanimée, et le second une fiction animée. Nous pouvons ajouter ici la connaissance des spectres, qui n'est que l'idée de l'image d'un mort.

Les anciens ont fait de la chimère un être naturel et féroce, combattu par Bellérophon. Le vulgaire fait des fantômes des êtres réels qui tombent sous les sens ; et les physiciens font du spectre une image colorée que peignent sur une muraille des rayons rompus par un prisme.

2. — Il n'est plus difficile de sentir que l'empire de l'imagination se borne seulement aux idées connues ; et que conséquemment elle ne peut agir que sur l'esprit. Toutes les fois donc que les sens et le corps éprouvent des effets réels qui ne se lient à aucune cause connue, il est toujours certain et démontré que ces résultats proviennent de toute autre source que de l'imagination. Tout homme étant doué de cette faculté, doit en obtenir tout ce qui est possible à un autre. Autrement ce n'est qu'abuser du mot, et substituer une cause évasive à une cause naturelle.

Les époptes ne sont étonnants devant la raison humaine que par leurs connaissances profondes sur toute espèce de sujets, sans les avoir jamais puisées dans l'étude et dans la méditation. Ils maîtrisent tous leurs mouvements nécessaires ; ils atteignent les objets à toute distance de temps et de lieux est conséquemment à travers tous les obstacles : ils lisent, sans le secours des yeux, tout livre même fermé : ils dévoilent la pensée même, lorsqu'elle est constante ; ils provoquent mille autres effets sensibles et réels, ainsi que nous l'avons exposé dans les séances précédentes.

L'imagination est une faculté commune à tout

homme. Pourquoi tout homme n'est-il donc pas apte à développer les mêmes effets ? Cette faculté nè peut faire autre chose que reproduire les idées qui ont été assujetties à son domaine. Comment se fait-il donc qu'elle embrasse la science du passé, du possible et du présent à distance de temps et de lieux, qui lui a été constamment inconnue ?

D'après ce développement il est évident que si ce que la philosophie appelle le fantôme tombe sous les sens, il ne peut plus être déduit de l'imagination mais de toute autre cause réelle et physique. Les histoires de toutes les nations et de tous les temps déposent qu'il y a eu de ces êtres qui ont été vus, palpés, flairés et entendus non seulement par des personnes seules, mais aussi par des assemblées entières et nombreuses. Si sans mépriser les lumières de la saine raison, on peut attribuer à une imagination déréglée les impressions réelles que ces objets ont sensiblement produites sur les organes externes, comment démontrera-t-on que l'homme, dans son état de veille, jouit du parfait exercice de toutes les fonctions de ses sens ?

3. — Pour éviter d'introduire des néologismes, nous conserverons toujours la dénomination de fantôme, mais non considéré comme un enfant de l'imagination. Nous l'admettrons comme un être réel et positif ; et tant qu'il aura le caractère d'être sensible à tout le monde, nous l'appellerons *absolu* ; autrement il ne sera dénommé que *relatif* ; c'est-à-dire tant qu'il ne sera sensible qu'à une seule personne.

Dans l'un et l'autre cas, il est clair que l'imagination ne contribue en rien à son existence ;

parce qu'elle n'a son empire que sur la conception et non sur les sensations. On peut quelquefois confondre sans inconvénient les opéra-
rations intellectuelles qui se distinguent les
unes des autres par leurs objets ; mais les confondre avec celles qui produisent les différentes modifications sur les organes sensoriaux,
c'est bouleverser toutes les notions établies
entre l'entendement et la volonté. Le premier
conçoit et forme les idées, la seconde exécute
et produit les sensations qui y sont analogues.
L'imagination est une branche du premier, et
n'a rien à démêler avec la seconde.

L'amour, la haine, le contentement, le chagrin,
le calme et la frayeur, diffèrent certes entre
eux, d'après le mode dont l'esprit en conçoit
les objets, mais tant qu'ils n'existent que dans la
conception, ils se rangent tous sur la ligne de
simples idées. Ils se changent en différentes
affections, ou plus proprement en passions, dès
que la volonté les caresse et en poursuit la direction. Les sensations ne deviennent nécessaires
et indépendantes de la volonté que lorsque
par le mécanisme des organes sensoriaux, elles
proviennent de l'action des objets externes.
Dès lors les idées qui y répondent dans l'âme
en sont les effets et non la cause.

La volonté ne devient énergique et efficace
que d'après la force des motifs de la conception, ou si l'on veut, de l'imagintion ; et dans
l'état ordinaire de la disposition de la masse du
sang, elle n'exerce sa puissance que sur le
mouvement libre ou censé libre. Mais lorsqu'elle maîtrise toute espèce de mouvement
libre et nécessaire, elle se trouve mue par
une autre impulsion que par la conception, qui,

parfois, se confond avec l'imagination? C'est la conviction intime dont nous avons déjà parlé ailleurs, et qui ne se développe que par la liquidité du sang. Le motif dont elle s'étaye est si différent de tout autre motif de ce genre qu'il autorise l'esprit à disposer en souverain de son enveloppe, dans les parties seulement qui les font naître.

Le fantôme relatif a son origine dans cette source. La personne qui en assure l'existence jouit de la conviction intime, et dispose par là avec précision ses organes externes à le lui représenter sensiblement, comme s'ils en avaient reçu des impressions réelles. Le fantôme absolu, dès qu'il tombe sous les sens de tout le monde, ne peut être considéré que comme un corps positif, indépendant de toute opération de l'esprit.

4. — Voici quelques exemples qui concernent les fantômes absolus. Elisabeth, impératrice de Russie, fut vue pendant plusieurs jours, assise tous les matins sur son trône, seule sans aucune personne de sa suite et avec toutes les marques de sa dignité, tandis qu'elle était en même temps dans sa couche sans nullement se douter de ce dédoublement de son individu. Le commandant de sa garde, qui la trouvait tous les jours dans la salle du trône communiqué à la dame du service ce qu'il appelait un caprice de l'impératrice ; celle-ci constate le fait, court dans la chambre de la princesse, et, non contente de la voir dans son lit elle la palpe. Elisabeth, s'éveille à cet attouchement, et instruite du motif, s'habille à la hâte et veut être témoin d'un phénomène aussi extraordinaire. Elle se

présente devant le fantôme, s'y reconnaît, et ordonne à sa garde de faire feu sur lui. On exécute l'ordre, le fantôme disparaît, et l'impératrice meurt au bout de huit jours.

M. le comte Brossin, chambellan de l'empereur Alexandre me rapporta aussi l'anecdote suivante, comme attestée par des personnes dignes de foi. Un ami en invite un autre à dîner. Le convié en se rendant à son invitation rencontre son hôte en chemin. L'un et l'autre se regardent mutuellement et ne se saluent pas. Le convié devant cette marque d'indifférence, vacille sur l'exécution de son projet, et, après un moment de réflexion, se décide à aller inscrire son nom dans l'antichambre de son ami. Le domestique qui l'y reçoit, lui annonce que son maître est chez lui. Le convié est introduit ; il voit son ami tel qu'il vient de le rencontrer dans la rue et reste effaré de l'aventure. L'autre, étonné de son trouble, lui en demande la cause, et en étant instruit il ajoute tranquillement : *Oh oui : on dit qu'un fantôme qui me ressemble parfaitement, rôde dans ce quartier ;* et tout à coup, en regardant sous ses fenêtres, *le voilà*, poursuivit-il : *est-ce le même que vous avez vu en chemin ?* Le convié reconnaît le fantôme pour être le même qu'il avait rencontré, et son ami s'égaye sur la singularité du phénomène. Ils dînent ensemble et se quittent : quelques jours après le convié apprend que son hôte avait cessé de vivre.

L'aventure du lord Lidleton est célèbre dans toute l'Angleterre. Une nuit, en se faisant déshabiller par son valet de chambre, ce seigneur entend une voix sonore qui lui dit : *A deux heures précises je t'attends devant le tribunal de l'Eternel, pour te demander compte de ta conduite envers moi.* Le lord se trouble et demande à son domestique s'il n'a pas entendu aussi le terrible appel. Celui-ci, sans nier ce qui était si distinctement proféré, cherche à interpréter à sa manière le sens des paroles, et ne parvient point à calmer l'agitation de son maître. On fait de vaines perquisitions par tout l'hôtel pour découvrir l'auteur de la prétendue supercherie : on appelle des médecins pour calmer les angoisses du lord ; on prend toutes les mesures nécessaire pour le détourner de ce qu'on appelait sa fixation. Les deux heures prescrites sonnent et le lord expire. Le public attribua cette foudroyante assignation aux mânes d'une fille qui, violée par lui était morte de douleur.

5.—Mille autres anecdotes de ce genre peuvent être rapportées, et nous en citerons plusieurs autres arrivées devant des armées nombreuses, en parlant de la différence entre les époptes et les énergumènes ; mais celles-ci suffisent pour faire voir qu'elles sont indépendantes de toute opération de l'esprit.

Il est vrai qu'elles ne se rangent pas sous les lois connues de la nature : mais faut-il pour cela en nier l'existence, ou les expliquer par des causes évasives ? N'est-il pas plus noble d'avouer franchement que ces faits sont inexplicables que de les attribuer à l'imagination, qui n'y a pas plus de part qu'à l'existence des corps ?

La témérité de ceux qui n'y voient que les résultats d'une supercherie occulte, inconnue à tous les témoins présents et à leurs siècles, est encore plus impardonnable que l'orgueilleuse présomption des autres. Les hommes de tous les temps ont toujours pensé en faveur de la supériorité de leurs lumières sur celles de tous les âges antérieurs et futurs ; mais ceux qui en se dépouillant de leur amour-propre ont sondé la profondeur de leur savoir n'ont pas rougi d'avouer que l'homme, tout en apprenant beaucoup, ne sortira jamais de l'abîme de son ignorance. Son partage inaliénable est de vivre dans un mélange de quelques vérités et de beaucoup d'erreurs.

Ceux qui prononcent péremptoirement sur ce qui s'est passé loin d'eux, contre l'avis des personnes qui en font le récit, ne sont donc que des imprudents et des téméraires. L'existence des fantômes absolue est attestée par les nations de tous les temps, et par beaucoup d'auteurs du plus haut mérite et de la plus stricte exactitude. Il nous suffit de démontrer qu'ils n'ont aucun rapport avec l'imagination, qu'elle que puisse en être la cause précise.

Il faut convenir que ces faits sont *extra-naturels*, parce qu'ils ne se répètent pas avec une constance régulière et à des périodes déterminées ; mais il faut convenir aussi qu'ils ne s'opposent pas aux lois connues de la nature. Si l'on considère l'âme humaine sous le juste point de vue qui lui convient, on trouvera que les anecdoctes citées se rangent sous sa puissance et sous les perfections de sa nature. Ce que nous dirons sur l'âme dans la suite, rendra encore ce sujet beaucoup plus intelligible.

Ce qui me reste à décider ici, c'est que l'âme humaine, dans cette espèce de métamorphoses et d'avis extraordinaires, n'agit pas librement d'après son option : elle ne peut exercer naturellement des fonctions sensibles qu'avec le corps qu'elle informe, et qui pendant avec son union avec lui, contribue constamment à son individualité. Elle y obéit donc à d'autres lois qu'aux lois connues.

Je n'ai pas besoin de citer ici des exemples de fantômes relatifs. Ils sont si communs qu'il est rare de trouver quelqu'un qui dans sa vie n'en ait éprouvé les influences. C'est ce que le vulgaire appelle l'*illusion des sens*, ou l'*effet d'une imagination frappée*.

On peut rapporter à cette même catégorie ce que provoquent les transports, le délire et l'ivresse, non comme des résultats identiques, mais qui y sont semblables. Il est question ici de démontrer que ni les uns ni les autres n'appartiennent à l'empire de l'imagination, et non de relever la différence caractéristique qui les rend étrangers les uns aux autres. Nous nous en occuperons plus particulièrement lorsque nous tracerons la ligne de démarcation entre l'intuition et les maladies dites *mentales*.

En attendant, il suffira d'observer que les fantômes relatifs, dans ceux à qui ils se rendent naturellement sensibles, sans maladie et sans l'usage des breuvages spiritueux, se lient à l'état intuitif par la conviction intime et que dans les autres, ils ne proviennent que de la conviction intime, et ne se rapportent à leur état intuitif. Nous avons déjà dit ailleurs que cette conviction qui ne provient que d'une fluidité du sang extraordinaire, fortifie la volonté dans l'exercice de son empire sur les fluides internes, et conséquemment sur le mouvement nécessaire. Ce qui distingue les unes des autres, c'est que dans les premiers la fluidité du sang est permanente et naturelle, et que dans les seconds elle ne dépend que de causes passagères.

Pour déterminer que ces fantômes relatifs ne sont qu'une illusion des sens, il faut prouver qu'il est des occasions où ces intermédiaires ne se trompent jamais dans leur message. Tout démontre, au contraire, qu'ils ne sont jamais exacts dans leurs rapports, ni ne peuvent l'être. Aussi il n'est pas deux hommes dont les sens donnent du même objet la même idée. L'illusion dans les sens est donc l'une de leurs propriétés et non un dérangement.

Une glace qui est à la vision de l'homme ce que sont les sens aux connaissances externes qu'ils transmettent à l'esprit, trompe-t-elle dans la représentation de l'objet qui reflète sur elle ? Ayant été construite pour remplir ce genre de fonctions, elle ne fait que ce que naturellement il lui appartient de faire. Les sens tels qu'ils conviennent à l'homme dans son état actuel, ont de même une destination semblable : ils ne peuvent jamais transmettre à l'idée de l'objet donné, telle qu'elle doit être, mais d'après les impressions qu'ils en reçoivent.

7. — Cette doctrine qui a l'apparence d'être paradoxale, peut être mise à la portée de tout le monde, avec un exemple aussi commun que conforme à notre sujet. Toute personne trouve qu'un bâton plongé dans l'eau se ploie dans la direction de la ligne de sa surface. Quoiqu'une raison éclairée connaisse que cet effet ne provient que de la réfraction du rayon visuel qui passe par un moyen plus épais que l'air, néanmoins il n'est pas moins vrai qu'en s'en rapportant au seul témoignage des yeux, on est obligé de conclure qu'un tel effet a une existence réelle.

Or, les yeux sont à l'esprit, pour lui transmettre les idées des objets de son domaine, ce qu'est aux yeux l'intermédiaire de l'eau qui semble courber un bâton. Il n'y a d'autre différence entre les uns et les autres que celle-ci, c'est que l'eau est un intermédiaire absolu et commun à tout le monde, et que les yeux ne sont qu'un intermédiaire relatif et propre à chacun. Il résulte qu'en raison de cette énorme différence, on peut démontrer sensiblement l'erreur que produit le premier intermédiaire, et l'on ne peut démontrer que par raisonnement celles qui proviennent du second. Des données de convention supposent indispensablement des bases absolues.

Les couleurs de l'arc en ciel, qui frappent de leur éclat la vision dans un moyen commun à tout être vivant sur le globe, existent-elles dans les lieux qui semblent les développer ?

Ce que nous disons ici des yeux doit de même, proportion gardée, être appliquée aux autres sens. L'ouïe, le goût, l'odorat et le tact, se règlent sur d'autres pivots, mais sur d'autres pivots toujours relatifs et non absolus ? Ces organes dans leur construction ont tous un modèle commun, mais un modèle qui les range sous des espèces avec des différences individuelles, de même que les traits et les proportions de la forme humaine placent les hommes sous une seule espèce, avec des différences individuelles.

En revenant maintenant à la vision nous devons remarquer que les yeux ne voient les objets externes que d'après la nature de leurs surfaces, d'après la disposition des rétines et d'après la distance et la liquidité des cristallins.

Ajoutons à cela que le rayon lumineux par lequel ils voient subit aussi une réfraction générale, en se plongeant dans l'atmosphère, réflexion qui n'est accessible qu'à la raison, et nullement sensible à l'intermédiaire relatif. Il est donc évident que les yeux sont hors d'état de transmettre à l'esprit les idées exactes des objets externes, et qu'ils sont fréquemment dans une illusion permanente. Mais comme ce qui convient aux yeux, convient aussi aux autres sens dans leur espèce, parce qu'il n'existe pas deux sens parfaitement identiques, il est également évident que tous les sens nous trompent constamment, et d'une manière différente.

8. — C'est une évasion pitoyable que de dire que les sens ne trompent pas lorsqu'ils sont d'accord entre eux. Les scolasticiens, qui sont les auteurs de cette cheville, avaient pour habitude d'inventer toujours quelque nouveau terme qu'ils ne comprenaient pas eux-mêmes, pour éluder une difficulté qu'ils ne pouvaient pas résoudre. Ce qu'il y a de plus étonnant, c'est que les matérialistes même, qui prétendent n'admettre rien qui ne soit sensiblement démontré, se servent soigneusement de cette ressource pour défendre l'exactitude du témoignage des sens, qui est pour eux le premier principe de certitude.

Mais qu'est-ce que c'est que l'accord des sens entre eux ? Si c'est dire que le témoignage d'un seul des sens est équivoque, lorsque les quatre autres ne déposent pas en faveur des propriétés analogues qui les concernent, c'est dire en même temps que nul homme n'a d'idée exacte des corps ; parce que nul homme en général ne se donne la peine de vérifier avec les autres sens ce qui tombe sous un seul. Est-ce que celui qui se laisse émouvoir agréablement par une musique harmonieuse connaît toujours le goût d'odeur, la solidité de ses instruments ? Un astronome qui, par la seule vue, encore par une vue armée de l'intermédiaire du télescope, nous détermine la masse, les distances et les mesures du mouvement des planètes, les goûte-t-il, les entend-il, les flaire-t-il, les palpe-t-il ?

Il est encore également faux qu'un sens étant dérangé, tous doivent l'être de même. L'aveugle ne palpe-t-il pas, ne goûte-t-il pas, ne flaire-t-il pas de même que les clairvoyants ? L'observation fait voir même qu'ils jouissent souvent de l'exercice de ces fonctions avec plus de perfections que ces derniers. On peut en dire tout autant des sourds-muets, dans ce qui les concerne. Le dérangement d'un sens dépose donc plutôt en faveur de la finesse des autres sens, qu'en faveur de leur dégradation.

Mais qu'y a-t-il de commun entre l'accord des sens dans l'exercice de leurs fonctions respectives, et l'exactitude des idées des objets externes qu'ils doivent transmettre à l'esprit ? Il est toujours certain qu'ils sont tous des intermédiaires relatifs entre les objets externes de l'âme, et qu'ils sont conséquemment différents les uns des autres dans tous les individus de l'espèce humaine. Ils ne peuvent donc déposer, tout au plus, qu'en faveur de l'existence des corps, et jamais en faveur de la parfaite exactitude des idées qu'ils transmettent à l'esprit, et qui sont connues dans les écoles sous le nom d'idées *adéquates* ? Pour obtenir ce but qu'importe à un aveugle de savoir la qualité de couleur de ce qui l'alimente, s'il le trouve sapide, et conséquemment existant hors de lui ?

J'ai dit que les sens peuvent *tout au plus* déposer en faveur de l'existence des corps, parce que se trouvant dans une illusion permanente, ils sont autorisés non seulement à dénaturer les objets qui agissent sur eux, mais même aussi à donner de l'existence à ceux qui ne sont pas dans le sein de la nature. Ce sont ceux que nous avons appelés les fantômes relatifs.

9. — Il est certain que ces effets n'appartiennent nullement à l'imagination, d'après l'exacte considération de l'étendue de sa jouissance, et que d'un autre côté, ils tombent sous les sens, sans avoir aucune existence réelle. Ici ces messagers infidèles ne défigurent plus, d'après leur habitude les objets existant devant l'esprit ; mais ils en créent, pour ainsi dire, et lui rendent sensibles ce qui n'appartient pas à la catégorie des productions de la nature. Ces résultats ont dans un moment un tel pouvoir sur l'entendement et la volonté, qu'ils les forcent de fléchir sous leur action, comme sous l'action des objets naturels.

Mais il faut distinguer les sens de la puissance qui les maîtrise. Il est vrai qu'ils sont forcés de transmettre à l'âme, même malgré elle, les idées et la présence des objets externes, toutes les fois qu'ils en reçoivent des impressions fortes et véhémentes ; mais il est également vrai que, sans une attention réfléchie, l'âme dans le cours ordinaire de ses connaissances, n'a aucune idée de l'action de tous les objets qui agissent sur les sens. Si des objets externes, détachés de l'attention de l'esprit, peuvent souvent ne pas produire des impressions analogues sur les sens, pourquoi d'autres, qui n'existent pas, n'en produiraient-ils pas sur eux sous une attention réfléchie de sa part?

C'est précisément ce qui arrive dans les fantômes relatifs. Nous avons déjà assez parlé, dans les séances précédentes, de la nature de la conviction intime et du pouvoir qu'elle donne à la volonté sur les fluides internes, pour qu'il soit inutile de la répéter ici une seconde fois. Les époptes, parce qu'ils sont susceptibles de direction, réduisent ce qui paraît un paradoxe à une vérité de la dernière évidence. Ils entendent, ils voient, ils palpent, ils flairent, ils goûtent ce qui n'est que simplement nommé, et qui n'existe pas devant eux. Dans ceux qui, ayant une liquidité requise du sang, n'ont pas éprouvé l'effet de la concentration occasionnelle, cette vérité ne peut tout au plus qu'être soupçonnée : elle ne peut pas toujours être réduite à une démonstration expérimentale.

Ceux qui, par l'ivresse, par les transports et par le délire, se trouvent forcés de s'entourer des fantômes relatifs, sont dans une situation différente de celle des époptes. Chez eux la liquidité du sang n'est que passagère, et la raison est complètement égarée sans aucune fonction de la liberté interne. Ils n'exercent d'empire sur leurs fluides internes, que par l'impulsion nécessaire du désordre de la circulation de leur sang ; et lorsqu'ils sont susceptibles de sommeil lucide, leurs fantômes relatifs changent aussi de nature.

10. — Ce qu'on appelle vulgairement l'illusion des sens n'est donc réellement et essentielle-

ment qu'un exercice de leurs fonctions naturel-les. Ils sont dans l'état actuel de l'homme, ori-ginairement à transmettre à l'esprit les idées de la présence des objets qui produisent les im-pressions internes et externes. S'il arrive qu'en raison de la complexion la plus ordinaire de l'homme, ils ne peuvent remplir leur tâche que sous l'action des objets externes réellement exis-tants, peut-on en conclure raisonnablement qu'ils nous trompent, lorsque, dans une certaine disposition du sang, ils la remplissent de même, en se figurant la présence des objets fictifs ?

On ne s'est autorisé qu'arbitrairement à fixer les bornes à la puissance de la nature sur la mesure de ce qui est tombé seulement sous l'observation habituelle ; et l'on a présomptueu-sement conclu que ce qui sort de la prétendue régularité de ses opérations journalières n'était qu'une déviation de sa marche. Mais a-t-on fouillé dans son sein, pour en découvrir tous les plis et replis incalculables ? De quel droit osera-t-on prononcer péremptoirement qu'un tel effet appartient à la déviation de sa marche, et tel autre à la régularité de ses opérations journalières. Ignore-t-on que les lois qu'elle suit sont beaucoup plus nombreuses que celles qui sont connues ?

L'homme n'était primordialement constitué que pour jouir de tous ses sens, sans distance de temps et de lieux à travers tous les obsta-cles les plus impénétrables, et, ce qui est plus remarquable encore, sans aucun nuage d'erreur, comme nous le verrons dans la suite. Sa dégra-dation lui valut la perte de ces prérogatives inappréciables. Sa masse fut corrompue par le germe de sa destruction ; l'équilibre entre ses

solides et ses fluides irrévocablement dérangé ;
son existence bornée ; sa liberté interne restreinte ; l'erreur, ou du moins l'inexactitude de
ses sens, furent son apanage, effet nécessaire survenu dans sa complexion primitive.

Ce n'est pas dire cependant que les hommes
n'ont aucune idée exacte dans laquelle ils s'accordent entre eux, quoique nous ayons établi
que toutes les idées ne proviennent, dans leur
état naturel, que des objets sensibles. L'inexactitude des idées ne tombe que sur les objets
singuliers. On ne peut jamais dire avec certitude qu'un objet déterminé est vu, palpé, flairé,
goûté, entendu de la même manière par tout le
monde. Cependant on peut dire avec certitude,
mais avec une certitude morale et non tout à
fait physique, que les objets de couleurs, de tact,
d'odeurs, de saveurs, de sons, agissent sur les
organes respectifs. J'ai dit que cette certitude
n'est que morale et non tout à fait physique
parce qu'il arrive aussi que les sens éprouvent
une action des objets qui n'existent pas ; et la
certitude exactement physique ne se fonde que
sur la constance de la marche des lois naturelles et sur la seule conception de la possibilité et
non de l'*actualité* de leur variation.

11. — Toutefois la certitude physique et même
métaphysique existe aussi chez les hommes dans
toute son acception rigoureuse.

La première ne consiste pas dans la connaissance de la constance de la marche des lois
naturelles, mais simplement dans l'hypothèse
de l'existence de cette connaissance. C'est dire
que s'il existe une invariabilité dans les lois
naturelles, ainsi que les sens l'annoncent, il

existe aussi dans leur cours ordinaire une certitude dont le contraire, quoique possible, n'arrivera jamais.

Mais par habitude les hommes ne raisonnent pas de cette manière, ils sont faussement convaincus que tous les sens de leurs semblables atteignent les objets externes sur la même échelle de proportions et de types, et ils en concluent que dès qu'une loi est connue à l'esprit par les sens comme loi naturelle, elle porte aussi avec elle le cachet de la certitude physique dans sa marche. Ce raisonnement, quoique faux dans son principe, est néanmoins admissible avec ces restrictions dans ses résultats.

La certitude métaphysique ne consiste pas de même dans la conception d'une vérité dont le contraire involve contradiction, mais dans l'hypothèse de l'existence de cette conception. C'est dire que s'il existe chez les hommes la même manière de concevoir une vérité donnée de cette espèce, il existe aussi chez eux une certitude dont le contraire involve contradiction. Tous les hommes ne conçoivent pas les mêmes choses de la même manière ; et la certitude métaphysique ne résulte que de la certitude de l'identité de la conception d'une vérité donnée. Descartes ne concevait pas le contradictoire et l'absurde sous le même point de vue que le commun des hommes.

Je conviens que cette manière de raisonner de ces certitudes ne se conforme pas à la manière de penser des métaphysiciens. Mais les philosophes ont-ils toujours été conséquents dans l'établissement de leurs principes? En avouant que les sens sont trompeurs et fallacieux, répondent-ils aux conditions qu'exige la certitude physique ? Et sans la fixation de cette base comment descendra-t-on à la certitude métaphysique qui la suppose ?

J'ai dit que la certitude métaphysique suppose la certitude physique et n'en provient pas ; parce que les sens ne sont que les moyens de développement de l'une et de l'autre et non le principe, comme le voulait quelqu'un, en prétendant que s'il n'existait pas d'idées innées, on trouverait des conséquences plus évidentes que leurs principes. La certitude physique et métaphysique ne reconnaît sa source que dans l'esprit même qui combine ses idées sur les moyens fournis par les sens, et les élève aux différents degrés qui leur conviennent.

12. — La considération de la nature des fantômes relatifs, qui nous a engagés dans cette digression, n'a eu pour objet que des états extraordinaires de l'homme, celui de son ivresse, celui de son délire, et celui du sommeil lucide. Tâchons d'en découvrir d'autres qui sympathisent avec son état naturel, pour pouvoir nous confirmer dans les sources caractéristiques que nous en avons déterminées.

Il est connu sur toute la surface du globe, chez toutes les nations, qu'il y a eu des personnes et qu'il y en a encore qui, ayant subi une amputation ou reçu une blessure profonde éprouvent à la suite d'une cicatrisation complète la même intensité de douleurs après un laps de plusieurs années, à des époques, des anniversaires ou des périodes fixes. Je ne doute pas que des médecins n'aient traité cette espèce de douleurs de maux imaginaires au lieu de souf frances réelles ; mais je suis certain que d'autres, qui ne parlent des effets qu'avec la connaissance des causes, n'y ont vu que des mystères indéchiffrables. Dans cet état il n'y a pas plus d'énigme qu'il n'y en a dans l'ivresse, dans le délire et dans le sommeil lucide. Le principe est le même, mais différemment modifié.

Ce n'est que l'esprit même du patient qui, faussement mais intimement convaincu que ses souffrances dépendent des époques et non des causes réelles qui les ont provoquées la première fois, en est l'auteur unique et exclusif en raison de son empire sur les fluides internes. Ces effets n'existent ni ne peuvent exister que dans ceux qui ont le sang extraordinairement liquide ; et ils ne peuvent cesser de se développer que par une autre conviction intime contraire ou l'épaississement du sang.

Cependant il ne faut pas croire que pour avoir la conviction intime il faille toujours avoir un sang extraordinairement liquide dans la plus grande partie de sa masse. Nous avons déjà observé que nul homme ne peut vivre sans avoir une portion quelconque de ce fluide vital extraordinairement liquide. Nul homme ne peut donc être exempt d'être susceptible de conviction intime, comme nous allons aussi le confirmer incessamment.

Je ne sais si, en recensant dans les fantômes relatifs les effets dont je viens de parler, je passerai pour en étendre le domaine plus qu'il ne leur convient ; mais j'observe que ce qu'on a voulu caractériser d'*illusion des sens* n'appartient pas seulement à la vision, mais à tous les autres sens aussi, et conséquemment à celui de palper. D'après cela, il est clair que les fantômes relatifs, loin d'être des illusions, ont souvent au contraire sur les sens une action aussi réelle que les causes physiques.

13. — Une petite attention sur la nature des songes va rendre encore plus lumineuse l'exposition sur la source des fantômes relatifs. L'état de songe n'est point à la vérité un état naturel de l'homme ; mais il est commun à tout individu de l'espèce humaine. Tout homme peut donc, en consultant le témoignage de sa propre conscience, apprécier à sa juste valeur cette espèce de phénomènes.

Le songe est la représentation d'une scène où les sens jouissent de leurs fonctions respectives, sans la présence réelle d'aucun des objets analogues. Chacun sait que ces scènes frappent parfois si vivement les sens et l'esprit, que la mémoire qu'elles gravent nous laisse, au réveil, en doute de leur réalité : tant est grande l'analogie que ces représentations ont avec l'exercice effectif des organes externes ! Nous examinerons, en parlant particulièrement des songes, les éléments dont ces scènes résultent, et ce qu'elles enferment : il nous suffit ici d'en relever ce qui vient à l'appui de notre sujet.

La principale observation qui s'offre à l'esprit dans cet examen, est que le palais goûte des saveurs réelles sans les mets ; que les narines flairent des odeurs réelles sans les parfums ; que les membres éprouvent des douleurs réelles sans les coups ; que l'ouïe entend même des sons réels, même articulés, sans aucune voix qui parle, et qu'enfin les yeux voient réellement les couleurs, leurs objets, leurs quantités, leurs distances, dans l'absence absolue de tout ce qui peut les figurer.

Prétendre que ce ne sont que des illusions des sens c'est démentir l'expérience qui atteste souvent que de la force et du tumulte de ces sensations il résulte des malaises et même des maladies graves et longues. Que peut faire de plus une action réelle des sens ?

D'ailleurs cette prétendue illusion peut-elle affecter les sens qui se trouvent suspendus de leurs fonctions dans le sommeil, à en juger par les yeux ? L'expérience ne montre-t-elle pas assez que celui qui dort, même du sommeil lucide libre, s'expose à s'éveiller, sitôt qu'il est forcé à l'exercice d'un seul de ces sens?

Ce qui répond dans les songes aux fonctions des cinq sens n'appartient donc nullement aux organes externes. Le songe est un état d'intuition, provoqué par la conviction intime. Il est plus ou moins complet d'après le degré de liquidité du sang. L'esprit y exerce, en raison de cette condition, son empire sur les fluides internes de la même manière que chez les époptes, mais avec plus de restriction de liberté que ces derniers, si l'on considère cet état d'intuition sous un coup d'œil général. Ainsi les songes, même approfondis dans leur développement, déposent que les fantômes relatifs sont des productions naturelles, et que leur formation est parfaitement conforme à la complexion humaine.

14. — Il est clair maintenant que les songes étant un état d'intuition, accompagné de la conviction intime, tout individu de l'espèce humaine est susceptible de jouir, suivant l'em-

pire des circonstances, de cette adhésion de l'esprit à un motif puisé dans la conscience, puisque tout individu est susceptible de songer. Mais il reste à savoir si la conviction intime se lie toujours à l'intuition mixte. Je crois que lorsque la conviction intime provient d'une liquidité naturelle du sang, elle a l'aptitude à s'y lier, quoiqu'elle ne s'en accompagne pas toujours, et que lorsqu'elle ne provient que d'une liquidité passagère, elle ne sort jamais du domaine des idées acquises et déjà existantes.

On n'a point vu des personnes dans l'ivresse, dans les transports et dans le délire, émettre des idées neuves et inconnues ; mais on en a vu qui étant susceptibles de sommeil lucide, tombent dans l'état intuitif et avec toute la régularité d'idées qui est compatible avec les époptes. Ce changement d'état ne laisse rien à désirer pour établir définitivement qu'il y a la même distance entre l'état intuitif qu'entre l'état d'aberration et l'état intuitif.

Quoique ceux chez qui la conviction intime provient de la liquidité naturelle du sang ne soient pas toujours disposés au sommeil lucide et conséquemment à l'intuition, étant néanmoins susceptibles de songer, ils montrent leur aptitude à l'état intuitif. Ces aliénés même, dont nous venons de parler, dès qu'ils songent, appartiennent à cette classe et non à la leur. Ils y jouissent d'une intuition quelconque et sortent du désordre de leur état de sensations.

Toutefois, la force de conviction intime est inconnue à tous, à quelque catégorie qu'ils appartiennent quoique parfois ils puissent garder la mémoire de ce qui en résulte, sa nature étant étrangère à l'état de sensations. On ne connaît l'existence et l'action que des effets qui tombent sous les sens, et non de sa présence même ; c'est dire qu'on ne sait jamais si l'on est intimement convaincu, tout en se convainquant intimement dans l'état de sensations et dans celui d'intuition.

La raison pour laquelle les époptes et les aliénés en question ne gardent pas en général la mémoire de l'état de l'abstraction respective de leurs sens, tient à des causes différentes. Les premiers forment les idées par des canaux étrangers aux canaux ordinaires, et conséquemment sans dépendre du siège de la mémoire. Les seconds puisent leurs idées dans la mémoire même, mais sans choix, sans ordre et, ce qui est plus, sans aucune attention.

SÉANCE XIII

DE L'ABSURDITÉ DE L'ACTION D'UNE VOLONTÉ EXTERNE DANS LA PROVOCATION DU SOMMEIL LUCIDE.

1. — La volonté, qui est un acte interne de l'âme, n'est ici appelée externe que parce qu'on prétend que les époptes ne dorment pas par leur volonté propre, mais par celle de leurs concentrateurs, et que celle-ci est la cause de tous les phénomènes qui se développent chez eux.

Avant que d'approfondir la nature de cette faculté, nous exposerons ici quelques faits connus, pour voir s'ils peuvent être expliqués par cette cause gratuite et arbitraire. On a rien accordé à la raison dans cette recherche. On s'est contenté de quelques faits mal saisis pour établir une théorie générale, et l'on exige tyranniquement que tous ceux qui parcourent la carrière du sommeil lucide s'y soumettent sous peine de passer pour des jongleurs. Il est donc utile de démontrer que ce moyen qui répugne à la philosophie ne satisfait même pas les observations et les expériences journalières.

Nous avons déjà remarqué que nul épopte n'est occasionnel que parce qu'il a été épopte naturel. Je défie tous les *magnétiseurs* de l'univers d'endormir quelqu'un qui n'a pas les dispositions requises. La seule direction est ce qui distingue le premier du second ; et encore, ce que celui-ci a quelquefois développé spontanément n'a jamais pu être obtenu de celui-là, précisément pour cause de la direction, comme nous le verrons dans la suite. Ce qu'il y a de certain, c'est qu'on noue conversation avec l'un de même qu'avec l'autre dans leur sommeil naturel, en sachant s'y prendre d'après la connaissance de l'état des époptes. Si des effets identiques ne peuvent jamais provenir de causes différentes, de quelle volonté externe déduira-t-on le sommeil lucide des époptes naturels ?

Je sais que tous les époptes occasionnels, mais non sans exception, assurent que, lorsqu'ils dorment par ordre de leurs concentrateurs, ils jouissent d'un autre sommeil que n'est leur sommeil naturel. Mais cet aveu, qui n'est point général, peut-il suffire, de la part des personnes qu'on sait évidemment être équivoques dans leurs annonces, pour être érigé en principe c'est-à-dire, en une vérité universelle ?

Les principes n'admettent point les exceptions qui sont le partage des règles seules. Les époptes ont un motif pour trouver de la différence entre l'un et l'autre sommeils, et les observateurs dérogent aux lumières de la raison, en s'en étayant pour consolider leurs combinaisons. Les premiers, en dormant occasionnellement, se livrent au sommeil avec un but précis ; et en dormant naturellement, ils ne s'y livrent que par habitude. L'expérience démontre jusqu'à satiété que cette idée de leur part n'ajoute ni ne déroge à l'identité de leur état, parce que consultés dans l'un et dans l'autre sommeil, ils décident toujours avec la facilité qui leur est habituelle. Les observateurs y trouvent-ils quelque cheville pour en déduire la différence?

2. — Il m'est arrivé souvent de trouver que des personnes que je n'avais jamais vues se sont endormies sur le seuil même de mon salon, seulement en m'apercevant, avant que j'eusse pu les remarquer. Il m'a fallu même quelquefois accourir, en laissant en suspens mes occupations du moment pour empêcher qu'il n'en tombât quelqu'une à la renverse ; et d'autres fois ce malheur serait sans doute arrivé, s'il ne se fût trouvé quelqu'un pour les soutenir, en les croyant évanouies.

Dans mes séances, ceux qui se sont endormis ou qui sont tombés dans les crispations et dans les défaillances, pendant que, sans y penser, je m'occupais à en endormir d'autres, sont si nombreux qu'ils rempliraient un long catalogue et seraient très propres à charmer les loisirs des amateurs des phénomènes du sommeil lucide. Il y en a même qui sont sortis du salon et sont tombés à la renverse dans l'antichambre, sans d'autre motif de leurs malaises que ma présence. Aussi quand je paraissais devant eux pour leur donner du soulagement, j'étais repoussé avec frayeur comme un ennemi de leur repos.

L'existence de ceux qui, sans aucun concours étranger s'endormaient et s'éveillaient à leur gré, ayant la précautiom d'annoncer dans le sommeil précédent le moment précis du sommeil suivant, et qui y donnaient des consultations, du moins sur leurs maladies propres, a été annoncée par plusieurs feuilles publiques. Celle de la demoiselle Julie, dont un journal intéressant a rendu célèbres les sommeils spontanés les consultations précises et la complète guérison, est parfaitement connue en Allemagne et en France.

J'ajoute un autre fait à ceux-ci ; il doit être décisif pour celui qui de bonne foi cherche la vérité dans son éclat. Une dame, dont j'ignorais absolument l'existence et qui ne me connaissait que de nom, s'endormit profondément au milieu d'une nombreuse société en faisant les honneurs de la table, pendant que la conversation générale roulait sur les expériences du sommeil lucide, et que mon nom y était répété sans cesse. Interrogée sur la cause de son sommeil, elle n'eut rien de plus empressé que de dire que c'était moi qui l'avais voulu. Après plusieurs autres questions, on l'éveilla et on lui rapporta tout son entretien pendant son sommeil. Le lendemain elle vint chez moi pour se faire endormir ; j'employai pendant une heure tous les procédés en usage, et elle s'en retourna sans avoir même éprouvé un engourdissement.

Tous ceux qui deviennent époptes occasionnels, ordinairement s'éveillent en sursaut dans leurs premiers sommeils, lorsqu'on leur adresse la parole, malgré toutes les précautions qu'on prend pour les affermir. Ils ne se consolident que par l'exercice. Je puis maintenant demander aux *magnétiseurs*, aux faiseurs de système pour expliquer le mode des perceptions de l'âme humaine, si cet attirail de faits peut être rangé avec l'action d'une volonté externe.

3. — Il ne suffit pas que pour développer un phénomène nouveau et inconnu, on adopte

comme théorie, un principe qui ne rend compte que de quelques-unes de ses branches. Chacun sent l'absurdité d'une pareille marche : elle n'a pas besoin de réfutation. Il faut que le principe adopté satisfasse les moindres circonstances de ce qu'il tend à expliquer : autrement il n'est propre qu'à encombrer de nouvelles ténèbres la chose obscure qui demande à être éclaircie ou qu'on cherche à éclaircir.

Pour avoir observé que des époptes, sans être prévenus, s'endormaient au moindre signe de la volonté de leurs concentrateurs, à travers les plus épais obstacles et à des distances éloignées, on a conclu péremptoirement, sans s'être donné la moindre peine de vérifier si tous les époptes étaient susceptibles d'éprouver le même effet, que le sommeil lucide ne connaissait pour cause que l'action d'une volonté externe. De là le célèbre adage : *croyez* et *veuillez* ; adage étranger à l'objet, mais plein de sentiment, toutefois disputé par un autre partisan de l'action d'une volonté externe, et dont l'ouvrage, d'après le jugement du rédacteur du *Journal de Paris*, passa pour le seul classique dans l'état du sommeil lucide. Celui-ci exige qu'on dise : *Veuillez* et *croyez* ; parce que d'après lui *l'entendement ne prononce qu'à la suite de la détermination de la volonté.*

Nous avons déjà donné ailleurs la raison pour laquelle des époptes s'endorment à des distances éloignées, au simple acte de la volonté de leurs concentrateurs. Mais cette volonté externe serait-elle la cause de leur sommeil ? est-ce une raison pour qu'elle le soit de tout sommeil lucide ? Ce qu'il y a de plus décisif contre les partisans de cette cheville, c'est que l'expérience démontre qu'on endort les époptes avec la volonté, sans la volonté et même avec une volonté contraire, mais non exprimée. Je dis avec une volonté contraire non exprimée, parce qu'autrement les époptes suivent les idées et non l'action inefficace d'une volonté externe.

Il fallait tout considérer, dans le sommeil lucide et dans ses accessoires, que leur développement se lie à des causes sensibles à la fois et purement intellectuelles. Voulant donc l'expliquer par la détermination d'une cause mystique et inintelligible, on se charge *anti-philosophiquement* de rendre plus obscur ce qui est encore passablement clair. Qu'est-ce que c'est qu'une volonté externe ? Peut-elle, dans quelques circonstances au moins, exercer en vertu de sa puissance sur d'autres, une action coercitive ? Il faut absolument approfondir ces deux questions pour savoir qu'elle ne peut être qu'une cause gratuite du sommeil lucide.

4. — D'après les notions de la pneumatologie, l'entendement et la volonté ne se distinguent entre eux qu'en raison de leurs objets et non en raison de leur principe ; ce ne sont que des modifications de la même âme qui juge par l'une et veut par l'autre. Dire donc qu'une volonté externe agit sur un autre être, ce n'est que prétendre qu'une forme a la vertu d'agir sur un autre être plutôt que la substance dont elle se modifie. Conséquemment c'est la même chose que d'avancer qu'un médicament n'a d'action qu'étant pris dans un verre et non dans une tasse.

L'entendement et la volonté sont des facultés qui conviennent à tout être qui pense ; conséquemment elles sont le partage de toute brute. Toute la différence qu'il y a entre leurs innombrables classes se réduit à ce que les unes les expriment, de quelque manière que ce soit, mieux que les autres. L'homme a la prérogative exclusive de les surpasser toutes par des sons articulés, mais jamais d'une manière exacte qui réponde à toutes leurs nuances.

Une substance qui juge et veut ne peut avoir d'autorité que dans le ressort de sa juridiction, et cette juridiction ne peut s'étendre qu'à ce qui précisément constitue son individu. Si l'expérience ne confirmait pas assez cette vérité, la raison démontrerait encore que l'individualité ne serait autrement qu'un mot vide de sens. Tout ce qu'un être pensant juge et veut ne peut donc avoir d'effet que dans la circonférence de l'enveloppe qu'il anime. Vouloir le pousser, même quelques lignes plus loin, c'est bouleverser l'ordre et confondre tous les individus.

Cependant l'homme ayant la prérogative d'exprimer à ses semblables, mieux que les autres animaux, ses jugements et ses désirs, a aussi l'avantage d'attirer dans son sens ceux qu'il persuade. Cette persuasion, qui n'est qu'une adhésion de l'esprit à sa foi, est souvent fondée aussi sur l'espoir des récompenses ou sur la crainte des punitions. Telle est quelquefois celle des sujets, des enfants et des domestiques, par rapport aux princes, aux parents et aux maîtres. Mais, dans aucun cas, cette adhésion de l'esprit ne dérive d'une contrainte interne : elle suit toujours les convenances et les stipulations ; de sorte qu'aucune action externe de quelque genre qu'elle soit, ne peut priver l'homme de sa liberté interne, mais seulement des causes naturelles.

Telle est la condition de l'âme dans son union avec l'enveloppe qu'elle informe, soit chez les hommes, soit chez les brutes. Maîtresse de son empire, elle seule y domine en souveraine.

5. — Nous avons dit, à la vérité, que l'âme humaine circonscrit l'espace, et n'est point circonscrite par son enveloppe, mais nous avons dit aussi que les idées qu'elle acquiert loin de l'action des sens externes, appartiennent également au corps ; parce qu'elle les acquiert toujours par l'intermédiaire du sang, et que, quoiqu'elles soient ordinairement intuitives mixtes, néanmoins elles se convertissent parfois en *pressensations* d'une manière obscure et indéfinie. Il n'y a donc aucune circonstance où le corps, avec qui l'âme humaine pendant son union fait un seul individu, ne partage avec elle toutes ses opérations naturelles.

Ainsi l'âme humaine, dans son état d'intuition mixte, peut former des idées loin du corps, mais jamais agir sans lui sous peine de cesser d'être un seul individu avec lui. Aussi nul épopte, quoiqu'il plane par tout l'espace et se rende témoin de tout lieu nommé, n'a jamais été, ni n'est apte à donner la plus petite impulsion, même à un brin d'édredon. Cette observation seule suffirait, s'il n'y avait d'autres raisons décisives, pour démontrer que l'âme ne peut aucunement agir là où le corps n'agit pas.

A plus forte raison elle ne peut donc pas agir, dans l'état de sensations, là où le corps n'agit pas. Elle ne peut y former que les idées des objets que l'étendue des sens embrasse dans leur circonscription. Encore, dans l'action qu'elle y exerce avec le concours du corps, elle

ne peut avoir plus d'influence que celle qui convient aux êtres animés, ou tout au plus aux
êtres raisonnables ; elle ne peut jamais y fléchir
à son gré le principe moteur qui lui est étranger, à son insu et malgré lui, d'après ce qui a
été dit plus haut, concernant l'individualité.

Je sens que cette doctrine ne s'allie pas exactement avec ce que nous avons rapporté des
fantômes absolus ; mais nous parlons ici de
l'état naturel de l'âme humaine et non de son
état *extranaturel*, pendant son union avec le
corps. Toutefois y serait-elle encore dans son
état naturel, elle n'y agit pas au dehors sans
l'enveloppe qu'elle informe ; elle ne s'y rend
accessible qu'aux sens ; parce que étant, en raison de ses propriétés ineffables, tout entière
dans la moindre des parties idéales de son tout,
elle peut avoir l'apparence de multiplier son
existence sans multiplier son individualité et
conséquemment sans nullement déroger à la nature de son union. Que sait-on d'ailleurs des
mouvements internes de son enveloppe, des
sentiments confus de l'homme, dont l'âme subit
ces métamorphoses apparentes ?

6. — Il est toujours certain que l'âme ne peut,
dans aucune circonstance, agir nullement du
corps sans le corps. Comment pourra-t-on maintenant comprendre qu'une volonté externe est
la cause non seulement du sommeil lucide, mais
aussi de l'empire sur le mouvement nécessaire
des époptes, et de leur intuition qui embrasse le
passé, l'avenir, le présent, sans distances de
temps et de lieux ? Je veux penser que cette
volonté ne soit que l'âme même sous la modification de vouloir. Mais entend-on comment

elle peut agir, même avec le corps, d'une manière si extraordinaire et si inintelligible ?

Nous en avons assez dit pour démontrer que cette action est naturellement impossible. Néanmoins, supposons qu'elle existe contre toute expérience et contre tout bon sens ; mais peut-on lui rapporter des effets qui n'ont aucune analogie avec elle ? Peut-on concevoir comment un *magnétiseur*, par sa volonté ou par son âme, maîtrise tous les ressorts du mouvement nécessaire de ses époptes, tandis qu'il est inapte à dominer sur le moindre des siens propres ? Peut-on concevoir comment cet être merveilleux peut par sa puissance magique montrer à ses élèves ce qui se passe aux Antipodes et dans les planètes, tandis qu'il est stupidement étranger même à ce qui se trouve derrière lui ? Peut-on concevoir comment cet instituteur incomparable peut par son talent sublime, inspirer à d'autres une science infuse et universelle, tandis qu'il est lui-même dépourvu, peut-être, des premières connaissances naturelles ?

Sur quoi est donc fondé l'affinité d'une volonté externe avec le sommeil lucide et ses accessoires ? Est-ce sur ce qu'avance l'auteur du mode des perceptions de l'âme humaine, que la volonté de l'homme peut agir à distances, de même que l'électricité, l'attraction et le galvanisme ? C'est la même chose que de dire que Paris est brillant, parce qu'il a plu abondamment à Otahiti, et que l'océan nourrit d'innombrables poissons, parce qu'il plaît aux hordes errantes de sauvages de ne vivre que de venaison. Quel rapport y a-t-il entre la volonté humaine et l'action de l'électricité, de l'attraction et du galvanisme ?

Eh ! la volonté humaine ou une volonté externe est la cause du sommeil lucide et de ses accessoires, non parce qu'elle a jamais convaincu quelqu'un de son efficacité ; mais parce qu'elle a été une fois avancée imprudemment comme telle ; et il appartient à l'amour propre de soutenir son propre ouvrage, même en dépit de l'évidence contraire. Je suis profondément convaincu qu'il n'y a pas un *magnétiseur* qui, tout en défendant de toutes ses forces, ce dogme fondamental de sa profession, ne l'ait vu démenti sans cesse par ses propres expériences.

7. — Si l'on considère ensuite l'atteinte tyrannique que porte l'action d'une volonté externe à la liberté individuelle, dogme naturel, prouvé plus par le sentiment de la conscience propre, que par la marche de l'ordre social, on ne peut pas s'empêcher de dire au fond de son cœur que l'auteur d'un paradoxe si révoltant et si immoral ne peut être qu'un génie infernal ou un homme tout à fait dépourvu de bon sens. Ceux qui se le déguisent par le seul motif que, sans éprouver la moindre contradiction, on en parle librement dans les cercles, n'ont pas moins contre eux leur raison, qui sans cesse le leur reproche.

L'action d'une volonté externe n'est que l'exercice d'un pouvoir absolu sur la volonté d'autrui à son insu et malgré lui ; c'est-à-dire en dépit de toute résistance. Pour peu qu'on suppose que ce tyran ne maîtrise que de concert avec l'adhésion du *patient*, on renonce de suite à lui déférer l'honneur d'une cause *efficiente*, qui est le sujet de la discussion.

Quelle loi, d'après cette doctrine, peut exiger

de l'homme qu'il cède minutieusement à toutes ses injonctions si, dans le bien et le mal qu'il fait, il ne peut pas agir par son arbitre, subordonné au premier venu qui veut s'en emparer ? Serait-il supportable de penser que l'être infiniment juste le soumette au prix de récompenses ou de peines à des préceptes dont il ne connaît que l'observance peut-être indépendante de sa volonté délibérée. Ne serait-ce pas se jouer de la misérable humanité de la part d'un Dieu aussi puissant que plein de bonté ?

Il faut donc établir, bon gré mal gré, ou que tout se régit par un aveugle hasard, ou que la supposition de l'action d'une volonté externe sur tout individu est non seulement absurde dans son application, mais impie aussi dans ses funestes conséquences. Encore l'athée même ne conviendra jamais que l'homme, dans ses actions, est forcé de se conduire par une impulsion semblable. Il voit que, dans l'ordre social l'autorité humaine n'a, avec sagesse, décerné des récompenses à la vertu, et infligé des peines au crime, que parce qu'elle est pleinement convaincue que les membres de la société sont naturellement aptes à remporter les unes et à éviter de mériter les autres.

Mais pourquoi avoir recours à des preuves externes pour établir la liberté individuelle de l'homme ? N'en est-il pas intimement convaincu, en se sentant le maître d'agir, de ne pas agir, et d'agir même en sens contraire ? Ceux des sophistes qui ont mis ce point en problème y ont plutôt exercé leur génie, que cherché à y découvrir une vérité méconnue. Mais les *magnétiseurs* qui veulent absolument y trouver un principe complètement démenti par l'expérience, perdent inutilement leur temps, surtout en s'y embarquant plutôt par obstination, que par l'espoir d'atteindre leur but. Il faut chercher la vérité où elle est, et non où il nous plaît qu'elle soit.

8. — D'après tout ce que nous avons exposé jusqu'à présent, on a dû déjà sentir qu'elle est la cause précise du sommeil lucide et de ses accessoires ; et ce que nous dirons dans la suite la rendra aussi intelligible qu'elle peut l'être. Toutefois, nous dirons péremptoirement que l'action d'une volonté externe y est aussi étrangère que l'agriculture l'est à l'art militaire, et qu'on cherchera en vain cette source, si on la cherche ailleurs que dans les époptes mêmes. Oui, ce sont eux qui la recèlent, et qui d'après la variété de leur complexion, y donnent tant de nuances différentes.

Aussi, tous, ou du moins une grande partie d'entre eux, qu'au commencement de leur sommeil les *magnétiseurs* prétendent être souples sous l'empire de leur volonté, résistent dans la suite avec une obstination que ces hommes puissants ne parviennent jamais à rompre. Quand ils n'auraient d'autres preuves que celle-ci de l'incompatibilité de leur cause avec les effets qu'ils veulent expliquer, n'en auraient-ils pas assez, étant de bonne foi, pour se désister de leur prétention absurde et impie ?

Il est certain que les époptes ne dorment que lorsqu'on le leur commande. Mais s'ensuit-il que la volonté de celui qui le leur prescrit soit la cause de leur sommeil, comme il y a des *magnétiseurs* qui le prétendent, même avec un air de triomphe ? Combien n'y a-t-il pas d'époptes qui dorment, quand, et toutes les fois qu'ils le veulent ? Et ne dorment-ils pas tout naturellement la nuit, sans être assujettis à aucune action externe, toujours susceptibles de s'acquitter de tout ce qu'ils exécutent dans leurs sommeils occasionnels ?

Il est reçu dans la corruption du langage de confondre souvent les causes *occasionnelles* avec les causes *efficientes*. Dans les discussions sérieuses il n'est question que des secondes et non des premières lorsqu'on les nomme absolument sans addition qui leur donne une autre détermination particulière. Le vulgaire dit qu'un jardinier est la cause des fleurs d'un parterre ; que le beau temps est la cause de la promenade des citoyens et que l'obscurité des nuits est la seule cause des vols et des meurtres. Cependant il est constant que des parterres en friche produisent aussi parfois des fleurs ; que des citoyens se promènent aussi parfois dans un mauvais temps, et qu'on commet aussi parfois des vols et des meurtres publiquement en plein jour. Est-ce que les mêmes effets peuvent provenir de causes si opposées ?

Les époptes ne dormiraient pas certes quand on le veut si on ne le leur recommandait pas ; et néanmoins ils auraient le pouvoir de dormir, s'ils le voulaient. L'ordre des concentrateurs n'est donc qu'une cause *occasionnelle* et non *efficiente*, c'est-à-dire, une cause qui engage la cause réelle et précise à se mettre en action pour produire l'effet qui lui est propre et naturel, mais qui lui est insuffisante à la produire par elle-même.

9. — Il faut à cette occasion dire quelques

mots sur la cause *efficiente* qui est la cause proprement dite, et établir la différence entre elle et ce qu'on appelle le *principe*.

Cette cause doit toujours précéder ses effets, et doit lui être antérieure. Voilà pourquoi les dispositions au sommeil lucide, existant avant toute action d'une volonté externe, annoncent leur cause ailleurs que dans cette misérable cheville. Aussi a-t-on une connaissance certaine des caractères de ceux qui, pour être époptes naturels, sont aptes à être des époptes occasionnels. Ce sera un sujet de développement qui nous occupera ailleurs, lorsque nous parlerons des indices de l'existence du sommeil lucide et de ses accessoires.

On doit entendre maintenant que nul effet ne peut exister sans le concours de la cause *efficiente*, et que s'il en existe quelqu'un indépendamment de son influence, il appartient à une autre cause qu'à la cause désignée.

Le *principe* est ce d'où l'on connaît qu'une chose est ou existe. Cette exposition doit faire voir que toute cause *efficiente* qui recèle le même caractère est aussi toujours un principe, et que le principe ne peut jamais être une cause *efficiente*, parce qu'il n'a pas ce qui la constitue. Nul effet ne peut donc être attribué à un principe, de même que nulle conséquence ne peut être rapportée à une cause. Toutefois il est beaucoup moins incohérent d'entendre dire qu'un effet provient d'un principe, que d'entendre dire qu'une conséquence dérive d'une cause, parce que nul principe n'est jamais cause, et que toute cause est toujours principe.

Il est aisé maintenant de comprendre que si les effets sont toujours postérieurs à leurs causes, les conséquences sont toujours *concomitantes* de leurs principes ; de sorte qu'un principe, aussitôt qu'il est énoncé, donne de suite à entendre les conséquences qu'il recèle ; mais il n'en est pas de même d'une cause par rapport à ses effets. Le principe est un signalement caractéristique de toutes les conséquences qui s'y lient par leur existence ; et la cause n'est que l'indication d'une source susceptible seulement de produire.

Un père, dans l'ordre de la nature, est à la fois la cause et le principe de son fils. Comme cause il existe avant son fils, et comme principe il n'est tel que dès que le fils existe. Il a donc fallu que pour produire le fils, il existât avant lui ; mais pour faire connaître comment le fils est tel, il ne faut que le moment où il est père. Par là il est clair que le principe d'une maladie n'est pas le même que sa cause, le premier n'existe que dès que la maladie se développe, et la seconde ne peut être telle que parce qu'elle a existé bien avant son développement, ses progrès et son explosion.

10. — Dans l'ordre surnaturel, le Père ne peut pas être la cause du Fils, mais bien le principe ; de même qu'ils sont l'un et l'autre le principe du Saint-Esprit, et non la cause parce que par la nécessité de l'action d'une nature infiniment parfaite qui exclut toute succession, aucune de ces personnes ne pouvaient exister l'une avant l'autre. La conception humaine n'établit entre elles un ordre de primauté qu'en raison de la priorité de principe et non de celle du temps, de même qu'elle l'établit dans la faculté d'*entendre* avant celle de *vouloir* chez l'homme, quoique l'une et l'autre soient une même âme.

Le vulgaire incrédule qui regarde l'ineffable mystère de la trinité comme un paradoxe, me force à faire sur ce sujet quelques réflexions purement philosophiques, indépendantes de toute doctrine révélée. Si on lui demande le motif de sa répugnance à l'admettre, il croit répondre victorieusement en disant que la pluralité des personnes repousse l'individualité d'une nature. Mais sait-on que la pluralité des personnes dans une nature infiniment parfaite est conforme à la raison humaine, et que ce qui s'y confond n'est que la précision du nombre ternaire. Aussi rapporte-t-on qu'un ancien métaphysicien a dit que *si Dieu existe, il n'est pas seul.*

Quoi qu'il en soit, il est toujours certain que Dieu a pensé, pense et pensera éternellement, permanemment et invariablement ; et il n'a pensé, ni ne pense, ni ne pensera à d'autre objet qu'à lui seul. Ce qui n'est pas susceptible de changement est, d'après tous les philosophes, une substance. La pensée de Dieu est donc une substance, et une substance qui est la même en individualité que sa nature, parce que l'objet de cette pensée n'est que cette même nature. Néanmoins ce Dieu qui pense, se distingue de l'objet de sa pensée, comme tout principe pensant se distingue de ce qui alimente sa pensée. Voilà la seconde personne distincte de la première, mais qui est la même dans sa nature singulière. La raison humaine pourrait de même en déduire d'autres innombrables, sans s'arrêter jamais dans ses recherches, si elle continuait à prendre pour base de sa marche les données de sa première conséquence.

C'est ici où la révélation se prononce, en déclarant qu'il n'y a dans la nature divine ni plus ni moins de trois personnes, et que ce nombre ternaire est apte à consommer une action infinie. La raison humaine qui y démêle la pluralité des personnes, ne pouvant pas en déterminer le nombre doit donc nécessairement se confondre devant la précision de la trinité, non comme impossible à exister, mais comme inaccessible à ses efforts. Ceux qui pensent que la croyance dans le mystère de la trinité est absurde, parce qu'une nature singulière ne peut pas supporter la pluralité des personnes, portent donc un jugement téméraire sur un sujet qu'ils ne connaissent pas.

11. — Revenons maintenant au point d'où nous sommes parti pour examiner quelques observations dont les défenseurs de l'action d'une volonté externe croient pouvoir tirer parti en faveur de leur prétention.

Au rapport de Mme la baronne de Staël, dans son *Allemagne*, on pense dans le Nord que la volonté humaine où l'âme agit sur les métaux, de sorte qu'une bague d'or, suspendue en l'air par un fil, prend la direction que veut lui donner un agent libre. J'ai assisté en France à de pareilles expériences, et j'ai vu qu'en effet le succès répond à l'annonce. Mais il faut remarquer que l'événement ne justifie plus le principe dès qu'on interpose une certaine distance entre le métal et l'agent, et à plus forte raison dès que la distance dépasse les bornes de la circonscription des sens. On ne peut donc pas en conclure que le principe qui agit sur les métaux est le même que celui qui endort à toute distance quelque éloignée qu'elle puisse être.

Il est certain que l'esprit ne peut pas agir

immédiatement sur la matière sans un intermédiaire, comme nous le verrons plus clairement dans la suite. Ce n'est donc pas la volonté où l'âme qui agit sur les métaux, mais un intermédiaire mû par elle. Il est très possible que les émanations visuelles soient subordonnées à la direction de sa volonté, et qu'elles ne provoquent un effet perceptible qu'à raison de la petitesse des distances et des masses, sans nul égard aux qualités spécifiques de ces dernières.

Nous avons déjà observé que l'âme, dans son union avec le corps, ne peut pas agir au dehors sans son concours, sous peine de cesser d'être un individu. Aussi l'on remarque que dans l'expérience précipitée l'effet n'a pas lieu dès que le corps est hors d'état d'y exercer son influence.

Du reste, ne pourrait-il pas se faire aussi que la provocation de cet effet appartienne à des causes inaccessibles aux sens autres que l'action de la volonté d'un homme. Les ondulations de l'air produites par le son de la voix de ceux qui parlent, ou par l'agitation des membres de ceux qui gesticulent, ne pourraient-elles pas donner au métal suspendu une direction qu'ensuite une interprétation bénigne attribue au sens voulu ?

Quoi qu'il en soit, il est certain que quand même les métaux seraient subordonnés à l'action de la volonté humaine, ils n'offriraient aux partisans de l'action de cette faculté pour endormir aucun appui en faveur de leur prétention. Le sommeil, qui se développe à toute distance à travers tout obstacle et non sans des dispositions requises, n'a rien de commun avec les métaux suspendus qui ne se meuvent qu'à des distances précises, et, ce qui est plus encore, sans être entravés par des obstacles ; observation que j'avais oublié de faire plus haut.

12. — Ce que les naturalistes rapportent au sujet de certaines espèces d'animaux, dont les uns attirent les autres pour en faire leur nourriture, et dont d'autres tuent l'homme pour le seul plaisir de le détruire, ne peut pas non plus donner de consistance à l'action d'une volonté externe pour provoquer le sommeil lucide. Ces observations ont consigné dans leurs Mémoires que la couleuvre attire par son regard le crapaud dans sa gueule et le crapaud exerce la même influence sur le rossignol. On ajoute aussi que l'aspic, par la seule force de sa vue, prive l'homme de tout sentiment de vie, quoique, plus robuste que son impitoyable agresseur, il soit en état de s'en défendre et de le terrasser. Les *magnétiseurs* en concluent lestement que cette vertu n'existant chez ces brutes qu'en raison de l'action de leur volonté, elle existe de même chez l'homme pour provoquer le sommeil lucide chez ses semblables.

Il est également constant aussi que des femmes, à la vue d'une souris, d'une araignée et de tout reptile, tombent en pâmoison et s'évanouissent ; que des personnes de tout sexe se crispent et tremblent de tous leurs membres devant une exécution capitale, et que nul individu ne peut se défendre de détourner la vue d'un corps mort en putréfaction, à quelque espèce d'animaux qu'il appartienne. Dira-t-on conséquemment que la volonté de la souris, de l'araignée, des reptiles, des malfaiteurs, des cadavres provoquent ces sensations affligeantes ?

Ce n'est donc pas la couleuvre qui attire le

crapaud par sa volonté, ni la couleuvre, ni le crapaud qui, par la lueur, attirent le rossignol, ni l'aspic qui, par la sienne, abat l'homme. C'est le crapaud qui se trouve saisi en voyant la couleuvre, c'est le rossignol qui se trouve saisi en voyant la couleuvre et le crapaud : c'est l'homme qui se trouve saisi en voyant l'aspic. Si ces prétendus agresseurs n'avaient qu'à vouloir pour faire des victimes, il n'y aurait pas un crapaud où il y aurait une seule couleuvre ; pas un rossignol où il y aurait un seul crapaud ou une seule couleuvre, et pas un homme où il y aurait un seul aspic. Il ne tiendrait qu'à ces ennemis de voir tout et de ne pas être vus, pour porter leurs coups avec assurance et certitude.

Ce saisissement a ses espèces différentes. Il en est qui ne produisent que la crainte sans gêner la liberté de la fuite. Tel est celui d'une souris devant un chat. Il en est qui ne produisent que l'horreur en laissant encore tout l'exercice de la liberté. Tel est celui du témoin d'un meurtre barbare et imprévu. Il en est enfin qui produisent l'effroi en troublant l'esprit, en dérangeant la circulation du sang et conséquemment, en paralysant tout usage de la liberté. Tel est celui d'un homme qui, étant sans armes, se trouve poursuivi à mort par un ennemi armé.

i3. — Il y a dans la nature des êtres qui sont essentiellement sympathiques et antipathiques, de même qu'il y en a d'autres qui ne sont sympathiques ou antipathiques que par une prévention favorable ou défavorable. C'est dire qu'à force de répétition des actes de l'esprit sur les perfections ou les imperfections de quelqu'un on se prévient en sa faveur ou contre lui. Dans l'un et l'autre cas il y a une conviction intime ; mais avec cette différence que dans le premier cette conviction est naturelle et conséquemment indomptable et que dans le second elle n'est qu'acquise et conséquemment susceptible d'être changée.

On sait déjà que la conviction intime n'est qu'un principe actif qui, d'après son motif, entraîne la volonté à exercer son empire sur tous les fluides internes. Si ce motif insinue qu'on est forcé d'être aux arrêts devant l'être antipathique, on reste aux arrêts : c'est ce qui arrive au crapaud devant la couleuvre. S'il porte que le danger est inévitable devant lui on cherche à le fléchir par des accents plaintifs : c'est ce qui arrive au rossignol devant la couleuvre et le crapaud. S'il prive enfin de toute liberté de réfléchir et d'agir, en présentant à l'esprit le coup de la mort comme frappé, on meurt sur-le-champ même, ou, pour mieux dire, on tombe en défaillance, et l'on meurt ensuite par défaut de secours opportuns ; car la mort subite n'existe pas, comme nous le verrons dans la suite.

Voilà ce que le Français, sans s'embarrasser de la distinction entre la conviction intime qui est naturelle et la conviction intime qui est acquise, énonce dans un proverbe vulgaire, en disant que *chacun a sa bête noire*. Le sentiment de cette formule est si exact qu'il peut aussi être étendu aux règnes végétal et minéral. Tous les corps en ont d'autres avec qui ils sont naturellement antipathiques ; de même aussi qu'en sens contraire, ils en ont d'autres avec qui ils sont naturellement sympathiques ? Ce n'est donc qu'une loi de la nature, que dans ses trois règnes les êtres se choquent entre eux et s'attirent mutuellement.

Toutefois, le règne animal l'emporte sur les autres règnes par la faculté de réflexion ; et l'homme s'y distingue entre tous les individus par la supériorité de sa raison. Dans les végétaux et dans les minéraux, l'action de la sympathie et de l'antipathie est absolue et aveugle. Chez les animaux elle est susceptible d'augmentation et de diminution, étant réglée par des moyens aptes et propices. Ainsi ils peuvent élever à l'action d'un effroi qui paralyse tout usage de la liberté une action qui originairement n'a d'autre puissance que de produire la crainte ; de même qu'ils peuvent réduire à l'action d'une simple crainte une action qui naturellement a la vertu de produire l'effroi. Mais dans aucun cas, ils n'ont la faculté d'anéantir tout à fait une action naturelle de ce choc et de cette attraction.

14. — Le tigre, dans la chasse qu'il fait aux singes, tire habilement parti de cette faculté, en convertissant en effroi une action simple de crainte. On sait déjà que cet animal indomptable aime moins la chair de sa proie que son sang pour étancher la soif dont il est sans cesse altéré. Lorsque dans ses excursions il rencontre des bandes de singes, il ne se jette pas sur elles en forcené qui porte ses coups au hasard ; il tâche adroitement d'en isoler quelqu'un de la troupe. Il sait par instinct ou par expérience qu'en attaquant la foule au milieu du bois il s'expose à des tentatives vaines, en raison de l'agilité dont le singe est naturellement doué de sauter sur les arbres et de passer de l'un à l'autre.

Le tigre écarte de ses compagnons l'impru-, dent singe qui semble seconder ses desseins; par la seule crainte qu'il sait que sa présence lui inspire, et ne l'assaille visiblement de front que lorsqu'il le trouve devant des arbres isolés. Le singe, devant une agression si brusque, n'ayant plus le choix de la retraite, s'abrite sur le premier arbre qui lui offre une sûreté contre le danger, et s'apercevant ensuite qu'il n'a pas la facilité d'éluder les poursuites de son redoutable ennemi en sautant d'un arbre sur un autre, il voit clairement qu'il est cerné. C'est alors qu'il sent le piège, et pendant que, tremblant il se tient fortement aux branches tout en haut de l'arbre où il sait que son agresseur ne peut pas le joindre, celui-ci paisiblement assis sur ses pattes devant le tronc, le fixe de ses yeux étincelants, sans se permettre un seul instant de détourner ailleurs ses regards.

Le rusé chasseur connaît mieux que le singe, quoique pour tout le reste aussi rusé que lui, que par ce moyen il convertit graduellement sa crainte en effroi et éloigne de lui tout espoir de délivrance. Lors enfin que le tigre trouve sa proie au degré d'étourdissement et de trouble intérieur où il la désire, il pousse tout à coup un hurlement effrayant et horrible pour la surprendre et pour produire sur elle un saisissement auquel elle ne s'attend pas. A ce bruit imprévu, le singe perd toute connaissance des moyens de sa défense, et tombe plus mort que vivant sous les griffes mêmes de l'adversaire qu'il voulait éviter avec tant de soins.

Il ne faut pas croire cependant que ce que nous avons dit de la sympathie et de l'antipathie soit naturelle, soit acquise, annonce toujours et constamment une réciprocité égale entre les objets de relation. Quelquefois de deux objets dans les trois règnes de la nature, l'un repousse l'autre, tandis que celui-ci tend à attirer celui-là. Ainsi la couleuvre qui attire le crapaud est naturellement repoussée par lui. Néanmoins, on peut établir que le plus souvent les êtres qui se repoussent ou qui s'attirent ont toujours une réciprocité quelconque. Le crapaud qui inspire de l'horreur à l'homme en éprouve de même devant lui. On dit que des crapauds sont morts pour avoir été, pendant quelque temps, fixés par le regard humain, quoiqu'on attribue cet effet à l'action de la simple volonté.

SÉANCE XIV

DE LA FUTILITÉ DE LA SUPPOSITION D'UN FLUIDE MAGNÉTIQUE

I. — Si ce qui est un fluide est un corps liquide, ayant la propriété caractéristique de se niveler à la surface du globe, il faut convenir que rien n'est plus abusif que cette dénomination dans la bouche des physiciens, pour être appropriée à ce qui n'a nul rapport avec son sujet. Il existe, certes, des effets devant l'aimant, devant la machine électrique, devant la pile galvanique ; mais je ne puis pas concevoir qu'ils se développent par un fluide qui n'en a pas la propriété caractéristique. La raison et quelquefois aussi des sensations m'y décèlent des émanations particulières, mais toujours de ces émanations qui conviennent à tout corps et nullement des fluides.

Les *magnétiseurs*, en établissant un fluide *magnétique* ont été plus conséquents que les physiciens ; ils l'ont répandu dans toute la capacité de l'espace, comme un océan invisible qui n'a d'autres bornes que celles de l'univers. Idée gigantesque, digne d'un meilleur objet : D'après cette base, il est évident qu'il n'est dans l'espace nul être qui ne s'y trouve plongé par une inévitable loi de la nature. Les animaux n'y vĭvant que comme le poisson, divisé en espèces, sous le genre commun de *nageurs*.

Cette courte exposition, qui s'attache parfaiment à l'idée qui convient au mot fluide, ne se fonde que sur le fait même qui suppose qu'on ne s'endort que par l'action d'une volonté externe. Les *magnétiseurs* prétendent que cette faculté ne fait que diriger le fluide qui naturellement a la vertu d'endormir, sans y ajouter le moindre éclaircissement ultérieur qui puisse nous donner la connaissance de leurs secrets. Cette méthode de démontrer est si claire, si précise et si concluante que je suis honteux de trouver à y redire.

Quoique nous ayons assez vu dans la séance précédente ce que peut la volonté humaine, je ne puis pas néanmoins m'empêcher de demander comment elle fait pour diriger un fluide qui submerge déjà tout ce qui existe ? L'eau, qui a la vertu de mouiller, mouille tout ce qui s'y plonge sans aide d'aucune action externe. L'air, qui a la vertu de noyer dans son sein tout ce qui appartient au globe terrestre, y noye tout corps sans aucun secours étranger. Les liqueurs spiritueuses, qui ont la vertu d'enivrer, enivrent d'elles-mêmes tous ceux qui en usent, sans que personne y contribue. Si le fluide *magnétique*, doué d'une vertu somnifère, submerge tout être susceptible de s'endormir, comment une volonté externe peut-elle en disposer au gré de ses caprices ? D'ailleurs ce qu'on dirige sur un objet, n'est que ce qui en est éloigné par une distance quelconque. Si tout être de l'univers est plongé dans le fluide *magnétique*, par quelle magie peut-on diriger ce qui est déjà en contact avec toute personne ?

2. — Il est tout à fait ridicule de combattre ce qui n'existe que dans une imagination en délire ; néanmoins il est utile d'en révéler les incohérences les plus frappantes.

Admettons que ce fluide merveilleux est essentiellement la propriété d'endormir, étant dirigé comme une volonté externe. Pourquoi n'endort-il donc pas tous ceux qui se soumettent à son action ? On prétend qu'il n'a d'influence que sur les malades. Mais il est constant que tous les malades n'en éprouvent pas l'effet. Même, il est plus commun de trouver des époptes dans les personnes bien portantes en apparence que dans les malades réels. Nous avons déjà observé que nul individu de l'espèce humaine n'est parfaitement bien portant : et nous observons maintenant que s'il y en a de bien portants, d'après l'acceptation commune, la plus grande partie des époptes est du nombre. De quelque manière qu'on considère donc la nature du fluide *magnétique* sous la direction d'une volonté externe, il est clair que sa supposition n'offre aucune réponse qui persuade la raison.

Néanmoins, nous répétons encore ce que nous avons dit ailleurs, que tout épopte est toujours intérieurement malade de *faiblesse*, de même que ceux qui sont rebelles au sommeil lucide sont malades d'*engorgement*, et que de ces deux classes la seconde est plus près de la tombe que la première. Si le fluide *magnétique*, même étant dirigé par une volonté externe, n'agit pas indistinctement sur tout le monde, c'est parce qu'il n'existe pas dans la nature, et non parce qu'il ne trouve pas de sujets aptes.

Il ne suffit donc pas de forger des hypothèses et de les entasser les unes sur les autres, pour expliquer plausiblement quelques effets qui semblent être susceptibles de ce moyen de développement dans le sommeil lucide : le bon sens exige, dans ce genre d'entreprises, pour que l'invention ait une valeur du moins fondée, qu'elle se lie dans toutes ses parties et avec tous les résultats de la cause qu'elle tend à approfondir ; autrement c'est se jouer du public que de vouloir lui expliquer ce que l'inventeur des hypothèses ne conçoit pas lui-même dans son sujet.

Ce qui m'étonne le plus dans la conduite des *magnétiseurs*, c'est que dans mille et une raisons décousues qu'ils ont données en faveur du sommeil lucide et de ses accessoires il n'y en a pas une qui satisfasse l'avidité naturelle de s'instruire, surtout dans les choses obscures. Tout est marqué dans leur conversation et dans leurs écrits au coin de l'évasion. On croit lire dans leurs feuilles périodiques de la veille quelque apparence de vraisemblance dans leurs principes, et l'on se trouve étonné de trouver dans celles du lendemain des contradictions qui détruisent toute l'illusion de l'esprit qui s'attendait à y puiser de nouvelles lumières.

3. — En croyant éluder le poids et la force des objections qui détruisaient la supposition du fluide *magnétique universel*, on introduisit une nouvelle dénomination de fluide *magnétique animal* et une autre de fluide *magnétique végétal*, comme on en admet une troisième sous le nom de *magnétique minéral*. Le premier,

d'après les défenseurs de cette invention, n'est commun qu'aux animaux, et le second agit aux végétaux, mais sous l'expresse condition de n'avoir d'action, dans l'un et l'autre cas, que sous la direction de la volonté humaine, pour pouvoir être utile aux hommes.

Les nouvelles objections auxquelles cette pitoyable cheville donna lieu, sans résoudre un grande partie des premières n'empêchèrent pas les *magnétiseurs* de marcher pendant longtemps sous sa tutelle, et peut-être même jusqu'à présent. C'était élever la théorie du sommeil lucide sur les mêmes bases que celles sur lesquelles le docteur Pettetin éleva la théorie de la catalepsie. Une électricité animale était pour ce médecin l'agent de cette maladie, d'après ses observations sur une femme qui en était atteinte à Lyon. Comme on ne fait plus aucune mention du fluide *magnétique animal* et *végétal* dans les feuilles périodiques, il est à craindre que cette invention ait le même sort que l'autre.

On observa à ces *faiseurs* de systèmes qu'un épopte, même habitué à s'endormir occasionnellement, s'entretient souvent pendant plusieurs heures avec son concentrateur, sans éprouver la moindre atteinte de sommeil, malgré tous les efforts de ce dernier pour y parvenir par l'action de sa volonté interne, mais non exprimée, sur son fluide *magnétique animal*. Cette objection qui est décisive et péremptoire, ne les ébranla nullement : ils passèrent outre ; et établirent pour base de leur système que l'agent qui endort devait être plus robuste que le patient qui s'y prête, sous peine d'une lassitude accablante et même d'attraction des maux du dernier s'il était malade.

Cet aphorisme fut suivi pendant plusieurs années, et malgré la pratique de précaution qu'il prescrit, on se plaignit toujours de maux de poitrine, de douleurs dans les membres, et d'autres malaises de ce genre, toutes les fois qu'on sortait de toucher quelqu'un, ou de gesticuler sur lui pour l'endormir, ou pour lui procurer un bien-être.

On vint enfin en foule à ces séances, où sans effort je faisais de nouveaux époptes. On y remarqua qu'au seul mot : *dormez*, ou à un seul geste de la main ou même à l'indication du premier objet qui se présentait à ma vue, plusieurs personnes passaient au sommeil lucide et étaient aptes à donner des consultations. J'y montrais même des enfants qui endormaient de grandes personnes à la simple présentation de la main, sans éprouver la moindre sensation pénible. Le lecteur veut-il savoir ce qu'on conclut de cette démonstration expérimentale ? Que j'avais une volonté *assommante* ; mais c'était toujours une volonté qui était la cause de tous ces effets.

4. — Dès cette époque on parla un peu moins du fluide *magnétique animal*. Néanmoins je dois ici remonter à sa source. M. de Montrevel avait annoncé le premier que l'un de ses époptes avait remarqué qu'il sortait par les doigts de ce concentrateur une émanation ignée en rayons divergents, et que, comparés à l'électricité atmosphérique dans les temps orageux ces effluences avaient un éclat beaucoup plus lumineux que ce foudroyant mystère de la nature. Quelques autres circonstances, que cet observateur y avait ajoutées, tendaient à rapporter que ce prétendu fluide, répandu, d'après son

oracle plus sur les bords des eaux que dans les lieux méditerranés, et descendant toujours de haut en bas, se personnifiait avec les concentrateurs, pour être à la disposition de leur volonté.

Voilà la source du nouveau système qui commence néanmoins à vieillir. On doit voir que ce fluide n'est plus comme un Océan qui submerge l'univers dans son sein : il n'en veut qu'à la terre, éparpillé çà et là en portions inégales, mais plus abondamment près des mers, des fleuves et des étangs que sur les montagnes, sur les forêts et sur les prairies. L'espèce humaine ne s'y noye plus, comme auparavant ; elle est à son aise, en exerçant un pouvoir absolu sur un être empressé à lui obéir.

Il est de fait que tous les époptes auxquels je me suis adressé pour vérifier cette émission des rayons lumineux par le bout des doigts, ont confirmé le rapport de M. de Montrevel, sans être d'accord sur aucune des parties du reste. Mais ils ont vu aussi le même effet sur le premier venu et sur eux-mêmes, lorsqu'on leur frottait un membre quelconque avec un peu de force. Même toutes les fois qu'on agite l'air avec violence devant leurs yeux clos, ils détournent tous, en général, leur tête par l'impossibilité de supporter l'éclat d'une lumière invisible. Ils l'éprouvent même au milieu des ténèbres.

Ce fluide lumineux est donc plus répandu qu'on ne le dit ; ou, pour m'exprimer mieux, il est également répandu sur la terre et sur les eaux. Etant de plus commun à tout individu de l'espèce humaine, il n'est donc pas le partage des seuls concentrateurs. Sortant en outre de tout membre, il n'a donc pas son issue seulement par le bout des doigts. S'accommodant enfin aux époptes, c'est-à-dire, aux êtres qui en attendent l'influence pour s'endormir, il n'est donc pas *magnétique*. Nous pourrions ajouter aussi qu'il n'est pas même *animal* ; parce qu'il convient de même aux minéraux, dès qu'ils se froissent.

D'après ces conséquences, dont les principes sont à la connaissance de tout le monde, pour subir la vérification nécessaire, je n'ai pas besoin de relever les rêves de l'oracle de M. de Montrevel : nous avons déjà établi que ce qui n'était pas commun à tous les époptes est toujours une monnaie sans aloi.

5. — Il reste maintenant à rendre compte de la cause qui donne aux émanations humaines l'éclat de la lumière ; car toute effluence des corps inanimés ne jouit pas de cette prérogative. Il faut par conséquent étendre à toutes les émanations animales la qualité ignée qui se découvre chez les hommes.

L'opinion de l'immortel Newton sur la nature de la lumière n'est pas la plus exacte, surtout s'il est vrai que le soleil est un corps opaque, d'après les observations les plus récentes. Des anciens et des modernes avaient pensé que la lumière n'était qu'un fluide lumineux répandu dans l'univers, n'ayant besoin, pour être visible que d'une certaine agitation provenant d'un moteur externe. Cette opinion est conforme au récit de la Genèse, où il est dit que le soleil ne fut créé que quelques jours après la création de la terre ; c'est-à-dire après que la lumière avait déjà éclairé l'univers, et elle est en même temps appuyée par les observations et l'expérience qui, dans plusieurs circonstances, font voir la lumière au milieu des ténèbres.

D'après cette hypothèse, qui a la force d'un fait positif, il est très naturel, que toutes les émanations animales, lorsqu'elles peuvent être accessibles à une vision délicate, ne s'offrent que sous l'éclat de la lumière. La violence avec laquelle elles échappent des corps animés est si rapide, qu'elles agitent l'air ambiant et donnent la vie au fluide lumineux qui s'y cache. Elles ne peuvent fuir qu'en rayons, et en rayons divergents, comme le trouvent les époptes.

Au lieu que l'air, étant agité sans régularité devant leurs yeux fermés, ne peuvent leur présenter qu'une masse de lumière qui les éblouit et les force à détourner la tête. Quoique la vue externe n'existe pas chez eux pour éprouver cet effet, elle existe néanmoins intérieurement, soumise aux mêmes lois, comme nous l'avons déjà remarqué ailleurs, en parlant des cinq sens.

Ces rayons lumineux peut échapper par tous les pores, et conséquemment par toute partie de tous les corps animés; mais ils ne peuvent pas être perceptibles en raison de la petitesse de la masse d'émanations, et en raison des entraves qui en empêchent la direction, et des vêtements chez les hommes, et du poil et de la laine chez les brutes. Ainsi, les époptes en reconnaissent l'existence toutes les fois qu'on frotte les membres de tout être vivant.

Les émanations doivent être beaucoup plus abondantes chez les hommes, dans les extrémités des doigts qu'ailleurs; parce que toutes les ramifications des nerfs qui repoussent au dehors toutes les substances superflues et volatiles, y aboutissent et y consomment toute l'action et l'exercice de leurs fonctions. Les rayons lumineux que les époptes y voient plus particulièrement qu'ailleurs, ne peuvent donc être que proportionnés à la masse d'émanations, et conséquemment beaucoup plus perceptibles.

Les *magnétiseurs* s'obstinèrent encore davantage dans l'opinion de l'existence de leur fluide *magnétique animal*, sans savoir trop comment, lorsqu'ils entendirent certains rapports de leurs confrères qui assuraient qu'ils éprouvaient eux-mêmes, en promenant leurs mains sur quelqu'un, d'agréables crispations, qui annonçaient sensiblement des émissions de leur corps.

Je n'ai pas l'habitude de révoquer en doute ce qui étant possible, a encore le mérite d'être attesté. Ces émissions ont lieu sans cesse sur les corps, surtout animés. Pourquoi n'étaient-elles donc perceptibles à ces hommes privilégiés, que lors seulement qu'ils gesticulaient sur quelqu'un avec leurs mains? Est-ce en raison de la volonté qu'ils avaient de faire du bien? Il est heureux pour eux que ce zèle ardent ne fut que passager; s'il eût été constant, il aurait fini par les épuiser en peu de jours, en leur ôtant leur substance vitale.

Il aurait été plus admissible que ces émanations fissent des impressions sur les époptes, que sur les personnes mêmes qui en étaient la source. Les premiers recevaient quelque chose de plus qu'ils n'avaient; et les secondes n'émettaient rien de plus dans le temps donné, que ce qu'elles étaient habituées à émettre en vertu d'une loi constante de la nature. Je sais que des époptes aussi ont assuré quelquefois qu'ils sentaient friser sur leurs membres quelque chose de subtil, lorsque des concentrateurs promenaient sur eux leurs mains; mais heureusement cette déclaration n'est faite que par un très petit nombre d'entre eux ; mais autrement il m'aurait fallu revenir sur mes pas.

Ces *magnétiseurs* par excellence ont avancé qu'ils étaient en état de lire la pensée du premier venu, et, ce qui est plus, ils ont tenu leur parole, en étonnant les assemblées à qui ils avaient annoncé la possibilité de cette exécution.

Ce fait n'est compatible qu'avec les concentrateurs qui ont les dispositions requises au sommeil lucide, quoiqu'ils n'aient jamais dormi occasionnellement. Nous avons déjà remarqué souvent que plusieurs personnes, en raison d'une liquidité extraordinaire du sang, jouissent quelquefois de l'intuition dans l'état de veille même, mais moyennant une concentration quelconque. Il n'y a donc rien d'étonnant à ce que les concentrateurs de ce genre puissent lire la pensée d'autrui, comme des époptes qui le font sans dormir.

Mais qu'y a-t-il de commun entre l'existence d'un fluide *magnétique animal* et la faculté de sentir ses émissions propres, et de lire la pensée d'autrui ? Personne n'a nié l'existence des émanations des corps ; personne n'a nié la possibilité de lire la pensée d'autrui, même sans dormir, mais le bon sens niera toujours que les émanations et la lecture de la pensée d'autrui soient autre chose que ce qu'elles sont, et qu'elles puissent endormir d'autres personnes, pour que les *magnétiseurs* s'en autorisent pour appuyer leur opinion.

7. — L'idée du fluide *magnétique végétal* n'eut d'existence que par les expériences et l'entreprise des malades que fit M. le marquis de Puységur par le secours des arbres. Nous

avons déjà annoncé que ce bienfaiteur de l'humanité souffrante provoque par ce moyen le sommeil lucide, et opère des guérisons miraculeuses. On ne pouvait pas expliquer par les principes adoptés cette méthode d'endormir et de procurer du bien-être, on trouva aussi l'expédient de créer un fluide *magnétique végétal*, également subordonné à l'empire de la volonté du premier venu qui aurait envie de s'en emparer.

Des époptes même trouvèrent un fait réel dans cette fable. On les menait devant un arbre; on leur disait qu'on le *magnétisait* en le touchant et en faisant mille autres gestes sur son tronc et sur ses branches ; et les époptes s'endormaient aussitôt qu'ils étaient placés sous son feuillage. Interrogés dans leur sommeil pour savoir qui les avait endormis, ils répondaient sans hésitation, que c'était l'influence de l'arbre *magnétisé*, en y ajoutant des observations particulières sur sa vertu trop ou trop peu active de bienfaisance ou de malfaisance.

Enhardi par ces résultats, on tenta d'autres expériences encore plus merveilleuses. Une fois on toucha un arbre dans un parc à l'insu de l'épopte qui devait subir l'épreuve ; on gesticula sur toute sa hauteur et son ampleur, en remplissant toutes les conditions censées requises pour le magnétiser, et l'on y conduisit l'épopte endormi d'avance, comme pour faire un tour de promenade. On remarqua, dit-on, qu'en passant comme par hasard devant l'arbre marqué, l'épopte s'arrêta devant lui et s'écria, qu'il n'avait vu de sa vie rien de plus éclatant que les rayons lumineux qui en découlaient, et rien de plus salutaire que les influences qu'il en recevait.

On dit que de pareilles expériences ont été souvent répétées avec le même succès.

Voilà l'origine du fluide *magnétique végétal*. Les arbres ne parlent pas : on peut s'arroger sur eux l'empire qu'on veut avoir en toute sûreté. Mais les hommes parlent : gare ! Les souverains n'entendent pas raillerie dans l'usurpation de leurs droits sur leurs peuples !

Je n'ai pas besoin de m'arrêter ici pour rendre compte de ces faits qui n'ont rien d'invraisemblable dans leur historique. Mais ce que nous avons déjà dit et ce que nous dirons dans la suite sur l'état des époptes, fait et fera voir qu'ils ne peuvent être reçus comme les bases d'un système que par un esprit en plein délire. En attendant nous observons que nous aussi nous avons tenté les mêmes expériences, mais sans aucun succès, et que nous en avons tenté d'autres en sens contraire avec une parfaite réussite ; c'est-à-dire que nous avons placé des époptes sous des arbres en leur disant qu'ils avaient été touchés ou *magnétisés*, sans qu'ils l'eussent été, et les époptes ont dormi ; et nous les avons placés sous d'autres qui avaient été touchés, sans les en avoir prévenus, et ils n'ont pas éprouvé le plus léger symptôme de sommeil.

8. — Une observation qui semble appuyer l'existence du fluide *magnétique animal*, mérite d'être approfondie ici, pour être réduite à sa juste valeur ; c'est que deux plantes de la même espèce, mais arrosées avec des eaux différentes, changent de nature et produisent différemment ; c'est-à-dire que la plante cultivée avec de l'eau touchée par la main de l'homme et saturée de ses influences, s'améliore dans sa croissance et

dans ses rapports, tandis que l'autre, soignée avec de l'eau naturelle, ne fait que se conformer exactement aux lois de son espèce.

Quoique je n'aie pas fait cette expérience, je vois néanmoins qu'elle sympathise avec la marche de la nature; mais je n'y trouve rien qui appuie la gratuite opinion des *magnétiseurs;* je n'y découvre qu'un désir de leur part de chercher à consolider leur système de ces apparences mêmes qui trompent les sens, mais non une raison éclairée.

On sait que les mèmes plantes cultivées dans un jardin et végétant naturellement dans les champs, ne sont pas également robustes et replètes. Le défrichement régulier des terres leur fournit de meilleurs sucs qu'elles n'en trouvent dans les lieux négligés et abandonnés. Néanmoins il est aussi une cause de leur amélioration dans les jardins, et qui n'est pas communément remarquée ; c'est la présence, les attouchements et les continuelles visites du jardinier. Voilà la principale source du perfectionnement et de la salubrité de leur sève dans les lieux défrichés.

Tous les animaux en général, et surtout l'homme, dans quelque état qu'ils se trouvent de santé ou de maladie, n'émettent de leurs corps que des substances, ou vitales ou aptes à servir d'un engrais délicat à toute espèce de végétaux. Ils ne récèlent rien qui s'oppose à leur conservation et à leur bien-être : tout chez eux sympathise avec l'utilité des plantes.

Aussi l'on remarque que les arbres d'un parc fréquenté par les hommes sont beaucoup plus vigoureux que leurs pareils qui viennent naturellement dans les forêts, et que des arbrisseaux, soignés sur une fenêtre dans des vases commodes, se développent beaucoup mieux que d'autres de la même espèce dans les jardins. Il ne faut pas en conclure contre le principe établi, parce que souvent l'observation en montre le contraire dans des exemples. Il arrive très fré-quemment que par la vieillesse de la terre, ou par le défaut d'une exposition propice ou par toute autre cause locale, le succès ne répond pas à l'attente, en dépit des influences humai-nes. Ce qui neutralise leur vertu ne déroge pas à l'efficacité de leur nature bienfaisante.

Il est donc tout à fait indépendant d'un fluide *magnétique animal*, qu'une plante soignée avec de l'eau saturée d'influences humaines, croisse facilement et devienne plus vigoureuse qu'une autre plante cultivée simplement avec de l'eau naturelle. L'expérience prouverait qu'elle se conserverait par ces soins avec le même éclat, en dépit d'une volonté contraire.

9. — **Pour** sentir l'éminence de la salubrité des émanations animales, il faut examiner les animaux, soit hommes ou brutes, dans leurs rapports entre eux-mêmes. Il est certain que tout être vivant étant né mortel, doit être assujetti aux effluences vicieuses ; parce que le germe de destruction qu'il couve doit nécessairement infecter du moins une partie de ce qui l'alimente et le conserve. Un être vivant absolument sain n'existe donc pas dans la nature, ou du moins sur le globe terrestre. Pour les végé-taux, tout ce qui sort des animaux est toujours salutaire ; parce que ce qui n'est pas substance vitale leur sert toujours d'un engrais extrême-ment nutritif. Pour les animaux il n'y a de salu-

taire dans leurs émissions que ce qui appartient à la substance vitale : le reste est constamment plus ou moins nuisible.

Toutefois tout être vivant, réputé bien portant en apparence fait toujours plus de bien que de mal à ses semblables par ses émanations. Aussi lés brutes qui sont en général, exemptes de contagion sensible, ne meurent aussi en général, que de décrépitude et d'épuisement de forces ; parce que, vivant ordinairement en sociétés de familles, les unes communiquent toujours aux autres plus de substance vitale que de matière pernicieuse. Voilà la raison pour laquelle il est souvent utile aux malades qui dépérissent graduellement par la faiblesse, de coucher pendant un laps de temps dans les étables des vaches ou dans les écuries des chevaux ? Les effluences de ces animaux sont plus vitales que pernicieuses ; parce qu'ils ont en général, une apparence de parfaite santé.

Les émanations de l'homme réputé sain et bien portant sont encore plus salutaires que celles des brutes exemptes de contagion ; parce que ce qui l'alimente est toujours plus succulent que ce qui alimente les autres ; et par cette même raison, ce qui se corrompt chez lui est aussi plus contagieux que ce qui se corrompt chez les autres. Ainsi une personne malade qui coucherait avec une autre personne réputée saine et bien portante, lui ferait plus de mal qu'elle n'en retirerait de bien. Il est donc extrêmement dangereux de permettre aux enfants de coucher avec les vieillards ; parce que ceux-ci sont toujours remplis d'humeurs malfaisantes que ceux-là pompent.

La condition des animaux domestiques est

proportionnée à l'état sanitaire ou maladif de leurs maîtres, abstraction faite de mauvais traitements et d'autres causes étrangères aux effluences humaines. Toutefois, on peut avancer, en général qu'ils gagnent d'un côté et perdent de l'autre. Ils s'engraissent par les caresses des maîtres bien portants, et s'assujettissent du moins à une portion de leurs maux, lorsqu'ils s'accommodent de leur nourriture. Ceux d'entre eux qui se conservent dans leur genre de vie naturelle, sont toujours mieux que mal, s'ils ne tombent pas entre les mains de maîtres malades.

10. — C'est de cette contagion humaine qu'il résulte quelquefois que des époptes, en touchant des malades, non seulement éprouvent des crispations, mais aussi aggravent leurs propres maux, en perdant tout à fait leur lucidité, au moins pour un laps de temps. Par l'exquise sensibilité que leur état leur donne, la plus légère impression des miasmes externes, suffit pour produire sur eux une agitation violente, parce que rien ne s'oppose à l'introduction des substances volatiles dans leurs pores, dont le sommeil facilite toujours l'ouverture.

J'ai dit que les époptes n'éprouvent que quelquefois ces inconvénients ; parce que s'ils ne réfléchissent pas sur les suites du mal qu'on les engage à traiter, ils touchent avec indifférence les malades les plus contagieux, et même avec intérêt, lorsqu'ils les affectionnent. Il faut croire qu'ils ne pompent les humeurs malfaisantes d'autrui qu'autant qu'ils sont intimement pénétrés que cette communication est inévitable. On sait déjà que cette conviction suffit chez eux pour rendre réel ce qui ne paraît qu'idéal.

C'est précisément ce qui explique la cause pour laquelle étant touchés, sans en être prévenus, par des personnes inconvenues ou qui n'en ont pas l'habitude, ils se crispent, et tombent même dans des convulsions alarmantes. L'abstraction des sens où ils se trouvent les isole de tout ce qui les entoure, à l'exception des concentrateurs, qui sont toujours présents à leur esprit ; et à l'impression d'un contact imprévu elle leur cause une surprise qui dans ses effets, se proportionne toujours au mode de leur conception. Il en résulte que s'il y en a qui peuvent avoir reçu un coup violent, ils en éprouvent réellement des suites douloureuses.

Ce n'est plus la même chose chez ceux qui dorment naturellement, même du sommeil lucide, sans avoir jamais passé par la concentration occasionnelle. Chez eux l'usage de la liberté interne est habituellement presque nul, quoiqu'ils en usent quelquefois avec aisance, étant dirigés par une impulsion interne. Il est donc très naturel que souvent ils ne s'aperçoivent pas même des impressions d'un coup. Ces résultats sont familiers même aux époptes occasionnels, lorsque tout à fait distraits des sens, ils se trouvent plongés dans la méditation d'un objet qui les intéresse : ils ne donnent plus de signe de vie, du moins aux premières interpellations.

Malgré toutes ces variations qu'éprouvent les époptes, la précaution proscrit impérieusement de les écarter toujours, de toucher des malades contagieux, à moins qu'ils ne le demandent. Les suites de cette manière de connaître la nature des maladies sont quelquefois extrêmement pernicieuses. La nécessité de ce prétendu *rapport* n'a été reconnue que par ceux qui n'avaient aucune idée du caractère de l'intuition des époptes Dès qu'ils sont lucides, ils voient tout et partout, ils n'ont besoin que de connaître ce qui distingue un individu d'un autre pour pouvoir passer en revue l'individu donné,.

11. — Pour finir de saper jusqu'en ses fondements la supposition d'un fluide *magnétique*, nous citerons ici ce que nous avons déjà rapporté dans la séance précédente; c'est que si ce fluide, étant dirigé par une volonté externe, était cause du sommeil lucide, il n'y aurait pas de raison pour que cette cause étant mise en action, ce phénomène, une fois provoqué, cessât de se développer dans les époptes. Cependant rien n'est plus constant que cette cessation ou absolue ou temporelle, et que nul effort ne peut réparer cette disparition naturelle.

Dire que l'influence de ce fluide suppose dans les *sujets* des dispositions personnelles pour qu'il agisse efficacement, c'est avouer clairement que la cause du sommeil lucide est toute autre que ce fluide dirigé par une volonté externe. Que fait-il enfin? S'il n'a d'autre vertu que de rendre actuel ce qui est extrinsèquement possible, il n'a plus aucun droit à être rangé sur la ligne des causes ; car la cause n'est que cette volonté sans laquelle l'effet ne peut pas exister, et qui le précède par la priorité du temps. Si le sommeil lucide existe par les dispositions personnelles le fluide *magnétique* n'est plus qu'une cheville tout à fait gratuite.

Nous avons dit, à la vérité, qu'une volonté externe peut être une cause occasionnelle ; mais le fluide *magnétique* n'a pas même ce mérite éventuel. Par quel fluide existe le sommeil lucide naturel ? Un *faiseur* d'hypothèses systématiques, sentant le poids des objections qui pesaient sur elles, s'est empressé de dire qu'il y avait une grande analogie entre le sommeil lucide naturel et occasionnel. Nous avons déjà observé que cette analogie pour une courte vue est une identité pour une vue juste ; au point que la concentration occasionnelle ne fait jamais d'époptes : elle ne tend qu'à développer les époptes naturels. S'il existe donc un sommeil lucide naturel sans l'intervention du fluide *magnétique,* qui peut autoriser celui-ci à figurer dans le sommeil lucide occasionnel et à y figurer encore même comme une cause occasionnelle ? Une volonté externe n'y figure comme telle qu'autant qu'il est nécessaire que l'épopte sache ce qu'on exige qu'il fasse.

Le sommeil, que parfois la vue de certains fossiles et le contact de certains végétaux ont provoqué sur les époptes occasionnels pendant leur promenade dans les champs, ne dépose rien en faveur de la supposition du fluide *magnétique,* comme l'ont prétendu quelques-uns de ses défenseurs. On sait que tous les corps ont une vertu quelconque qui leur est particulière. Les uns rafraîchissent, les autres échauffent, d'autres enivrent et ainsi de suite. Il n'y a donc rien d'extraordinaire à ce qu'il y en ait qui endorment par une vertu narcotique qui leur est naturelle. Il faut seulement remarquer que leur vertu est absolue, et que la vertu du fluide *magnétique,* exige la direction d'une volonté externe pour établir une identité ou même une analogie.

12. — Quelle vertu ont donc les attouchements, la présentation de la main et des frictions, avec lesquels les concentrateurs endorment leurs époptes, les paralysent et leur procurent du bien-être, s'il n'y a pas un fluide qui, par ses différentes modifications, serve d'intermédiaire à la provocation des merveilleux effets qui en résultent ?

Il est sensible qu'en cherchant la cause de ces phénomènes où elle n'existe pas, on est entraîné à avoir recours à un fluide quelconque pour contenter la raison. Mais dès qu'on retrouve la source légitime, on ne peut s'empêcher de rire de cette idée absurde et chimérique.

Nous avons déjà fait entrevoir que les époptes mêmes sont la cause de ces effets, et qu'ignorant leur propre influence sur leur provocation, ils sont eux-mêmes les premiers à la reconnaître ailleurs. L'état intuitif où les placent les dispositions de leur sang est étranger, non seulement à l'état sensitif, mais à l'épopte même dans son sommeil, par le défaut du repli de son attention sur lui-même. Il s'ensuit qu'il attribue tout ce qu'il fait à une influence externe plutôt qu'à sa propre action interne.

Outre tout ce que nous avons dit et tout ce que nous dirons dans la suite à l'appui de cette doctrine, l'examen de l'effet de cette paralysie passagère la rend claire et intelligible. L'expérience fait voir que l'épopte soumis à cette épreuve n'en supporte la gêne qu'autant qu'il y pense sans distraction. Il s'en affranchit de lui-même, si dans un moment d'inattention la première personne venue l'engage à se mettre à son aise. Celui qui dirait que dans cette circonstance cette personne remplit les fonctions de concentrateur, serait démenti par le fait même, parce qu'elle n'influerait en rien sur l'épopte dans le moment où celui-ci penserait aux entraves qu'éprouve sa situation. Il reste donc évident que si l'épopte peut enfreindre naturellement les ordres de son concentrateur la cause de ce qu'il éprouve gît en lui-même et non dans un fluide.

Le sommeil qui se développe dans les époptes à la présentation de la main de leurs concentrateurs n'est donc aussi qu'un effet de leur concentration occasionnelle. A la vue de cette action, les époptes voient ce qu'on exige d'eux et ils se prêtent aussitôt aux moyens d'y satisfaire, et quelquefois même malgré eux, en raison de la force de la conviction intime. Toutefois il y en a qui y résistent, et font connaître qu'ils ne s'endorment que quand ils veulent.

Le soulagement de douleurs et d'autres maux que procurent les frictions dans les parties malades, non seulement aux époptes, mais même à des personnes qui n'ont jamais dormi occasionnellement, provient de même de leur confiance en la personne qui remplit les fonctions de concentrateur. Ces frictions sont une occasion où les personnes souffrantes se livrent elles-mêmes à l'exercice de leur empire sur les fluides internes. Aussi ce bien-être n'a pas lieu dès que la confiance n'existe pas, soit par le défaut des dispositions requises, soit par la force d'une conviction intime contraire.

13. — Nous allons parler ici de plusieurs

autres effets qui sont attribués au fluide *magné-tique* comme à leur cause.

L'eau dite *magnétisée*, qui change de couleur et de goût et que les époptes distinguent de l'eau naturelle, appartient aussi à la même source de conviction intime. La couleur et le goût, lors-qu'ils ne sont pas déterminés par le concentra-teur, se présentent à leurs sensations d'après l'idée qu'ils en forment. Aussi, sous cette con-dition, ils en ont toujours les sensations diffé-rentes et non les mêmes, du moins en dénomi-nation. Ce qui est plus encore, c'est que cette eau jouit aussi de la propriété de la vertu nom-mée. Les *magnétiseurs*, en général, ignorent la cause de cette métamorphose, et ne la nomment pas positivement ; mais ils l'indiquent indirec-tement lorsqu'ils disent à leurs époptes que l'eau dite magnétisée doit tuer les vers, calmer les douleurs, procurer des évacuations, etc. ; et par cette conduite, ils obtiennent toujours les effets qu'ils désirent.

La raison pour laquelle les époptes trouvent de la différence entre l'eau dite *magnétisée* et l'eau naturelle dépend des émanations dont la première s'imbibe, et non d'un fluide *magnéti-que*. Les époptes, ayant par leur intuition la faculté de connaître les émanations et leurs effets, distinguent naturellement l'eau pure d'avec celle qui est imprégnée de quelque chose.

Le portrait que les époptes, étant prévenus, voient sur la main du concentrateur, lorsque celui-ci la pose pendant quelques minutes sur la figure du premier venu de la société présente ou sur leur figure même, a aussi sa source dans la même conviction intime. Comme ce phéno-mène se lie à plusieurs autres qui doivent être

développés dans la suite, il sera parfaitement
connu lorsque nous donnerons l'explication de
plusieurs effets qui paraissent illusoires dans
les époptes.

Les tactiles, par lesquels ces êtres intuitifs
connaissent non seulement les maladies des personnes absentes et éloignées, mais les personnes mêmes, au point de les montrer au doigt
dans leur état de veille par une rencontre for-
tuite, si l'on a soin de les fixer pendant le sommeil dans le siège de leur mémoire, ne servent
de messager que par les effluences des malades
et par l'intuition des époptes. Je ne sais pas si
des *magnétiseurs* ont attribué ce phénomène à
leur fluide *magnétique* ; je n'en parle ici que
pour faire sentir la différence entre lui et les
émanations humaines.

Dans les époptes, l'âme humaine, en circonscrivant l'espace, voit tout. Elle n'a besoin pour
connaître la chose nommée que des moyens
qui la déterminent. C'est précisément ce que
font les tactiles par les émanations dont ils se
trouvent imbibés : il est donc très naturel que
les époptes connaissent les personnes à qui ils
appartiennent et leurs maladies. Rien ne détermine mieux un individu que ce qui lui est
propre et personnel.

14. — L'usage des fonctions des sens internes qui répondent à l'exercice des organes externes dépend de même que la conviction
intime, et non d'un fluide magnétique. Nous
avons déjà remarqué que l'homme est constitué
d'une manière si particulière qu'il a la faculté,
dans certaine disposition du sang, de savourer
sans que ce soit par le palais, d'entendre sans

que ce soit par l'ouïe, de flairer sans que ce soit par les narines, de voir sans que ce soit par les yeux, et palper sans que ce soit par le tact ; et que le sens interne que les philosophes ont reconnu dans l'homme, comme un sentiment naturel, indépendant de toute idée externe n'indique que cette propriété, par l'impossibilité d'être autrement, comme nous le verrons dans la suite.

Ces sens internes, pris dans cette acception, ne sont point organes, parce qu'ils sont exempts de toute construction et de mécanisme : ils n'appartiennent pas à l'âme comme une propriété, mais au corps comme une addition qui met le comble aux perfections de sa structure, parce qu'ils se développent dans toute partie du corps, à l'exception de celle où le sang est plus épais qu'il ne doit l'être naturellement ils peuvent enfin convenir à l'homme, même dans son état de veille, lorsqu'il se trouve dans une certaine disposition déterminée du corps, parce qu'ils n'entrent que dans le recensement des attributions de l'homme.

Nous ne parlerons du mode par lequel ils se développent que lorsqu'il en sera temps. Il suffira seulement de dire ici qu'ils se font voir d'une manière certaine et évidente et qu'ils exercent leurs fonctions avec la même exactitude et la même efficacité que les organes externes, sauf les erreurs qui, dans tout état, accompagnent inséparablement la condition humaine. Toutefois leur action n'est que supplémentaire : l'homme ne serait pas complet par leur seul ministère ; il a toujours besoin du moins de quelqu'un des sens externes pour vivre.

Leur existence est une vérité de fait, quoiqu'elle

doive paraître un paradoxe à la raison vulgaire. Peut-on se mettre dans l'esprit qu'un aveugle puisse voir un muet parler, un sourd entendre? Cependant rien n'est plus exact devant une raison éclairée, dès qu'elle se désabuse que le témoignage des sens est la première base de la certitude des hommes. La seule considération de la nature des propriétés de l'âme suffirait pour en convaincre, quand même les preuves expérimentales ne l'appuieraient pas de leur témoignage.

C'est de cette erreur commune qu'il est résulté que les *magnétiseurs* eurent recours à la puissance de leur fluide *magnétique*, déjà merveilleusement inexplicable dans leur opinion, pour rendre compte des résultats des fonctions des sens internes. Il me semble qu'il est toujours plus glorieux à un homme de bien, d'avouer franchement son ignorance dans les choses obscures qu'il ne peut atteindre, que d'entreprendre de les expliquer par des moyens plus obscurs encore et plus inconcevables. Je pense qu'il est déjà clair que la supposition d'un fluide *magnétique* est tout à fait absurde, soit qu'on la considère dans sa nature, soit qu'on la considère dans son application, soit enfin qu'on la considère dans ses résultats.

FIN DU PREMIER VOLUME

N.-B. — Le second volume doit paraître incessamment.

INDEX

Imp. H. JOUVE, 15, rue Racine, Paris.